高次脳機能障害の
考えかたと画像診断

武田克彦
文京認知神経科学研究所　所長

村井俊哉
京都大学大学院医学研究科精神医学　教授

編著

中外医学社

執筆者一覧 (執筆順)

武田克彦	文京認知神経科学研究所 所長
山下　光	愛媛大学教育学部特別支援教育講座 教授
板東充秋	東京都立神経病院脳神経内科 部長
松田博史	国立精神・神経医療研究センター脳病態統合イメージングセンター センター長
数井裕光	大阪大学大学院医学系研究科内科系臨床医学専攻情報統合医学講座精神医学 講師
佐藤俊介	大阪大学大学院医学系研究科内科系臨床医学専攻情報統合医学講座精神医学
原　貴敏	東京慈恵会医科大学リハビリテーション医学講座
原　寛美	桔梗ヶ原病院高次脳機能リハビリテーションセンター センター長
船山道隆	足利赤十字病院精神神経科 部長
中島明日佳	足利赤十字病院リハビリテーション科
田渕　肇	慶應義塾大学医学部精神・神経科学 講師
三村　將	慶應義塾大学医学部精神・神経科学 教授
飯塚　統	東北大学大学院医学系研究科高次機能障害学分野
松田　実	東北大学大学院医学系研究科高次機能障害学分野
大槻美佳	北海道大学大学院保健科学研究院 准教授
櫻井靖久	三井記念病院神経内科 部長
中川賀嗣	北海道医療大学リハビリテーション科学部 教授
平山和美	山形県立保健医療大学作業療法学科 教授
佐藤正之	三重大学大学院医学系研究科認知症医療学講座 准教授
高橋伸佳	千葉県立保健医療大学リハビリテーション学科 教授
今福一郎	横浜労災病院神経内科 部長
太田久晶	札幌医科大学保健医療学部作業療法学科 教授
鈴木匡子	山形大学大学院医学系研究科高次脳機能障害学講座 教授
東山雄一	横浜市立大学大学院医学研究科神経内科学・脳卒中医学
田中章景	横浜市立大学大学院医学研究科神経内科学・脳卒中医学 教授
上田敬太	京都大学大学院医学研究科精神医学
村井俊哉	京都大学大学院医学研究科精神医学 教授
生方志浦	京都大学大学院医学研究科精神医学
橋本　衛	熊本大学大学院生命科学研究部神経精神医学分野 准教授
池田　学	大阪大学大学院医学系研究科精神医学講座 教授
長谷川千洋	神戸学院大学人文学部人間心理学科医療心理学領域 教授
博野信次	神戸学院大学人文学部人間心理学科医療心理学領域 教授

序

　高次脳機能障害は，勉強してみたいがなかなか難しい，とっつきにくい分野だと感じておられる初学者の方も多いのではないだろうか．何しろ，専門用語が多い．神経内科，精神科の細々とした症候名も知っておかねばならない．脳の各部位の名称を覚え，脳画像の判読もある程度できなければならない．検査の解釈の際には統計学の基礎知識まで要求される．

　実際，その通りである．高次脳機能障害について学ぶことは難しい．

　高次脳機能障害をよく理解するには，たくさんの臨床例を実際に自分で診療して，肌感覚で知ることが必須である．現実の症例を知らなければどんな理論も空論となる．ただし，多種多様な高次脳機能障害の理解には，こうした経験値の積み重ねだけでは不十分であり，経験的知識を体系的に整理することも必須である．そのため，神経解剖学や神経生物学全般についての基礎知識，主要な認知心理学的仮説・モデルの理解が，どうしても必要となってくる．それだけではない．教科書の知識や既存の理論を借りてくるだけでなく，自分で論理的に考える力まで要求される．教科書に記載されているのはあくまで典型例であって，実臨床では，病変部位の多様性（多発性病変には無数の組み合わせがある），個々人の背景因子の多様性（たとえば先天性の聴覚障害を持つ人に生じた失語症をどう評価するか）によって，非典型例に遭遇することは日常茶飯事である．そのような時，どういう検査を行うべきかの判断，そしてその結果の妥当な解釈は，個別の臨床家の論理的思考力に依存している．

　本書を読み始めていただければすぐにおわかりいただけるように，本書は，高次脳機能障害の臨床に必須の「経験値」，「体系的知識」，「論理的思考」を備えた力作揃いとなっている．高次脳機能障害の勉強は大変であるが，さまざまな知識が有機的につながってきた時，その喜びはそれだけ大きいものとなり，学びの苦労は必ず報われる．初学者の皆様には，是非，そうした学びの一助として，本書を活用していただきたい．

　話は変わるが，編者の立場で次々に寄せられてくる原稿をみて抱いたのは，「この種の学術書にしては，それぞれに個性的な原稿だな！」という感想である．執筆陣は，私たちが普段から懇意にさせていただいている方々であり，原稿からは，それぞれの方が，講演会で話されている姿が目に浮かぶような気がした．

　高次脳機能障害学（伝統的な言い方で言うと神経心理学）は，少し大げさかもしれないが，人間全体を扱う総合的学問であるということもいえよう．それだけに，そこにどうアプローチするかは，当然，それぞれの臨床家・研究者の個性が反映される．無味乾燥とした知識の羅列ではない，生き生きとした学問を，読者の皆様が本書から感じとっていただければ嬉しいことである．

　ということで，高次脳機能障害の臨床・研究にかかわるすべての職種の方に本書をお薦めしたい．

　　2016年10月

村井俊哉

武田克彦

目　次

Chapter 1　神経心理学序論　　　　　　　　　　　　　　　［武田克彦］　*1*

Ⅰ　神経心理学の成り立ち …………………………………………………………… *1*
Ⅱ　神経心理学は科学か …………………………………………………………… *4*
Ⅲ　神経心理学の診察 …………………………………………………………… *6*

Chapter 2　神経心理学的評価　　　　　　　　　　　　　　　［山下　光］　*9*

Ⅰ　神経心理学的評価とは ………………………………………………………… *9*
Ⅱ　神経心理学的評価の目的 ……………………………………………………… *9*
Ⅲ　神経心理学的評価の情報源 …………………………………………………… *11*
Ⅳ　神経心理学的検査 ……………………………………………………………… *12*
Ⅴ　神経心理学的検査の結果に影響を与える変数 ……………………………… *15*
Ⅵ　反復実施の問題 ………………………………………………………………… *16*
Ⅶ　詐病をめぐる問題 ……………………………………………………………… *17*
Ⅷ　ICTの導入 …………………………………………………………………… *17*

Chapter 3　神経心理に必要な画像読影の基本

1　画像診断1：CT，MRIを中心に …………………………［板東充秋］　*22*

Ⅰ　画像で何がわかるか …………………………………………………………… *22*
Ⅱ　画像の読み方：脳の構造との関連づけ ……………………………………… *27*
Ⅲ　画像ソフトとその問題点 ……………………………………………………… *34*

2　画像診断2：統計学的画像解析（MRI，SPECT）………………［松田博史］　*36*

Ⅰ　統計学的画像解析（MRI）…………………………………………………… *36*
Ⅱ　統計学的画像解析（SPECT）………………………………………………… *40*

Chapter 4　記憶障害

1　記憶障害 …………………………………………………［数井裕光，佐藤俊介］　*44*

Ⅰ　記憶の分類 ……………………………………………………………………… *44*
Ⅱ　障害部位による記憶障害 ……………………………………………………… *48*
Ⅲ　記憶障害の評価方法 …………………………………………………………… *55*

i

目　次

2 記憶障害のリハビリテーション ……………………………［原　貴敏，原　寛美］ 59

Ⅰ 記憶障害患者の回復過程とリハビリテーションプログラムの立案について … 59
Ⅱ 記憶障害に対するリハビリテーションのエビデンス ……………………… 60
Ⅲ 症例呈示 ………………………………………………………………… 63
Ⅳ 非侵襲的脳刺激（NBS） ……………………………………………… 65

Chapter 5 注意障害 ［船山道隆，中島明日佳］ 69

Ⅰ 注意機能とは ……………………………………………………………… 69
Ⅱ 注意機能の下位分類 …………………………………………………… 70
Ⅲ 注意障害 ………………………………………………………………… 74
Ⅳ 注意障害のリハビリテーション …………………………………………… 77

Chapter 6 遂行機能障害

1 遂行機能障害 …………………………………………………［田渕　肇，三村　將］ 81

Ⅰ 遂行機能とは …………………………………………………………… 81
Ⅱ 問診場面における遂行機能障害 ………………………………………… 82
Ⅲ 遂行機能障害の評価法 ………………………………………………… 83
Ⅳ 遂行機能障害と前頭葉 ………………………………………………… 87
Ⅴ 症例呈示 ………………………………………………………………… 88

2 遂行機能障害に対するリハビリテーション ……………………………［原　寛美］ 92

Ⅰ 遂行機能障害に対する認知リハビリテーションのエビデンス ……………… 93
Ⅱ 持続性注意・ワーキングメモリーの訓練 ………………………………… 94
Ⅲ ストラテジー訓練 ………………………………………………………… 95
Ⅳ 反復性経頭蓋磁気刺激（rTMS）を用いた neuromodulation による
　 高次脳機能障害の改善 ………………………………………………… 97

Chapter 7 失語

1 古典的失語症候群の症候と画像診断 ……………………………［飯塚　統，松田　実］ 100

Ⅰ 比較的限局した病変で症状との対応がほぼ確定的な症候群 ……………… 100
Ⅱ 大病変の場合が多く，症状も多因子的な症候群 ………………………… 102
Ⅲ 病巣症状対応が非確定的で，症状の個人差も大きい症候群 …………… 104

2 失語の画像診断—病変局在をめぐる諸問題 ……………………………［大槻美佳］ 111

Ⅰ 言語症候の局在を巡る知見 …………………………………………… 111
Ⅱ 要素的言語機能障害とその局在 ……………………………………… 113

3 読字書字障害 ··· ［櫻井靖久］ *131*

Ⅰ 非失語性失読・失書の分類 ·· *131*

Ⅱ 純粋失読 ·· *132*

Ⅲ 角回性失読失書 ··· *135*

Ⅳ 側頭葉後下部型失読失書 ··· *136*

Ⅴ 中側頭回後部病変による漢字の失書 ····················· *137*

Ⅵ 縁上回病変による仮名の失書 ································· *138*

Ⅶ 上頭頂小葉（頭頂間溝）病変による失行性失書 ············· *138*

Ⅷ 中前頭回後部病変による純粋失書 ························· *139*

Ⅸ 二次性非失語性失読・失書 ································· *140*

Ⅹ 読字・書字の認知心理学的モデル ····························· *141*

Chapter 8 失行 ［中川賀嗣］ *145*

Ⅰ 「機能区分および関連する脳部位」と行為・動作障害 ·········· *145*

Ⅱ 失行 ·· *150*

Ⅲ 症状判定のポイントと画像の見かた ················· *153*

Chapter 9 失認

1 視覚性失認 ··· ［平山和美］ *160*

Ⅰ 視覚性失認とは？ ··· *160*

Ⅱ 視覚性失認の分類 ··· *160*

Ⅲ 視覚性失認の病態 ··· *161*

Ⅳ 視覚性失認に関係する脳領域のMRIによる同定 ············· *163*

Ⅴ 視覚性失認の諸型 ··· *163*

2 聴覚失認 ··· ［佐藤正之］ *174*

Ⅰ 聴覚情報の脳内処理過程：背側経路と腹側経路 ·········· *174*

Ⅱ 皮質聾，皮質性聴覚障害，皮質性難聴 ················· *175*

Ⅲ 聴覚失認 ·· *177*

Ⅳ 聴覚失認の自験例 ··· *182*

Chapter 10 空間認知障害 ［高橋伸佳］ *187*

Ⅰ 視空間知覚障害 ··· *187*

Ⅱ 注視空間における障害 ··· *188*

Ⅲ 地理的障害 ··· *191*

iii

目 次

Chapter 11 半側空間無視

1 半側空間無視 ……………………………………………[今福一郎，武田克彦] 196
I 定義 ………………………………………………………………… 196
II 症候と検査法 ……………………………………………………… 197
III 左半側空間無視の脳の病巣について ………………………………… 198
IV 症例呈示 …………………………………………………………… 199
V 半側空間無視のメカニズム説 ……………………………………… 203
VI 半側空間無視をめぐるいくつかの問題 ……………………………… 204

2 半側空間無視のリハビリテーション …………………………………[太田久晶] 207
I 左半側空間無視症状に対する評価 ………………………………… 207
II 左USN症状に対する治療介入方法 ………………………………… 211

Chapter 12 病態失認 [鈴木匡子] 219

I 片麻痺の病態失認 ………………………………………………… 219
II 半側空間無視の病態失認 ………………………………………… 221
III 盲・聾の病態失認（Anton症候群）………………………………… 222
IV 同名性半盲の病態失認 …………………………………………… 222
V 視覚性失認の病態失認 …………………………………………… 223
VI 健忘の病態失認 …………………………………………………… 223
VII 失語の病態失認 …………………………………………………… 223
VIII その他の神経学的症状・認知機能障害に対する病態失認 ………… 224
IX 症例呈示 …………………………………………………………… 224

Chapter 13 脳梁 [東山雄一，田中章景] 228

I 脳梁の解剖 ………………………………………………………… 228
II 脳梁離断症候の歴史 ……………………………………………… 230
III 脳梁離断症候の診察 ……………………………………………… 231
IV 脳梁離断症候群 …………………………………………………… 232
V 脳梁と意識 ………………………………………………………… 238

Chapter 14 行動変化

1 アパシー …………………………………………………[上田敬太，村井俊哉] 242
I 医学用語としてのアパシー ………………………………………… 242
II アパシーの下位分類 ……………………………………………… 243

iv

目 次

Ⅲ アパシーの発生機序 ……………………………………………… *245*

Ⅳ アパシーの評価尺度 ……………………………………………… *246*

Ⅴ アパシーの類義語および鑑別すべき状態像 ………………… *248*

Ⅵ アパシーの治療 …………………………………………………… *251*

2 社会的行動障害 ………………………………… ［村井俊哉，生方志浦］ *255*

Ⅰ 高次脳機能障害の症候としての社会的行動障害 ………… *255*

Ⅱ 前頭葉を神経学的基盤とした社会的行動障害 …………… *256*

Ⅲ 臨床場面における社会的行動障害の評価と対応 ………… *258*

Ⅳ 社会的行動障害の治療・対応 ………………………………… *261*

Ⅴ 症例提示 …………………………………………………………… *262*

Chapter 15 認知症

1 認知症の新しい診断基準について ………………… ［橋本　衛，池田　学］ *269*

Ⅰ DSM-5 の Major or Mild Neurocognitive Disorders の特徴 …………… *269*

Ⅱ アルツハイマー病診断基準 …………………………………… *270*

Ⅲ レビー小体型認知症（DLB）の診断基準 ………………… *273*

Ⅳ 前頭側頭葉変性症（FTLD）の診断基準 ………………… *274*

Ⅴ 血管性認知症（VaD）の診断基準 …………………………… *276*

2 認知症 各論 ………………………………………… ［長谷川千洋，博野信次］ *280*

Ⅰ アルツハイマー病 ………………………………………………… *280*

Ⅱ レビー小体型認知症 …………………………………………… *282*

Ⅲ 前頭側頭葉変性症 ……………………………………………… *284*

Ⅳ 皮質基底核変性症 ……………………………………………… *287*

Ⅴ 進行性核上性麻痺 ……………………………………………… *287*

Ⅵ 認知症で用いられる認知機能検査 ………………………… *288*

Ⅶ 各疾患の画像 ……………………………………………………… *294*

Ⅷ 精神症状と介護負担度の評価 ……………………………… *294*

索引 …………………………………………………………………………… *301*

Chapter 1

神経心理学序論

はじめに

　この論考では，1番目に神経心理学の成り立ってきた過程で大事と思われる症例のいくつかを述べる．歴史をふりかえることの重要性はともすればないがしろにされる．神経心理学のそれぞれの概念はこの2世紀の間に発展してきた．特に失語などは古典的な症例研究によって形成されてきている．

　読者の中には，神経心理学が科学と言えるかどうか疑問であると思っている方がいることだろう．実際筆者が講義や講演をすると，その後の席で「言葉でしか定義されないので心もとない」という趣旨のことを言う方がいる．これについての筆者の考えを2番目に述べることにする．

　そして3番目に神経心理学者はいったい何をしているのかについて述べる．

　ここまで神経心理学の定義を述べずにきた．神経心理学とは，脳と精神機能や行動との関係を経験科学的に研究する学問領域であるとする意見もある[1]．ただここで言う精神機能とは具体的に何をさすかについてはまだはっきりしない．神経心理学の正確な定義はまだないと思われる．さらに神経心理学の領域では定義が定まっていない事柄もある．例えば，知能とは何かはまだ正確には定義されていない．

　このことを聞くと読者の中には，定義もしないで研究などはできるのかと思われる方もおられよう．ここで定義が定まらないということは，皆目検討もつかないということではない．例えば知能については，抽象的な思考あるいは推論，問題を解決する能力，知識を獲得するための能力がその重要な側面である．単なる記憶の能力，課題を速く行うという能力はそれほど重要な側面ではない．このことに関しては，多くの研究者の見解がほぼ一致している[2]．

　ここで注意していただきたいのは，定義が定まっていなくても研究はできるということである．例えば生命とは何かはまだ十分定義ができていない．重力波の直接検出ができたのでこれまでとは異なるかもしれないが，重力の正確な定義はない．だが2つとも多くの学者がそれについて研究している．

I 神経心理学の成り立ち

　ここでは，Brocaが診た例，症例Phineas Gageさらに症例HMについて述べることにする．これらの症例研究を取り上げた理由は，それまでの考え方に再考を迫り，この報告が現れる前とは異なる方向でその後研究が進んだからである．そういう意味で，これらの報告はパラダイムシフトを起こしたと言える．それぞれについては，いくつかの論文[3-6]や本[7, 8]に書かれているので参照されたい．またここで用いられている用語については，それぞれ本書の失語，記憶，前頭葉の項目を参照のこと．

1 Brocaの診た例[3, 4]

　Brocaについて述べる前にGallを取り上げたい．Gallは，頭蓋骨の外形からその人の精神能力が

Ch.1 神経心理学序論

わかるという骨相学の考えを進めた人であるが，神経心理学では重要な人である．

Gall は，いくつかの能力に固有の神経の座があるという考えを提示した．例えば，単語の記憶（名称の記憶）と言語能力（たくみな言語使用）がどちらも前頭葉の異なる領域によって営まれると Gall は述べ，複数の大脳機能と同数の特別な装置から大脳は構成されるとしたのである．また Gall は，一般的な記憶知能などが局在するとはしなかった．Gall が局在するとしたのは言語，数などである．Gall の考え方は，脳はそれが一体となって働くと考える人々から反対にあった．ただし Gall を支持する人もいた．そのようななか Broca が登場する．

Broca は，下肢の広範囲な蜂窩織炎のために受診した 1 人の患者 Leborgne を診察した．その患者はどのような質問に対しても，いろいろな身振りをしながら，"tan, tan" と繰り返した．ここ 20 年の間で認められた発話がそのようであったため，Leborgne は Tan 氏と呼ばれていた．この Tan 氏は 30 歳代に言葉を話すことができなくなって，その後 10 年経ち右片麻痺を起こした．Broca が診察したとき，その豊かな表情などから自分の言いたいことは表現できていたという．また彼の示す行動はその場その場でよく合っていたため，Tan 氏は言われたことは理解しているようだった．この診察のすぐ後で患者は死に，1861 年の 8 月に Broca は詳細な神経解剖学的所見の報告を人類学会にて行った．

Tan 氏の脳では左前頭葉を中心に左シルビウス裂周辺の軟化巣がみられた．その梗塞は後に CT などで検査され，左側頭葉や深部は線条体にも及んでいた．この患者は入院後最初 10 年くらい話すことの障害だけで麻痺がなかった．そのときに対応する病巣は一番古い病巣になると Broca は考え，その部分はおそらく下前頭回と推定した．Tan 氏は構音言語に特有の運動を秩序立てる機能，すなわち語を構音するのに必要な操作の記憶を失ったと解釈して，その状態を aphémie と Broca は呼んだ．構音言語の能力が成り立つのは下前頭回が健全であることが必要であると Broca は述べた．

Broca は，言葉と前頭葉との関係を見出しただけではない．左脳と言葉との関係を見出した．1861 年以降 8 例の失語患者を経験したが，全例が左側の脳の障害であることに Broca は気づき，"我々は左脳で話す" と宣言した．

ここまでをまとめよう．Gall の考え方が革新的であったのは，脳は単なるピアノでそれを操るピアニストが別にいるという考えを否定したことにある．Gall は，脳自体がそれを行う，すなわち大脳が心の器官であるということを述べた．Broca は，比較的一定のパターンをとる葉や脳回に関して局在を議論することが必要であり，現在では Broca 野といわれているその病変によって，発話の消失が生じることを示した．言語能力のある一つの側面が特殊化して局在していることを示し，言語野を発見した．また脳の左右差を明確にして，対称的な器官は同一の機能を持つという従来正しいとされた生物学的法則と異なる法則が脳に当てはまることを示した．

2 症例 Phineas Gage [5, 7]

Gage は，鉄道の拡張のために新しいレールを敷くのを仕事としている労働者の集団の監督をしていた．バランスのとれた人で，精力的に粘り強く仕事をこなした．1848 年，不幸なことに Gage の注意がそがれた一瞬に火薬が爆発し，鉄棒が Gage の左ほほにめり込み，頭蓋骨の底部から大脳の前部分を貫通した．抗生物質もない時代にもかかわらず，Gage は 2 カ月後，治癒を宣言されるまでに回復した．

2

ところがGageは変わってしまった．気まぐれで，無礼で，同僚に敬意をはらわない．移り気，優柔不断，将来のことを考えはするが，実際には段取りの段階で何でもやめてしまう．会社は彼を解雇し，その後Gageは仕事を転々とした．38歳でてんかん重積状態で死亡した．5年ほどして彼の墓は掘り起こされ，彼の頭蓋骨はある場所にて展示されている．

このGageは前頭前皮質が障害されると人格の障害が起きることが示された例である．さらに今でいう遂行機能の障害が生じることが示された．

そして前頭葉，感情などについて新たな見方がこのGageについての再検討から現れた．Gageと同様の患者を経験したDamasioは，後にソマティックマーカー説を提唱する．詳しくはDamasioの本[7]などを参照していただきたいが，理性によってコントロールされなくてはならないと通常考えられている情動や感情が人の判断能力に深く関与するという説である．

3 症例HM[6, 8]

HMはてんかんの患者であり，1953年てんかんのコントロールのために両側側頭葉内側の切除術を受けた．術後てんかん発作は減少したものの，重度の記憶障害を残した．前向性健忘は顕著であり，入院している病院のスタッフを覚えられず，トイレの場所もわからない．読んだばかりの新聞記事を覚えられなかった．術前の記憶も障害されており，逆向性健忘は11年に及んだ．しかし言語の能力は保たれ，知能検査の成績は術前より術後の方がかえってその指数は上昇した．すでに死亡され，本名も公開されている．

1957年ScovilleとMilnerが側頭葉内側部を切除した10例（9例両側，1例は片側）の中に，記憶障害が出現したと報告した．記憶障害の重篤な群のCase 1が症例HMである．この脳外科医に警鐘を鳴らした論文により，以後両側の側頭葉の内側を切除する手術は行われなくなった．

HMは，記憶が言語と同様，独立した脳の機能であることを示し，側頭葉内側部が記憶に関わっていることを示した初めての症例である．それまでは記憶は知能と密接に関係があり，知能の障害を示さずに記憶障害だけが起きることや，記憶が脳の局所の障害で生じることは考えられていなかった．

またHMは生涯にわたって100近くの研究の実験参加者となり，現在の記憶についてわかっていることの多くはそれらの研究から生まれた．例えば，重篤な記憶障害を示すHMにも新しく覚えられることがあることが明らかとなった．運動技術学習が翌日以降も保持されていた．二重線の星の形の線の間を，鏡を見ながらなぞるという課題で，課題を実施するときはいつでも，彼は初めての経験のように感じていたが，徐々に施行時間が短縮していき，その技術を獲得していったのである．それ以外にも反復プライミングも保持されていた．

HMの症例報告後，ヒトでみられる記憶障害の症状の一部を動物で再現させる研究がスタートした．動物では，その障害部位を細かく同定できることによって側頭葉内側のどの部位が，記憶のどの側面に対応しているのかなどを明らかにできる．また動物を用いることによって実験条件などを正確に決めることができ，障害前後での比較などがしやすいという利点がある．

症例の報告によって神経心理学が誕生し発展してきたことがおわかりになると思う．ただ，症例報告は今では重視されていない．多数例の検討は確かに大事であるし，多数例の検討によって明らかになったことも多々ある．だが編集長の方針で症例の報告は査読者にすら回らない雑誌も多数あ

Ch.1 神経心理学序論

るのが現状である．その症例報告には，もしかしたら新たな研究にと向かわせる力があるのかもしれないのに．

II 神経心理学は科学か

例えば遺伝学や生化学は科学だとしても，神経心理学もその一つとは見なさないという人がたくさんいる．確かに神経心理学者は，遺伝子の異常や新たな薬を見出すことはない．科学と見なさないのは以下のような理由があると考えられる．

一つにはデカルト以来の二元論の考えが浸透しているからではないか．デカルトは物理的実体と心という2つの実体があると述べた．デカルトによる二分法はその後も何らかの形で人々の心の奥に残っている．物体について研究するのは科学である．だが意識記憶などはデカルトの言う心の領域に属すものであり，物理的実体ではない．したがって科学という領域には含まれない．

他にも理由がある．従来心と見なしてきたものすべてが脳，特に神経細胞というといわば物質に由来するという唯物論の考え方を信奉する人が今は多い．そうであれば，例えば今記憶や言語などと見なされている事柄もいつかすべて粒子（分子，遺伝子，さらに素粒子なども含める）の振る舞いとして記述されるはずである．そうなっていない今の神経心理学は学問の基礎づけができていない．いつかきちんとした形で書き換えられるであろう．そう考えている方も多いと思われる．

これらの問題は根源的な問題でこの紙面の範囲で簡単には答えられない．ただ以下に筆者の考えを簡明に述べてみたい．

まず現在言語，記憶などと呼ばれている機能，以下神経心理学的要素と呼ぶことにするが，それらは脳に由来する．すなわち，神経心理学的要素が心の領域に実体としてあり，物質的なものと関係ないという考えには与しないとして論を進めよう．このことは，脳の特定の部分が障害されるとある症状が生じることからも支持される．ただこのことはすべての人が認めているわけではない．Penfield は，患者の脳の運動皮質を刺激し患者の手足に動きが引き起こされる際，患者が「自分が動かしたのではない．あなたがそうしたんだ」ということを観察した．このことなどから Penfield は，晩年二元論を主張している[9]．

この神経心理学的要素は，粒子の振る舞いによって記述されるもの，換言すればその粒子に還元されるものなのか．まず粒子に還元されるということはどういうことなのかを考察してみる．以下のようになるのではないか．あるAという人がいて，ある時ある場所で「ビートルズの『プリーズ・プリーズ・ミー』という曲は素晴らしい曲だったな」と思い出したとする．そのときにAの脳の中である粒子の振る舞いが起きている．ここでBという人の中でもそのAに生じたと同じ粒子が同じ振る舞いをしたとすると，Bも『プリーズ・プリーズ・ミー』は素晴らしい曲だとそのとき思う．これだけでなく，信念，願望，望み，恐れなどについてもそれぞれ特定の粒子の振る舞いによる一般的法則で説明できるということになろう．

ではこのようなことが可能なのだろうか．このことは不可能とする意見を紹介したい．その一つに Nagel の考えがある[10]．Nagel はコウモリを例に説明する．コウモリの神経生理学について完璧な知識を持った人がいるとする．コウモリの活動を可能にしているコウモリのメカニズム全般について完璧な知識を持っていると仮定したとしても，その人が取りこぼしていることがある．それはコ

4

ウモリであるとはどのようなことであるのか，あるいはコウモリであるのはどんな感じがすることなのかという事柄である．こういう主観的説明はどうしても残るというのがNagelの考えである．また『プリーズ・プリーズ・ミー』を聴いたときの感じ，このおそらく自分でしか感じないと思われる質的な感覚ともいうべきもの，これを粒子のレベルでは説明できないとする考えもある．

今述べたことについて唯物論の考え方からの反論も確かにある．詳しくはSearle[11]などをお読みいただきたい．ここではそれらを紹介することはせず，やや拙速かもしれないが論を進めよう．

三人称で表現される粒子的な説明では説明できない，何者かそのことを考えるという一人称で語られる現象，これを神経心理学は扱っているのである．ここで筆者は，神経心理的要素なるものが心という実体に属すると述べているのではないことをおわかりいただきたい．神経心理的要素はあくまで脳の働きに帰すことができる．ただ粒子での説明とは異なるレベルでの現象である．それにはどのようなものがあり，それをどう説明するかを神経心理学者は目指す．この粒子的な振る舞いと神経心理的要素との関係を明らかにすることを目指すといっているのである．

粒子に完全に還元するのは無理だとしても，もう少し神経心理学を基礎づける確かなものはないだろうかという声が聞こえてくる．その候補の一つは，現在の方向を進めれば，神経心理的要素のそれぞれが脳のどこで行われているかが正確にマップされる．そうすれば確かにある定義された神経心理的要素は実在するといえるのではないかという考えである．

ただこの考えにも問題がある．先の例で言えば，ビートルズの曲をいいと思うのは状況に依存する．その曲をまったく孤立した状態で聴いているだけでなく，いろいろな状況で聴いている．その曲だけを取り出して例えばその脳における局在を検討したとしても，その状況全体がその曲だけを取り出せば変わってしまうとも考えられるため，意味ある結果が得られるとは思いにくい．

神経心理的要素を粒子的振る舞いに，さらに脳のきわめて限定的な部位にと局在に基礎づけるのは困難だとすると，こう考える人もおられよう．患者が神経心理症状を呈していると思われるときそれを記載しても，その記載が正しいと誰が保証してくれるのか．検査者自身がある意味勝手に加工しているのではないか．

このことに対する筆者の答えは，その神経心理的要素に対する神経心理学者の考えを患者の理解に持ち込んでも問題がない．神経心理学者は今の神経心理学で用いられているその神経心理症状を記載する方法で記載すればよいというものである．

「ええっ」と思われた方もいることだろう．観察を行うのに，あらかじめ知っている知識を利用して観察してよいはずはない．観察は理論と峻別されていなくてはならない．観察された事柄の積み重ねによって，理論は組み立てられる．そうして理論は事実による検証と反証を繰り返すことによってその精度を上げていく．もし理論が観察に影響を与えているようなことがあれば，観察された事項によって理論を検証するということが意味をなさなくなる．

上記の意見について以下に答えることにしたい．Hansonは「みる」とは理論を背負ってみるのであって「なまの事実」などというものはないと主張している[12, 13]．みるという行為の中にはいずれの場合も，それに先立つ知識の痕跡を見出すことができるとHansonはいう．このことをHansonは観察の理論負荷性と呼んでいる．

しかしそう考えてくると，患者の示す症状を理解しようとするとき，我々自身の持っている知識，

Ch.1 神経心理学序論

あるいは理論が入ってくるということになると，いったいその理論の正しさを知ることができるのかが疑問として浮かぶ．なぜなら観察によってその理論の正しさは知ることはできないのであるから．これに対しては，以下のように考えられる[14]．それぞれの理論は互いにさまざまな関係を作っている．したがってそれぞれの理論はそれ単独に真偽が判定できるわけではない．問われているのは，そのネットワーク全体である．言い換えれば，ある理論を検証しようとする場合，とりあえずその理論を正しいとして，その理論が及ぶ範囲をできるだけ広げていき，いままで知られている理論などと突き合わせて矛盾が出ないのかが重要である．

最初の質問である「神経心理学は科学なのか」に戻る．このことは，科学の定義をどう考えるかによる．例えば，①観察対象が明確である，②実験や観察で得られたデータを議論する，③方法は客観的で追試が可能である，④仮説は検証されて初めて認められる，⑤誤ったものは正しく訂正される．これらのことが満たされれば科学であるという意見がある．このことに照らして科学といえるかどうか，その答えは読者にゆだねたい．

Ⅲ 神経心理学の診察

さて神経心理学者は何をしているのかということをここに書くことにする．神経心理学者は，神経心理学的症状を有する患者の診断と治療を行っていると声高に言ってみたいが，治療についてはまだ心もとないと告白せざるを得ない．そこでここではその診断の仕方を述べる．そのことを学びたいという初学者を念頭において話すので，熟達した神経心理学者はおそらくこの項目は読み飛ばしてよい．神経心理学者は研究も行うがここではそれは述べない．

前節に書いたことであるが，観察は理論負荷性に行われる．このことは，「観察は虚心坦懐に赤子のように行わなくてはならない」ということは正しくないことを意味する．例えば失行を示す患者がいたとする．しかし失行とはどのような症状を指すのかについて知らなければ，今眼前の患者が示す症状が失行かはわからない．その患者の誤った行為の反応を表現しようとしても，すでに自分が読んで知っていなければどう表現してよいかわからないということになる．

このことから，あらかじめよく本を読んで勉強をしておく必要があることがおわかりいただけよう．そんなことはわかっているという方にここで脱線するが少し述べたいことがある．1を聞いて10を知るのはよほどの天才でない限りは無理である．このことは当然であり，1を聞いて2を知るのも無理である．だが1を聞いて1を知ることはできる．このことはコンセンサスとされているように思われる．神経心理学に限らず入門書はどれもそれを前提として書かれているとしか思えない．例えば将棋のコマに何がありその動かし方を説明した後，多くの入門書はすぐ将棋の定跡を説明する．それについていくには相当の知識が必要である．筆者は10も20も聞いてようやく1を知るのが普通であると思う．

また心がけていただきたいのは，できるだけオリジナルな文献を読むということである．最近の傾向として，これは研究者に多いだろうが，あることを知ろうとするとそれに関する包括的なレビューを探し出す．そしてそこに書かれた個々の論文にあたらず，そのレビューに書かれた論文の説明をいわば鵜呑みにして論文を書くことが多い．そのレビューが優れていれば問題はないだろう．しかしそのレビューを書いた人は通常話したことも見たこともない人である．そのレビューを

信用してよいのであろうか．個々の論文，神経心理学でいえば，最初にそのことを言った人の論文をことに読む必要がある．

このように原著に忠実なことに何か意味があるのか，時代とともにその概念は変わっていくのではないかと思っている読者も多いと思う．だがそうではない．千葉大学神経内科の桑原 聡先生がある感慨を雑誌の座談会で述べている[15]．なじみがなくわかりにくい内容かもしれないが，ちょっとお付き合い願いたい．桑原先生の指導教授であった平山惠造先生は，ギラン・バレー症候群を記載したGuillainの弟子のGarcin先生のところに留学していた．Garcin先生が原著に忠実であり，それをしっかり平山先生も守っていた．平山先生は以下のように教えたという．「純粋運動型なんていうのはギラン・バレー症候群といってはいけない．感覚障害は軽くても絶対にないといけない．腱反射は低下するか消失しないとだめ，亢進したりしているのは絶対にギラン・バレー症候群ではない」．今は原著に記載された病型は急性炎症性脱髄性ポリニューロパチー（acute inflammatory demyelinating polyradiculoneuropathy：AIDP）と呼ばれている．そしてそれと似ているが，別に急性運動性軸索型ニューロパチー（acute motor axonal neuropathy：AMAN）と呼ばれるタイプがある．平山先生がいう純粋運動型というのはそのAMANにあたる．オリジナルの文献にあたってそれをよく理解しているからこそ，「そういう型もあっていい．ギラン・バレー症候群に入れよう」と広く解釈することをしなかった．オリジナルに忠実であることの重要性がわかる．

神経心理学を本で学んでいざ診察をするときのことについて述べる[16]．実際の患者の診察では，あらかじめ診察情報を得ていたとしても，何もわかっていないということから出発する必要がある．検査する側が孤立無援の状態で，ある状況に投げ出されている．自身を頼りに切り開いていく試みが診察といってよい．これはかなり怖いことである．しばしば前に診たあのときの患者とよく似ているなど過去の実践例のことを思い出したくなる．しかし，眼の前の現実の場面を優先しなくてはならない．筆者はあるスタイルを身につけて，いつでも同じように診察をすればよいとする考えには与しない．その場その場で，隠されているものを見出す可能性を狭めることになる．結局，自分の力で必死に考えることが大切であるように思う．

実際の診察は，どうもよくわからないと中断することがある．時間的な制約もあって進行が不十分なまま，不十分な資料を得たところで中止せざるを得ないことも多い．そうしたとき，まだ検査者が混乱状態のうちに，どれか一つの考えを取り上げてそれを正しいと判定してしまうことが実際には起こりうる．

しかしそれではいけない．わからないという感覚を持ち続けることが必要である．それはnegative capabilityと呼ばれる．詩人John Keatsが述べたといわれている[17]．「不確かさ，不思議さ，疑いの中にあって，早く事実をつかもうとせず，そこに居続けられる能力」のことである．

おわりに

筆者の尊敬する故 豊倉康夫先生は「人という言葉に，私はいつも無限の愛着と畏れを感ずるのである」と述べている．人とは何か．この誰でも持つと思われる思いが，生命科学を進めてきたし，これからも進めていくことであろう．ここでいう生命科学とは，生物学，医学などの限られた分野だけをさすのではない．人間に関する研究分野である，哲学，教育，経済，歴史などの分野も含む．

Ch.1 神経心理学序論

それらも生命科学の進歩の影響を受ける分野である．神経心理学は，粒子の振る舞いを研究する分野とは異なるレベルであるが，人の理解に貢献できる分野である．

文献

1) Benton A. Neuropsychology: past, present and future. In: Boller F, Grafman J, eds. Handbook of Neuropsychology, vol 1. Amsterdam: Elsevier; 1988. p.3-27.

2) Deary IJ. Intelligence a very short introduction. Oxford: Oxford University, 2001.(繁桝算男，訳．知能．東京: 岩波書店; 2004．p.30-1.)

3) 武田克彦．言語野の発見．Clin Neurosci. 2015; 33: 868-71.

4) 辰巳 寛，山本正彦，波多野和夫．Broca が診た最初の2例．神経内科．2013; 78: 412-20.

5) 山岸 洋，村井俊哉．症例 Phineas Gage．神経内科．2013; 78: 446-51.

6) 海野聡子．症例 H. M. 神経内科．2013; 78: 433-40.

7) Damasio AR. Descartes' error emotion, research, and the human brain. New York: Avon Books; 1994.(田中三彦，訳．生存する脳．心と脳と身体の神秘．東京: 講談社; 2000.)

8) Corkin S. Permanent present tense: the unforgettable life of the amnesic patient, H. M. New York: Basic Books; 2013.(鍛原多惠子，訳．ぼくは物覚えが悪い: 健忘症患者 H・M の生涯．東京: 早川書房; 2014.)

9) Penfield W. The mystery of the mind: a critical study of consciousness and the human brain. Princeton: Princeton University; 1975.(塚田裕三，山河 宏，訳．脳と心の正体．東京: 文化放送; 1977.)

10) Nagel T. Mortal questions. Cambridge: Cambridge University Press; 1979.(永井 均，訳．コウモリであるとはどのようなことか．東京: 勁草書房; 1989.)

11) Searle JR. Mind: a brief introduction. Oxford: Oxford University Press; 2004.(山本貴光，吉川浩満，訳．心の哲学．東京: 朝日出版社; 2006.)

12) Hanson NR. Seeing and seeing as. In: Hanson NR. Perception and discovery. San Francisco: Freeman; 1969.(渡辺 博，野家啓一，訳．知覚と発見．東京: 紀伊国屋書店; 2000.)

13) 武田克彦．神経心理学における病巣研究と activation study．神経心理学．2003; 19: 138-42.

14) Quine WV: Word and object. Cambridge: The MIT Press; 1960.(大出 晃，宮館 恵，訳．ことばと対象．東京: 勁草書房; 1984.)

15) 楠 進，神田 隆，桑原 聡．鼎談 GBS—病態研究の歴史を振り返る．Brain Nerve. 2015; 67: 1285-94.

16) 武田克彦．神経心理学このままでいいのか いけないのか．神経心理学．2013; 29: 3-13.

17) 土井健郎．新訂 方法としての面接 臨床家のために．東京: 医学書院; 1992．p.36.

［武田克彦］

Chapter 2 神経心理学的評価

I 神経心理学的評価とは

神経心理学的評価（neuropsychological assessment）は，種々の神経心理検査を使用して対象者のパフォーマンスを測定することで，広汎な認知機能（高次脳機能）の査定を行う技法である[1]．実際には認知機能の各領域を測定する複数の検査を組み合わせるバッテリー・アプローチがとられることが多い．その中には，記憶，注意，処理速度，推論，判断，問題解決，空間認知，言語などが含まれる．さらに，情動，気分，意欲，態度，自己意識なども対象になる．

バッテリー・アプローチには大規模で網羅的なバッテリーをすべての対象者に実施して，障害された能力と保たれている能力を同一プロフィール上にプロットしていく方法（固定的バッテリー）と，スクリーニング検査や画像診断をもとに必要な検査を選択して使用する方法（フレキシブル・バッテリー）がある．前者には Halstead-Reitan Neuropsychological Test Battery，Luria-Nebraska Neuropsychological Battery などがあるが，日本版は存在しない．最近では施設や研究プロジェクトで準固定的なバッテリーを構成し，データ・バンク化することで，画像診断やその他の医学的データとの多面的な解析を行うことも多くなっている．

II 神経心理学的評価の目的

1 鑑別診断

1960 年代までの神経心理学的評価は，主に脳腫瘍や脳血管障害などの器質性の障害（脳損傷）が存在するのか，存在しないのか（内因性・心因性精神疾患など），存在するのなら脳のどの部位なのか（局在）を診断するための補助的なツールとして発展してきた．生前に患者に対して徹底的な観察や神経学的検査を行い，死後の解剖所見と照合して記録することで症状と損傷部位のリストを作成する大脳病理学（行動神経学）に，心理学の技法である心理テストや実験を導入したのが臨床神経心理学（clinical neuropsychology）である．テストバッテリーを使用することで，保たれた機能と損なわれた機能のパターンを明確にし，より正確な病巣の局在を目指した取り組みが行われた．しかし，70 年代以降，CT，MRI などの形態画像，PET，SPECT，fMRI などの機能画像を中心としたブレイン・イメージング技術が急速に発展・普及し，診断法としての神経心理学の地位は低下した．特に脳血管障害や脳腫瘍に関してはその傾向が顕著であり，障害部位が先に特定され，そこから想定される障害の有無や程度を詳細に検索することが主な役割となった[2]．

交通事故などの外傷性脳損傷では，急性期に意識障害が遷延し，慢性期に多彩な高次脳機能障害を呈するにもかかわらず，CT，MRI などの画像診断では明らかな異常が検出されない場合があり，びまん性軸索損傷と呼ばれてきた．その原因は回転のせん断力によって神経線維が損傷されるためであるとされ，神経心理学的評価が診断の基礎データとなってきた．最近，それに関しては，MRIの拡散テンソル画像法（diffusion tensor imaging: DTI）で，神経損傷の部位や程度を同定すること

Ch.2 神経心理学的評価

が可能になってきた[3].

　現在も画像診断による診断が難しい領域としては神経発達障害がある. 読みの障害, 書き表現の障害, 算数の障害を中核とする DSM-5 の特異的学習障害（specific learning disorder：SLD）では, 脳の機能障害の存在が想定されているが, 明確な画像所見を欠くことがほとんどであり, 神経心理学的検査の所見が診断上の重要な情報となる. 注意欠如・多動性障害（attention-deficit/hyperactivity disorder：ADHD）や自閉症スペクトラム障害（autistic spectrum disorder：ASD）においても, その特性の評価やメカニズムの研究に神経心理学的評価は欠かせない.

　また, 認知症の早期診断における軽度認知障害（mild cognitive impairment：MCI）も, 診断からフォローアップまで神経心理学的評価の所見が重要な役割を果たしている.

　最近は高齢者の身体疾患に対しても手術が適用されることが多くなってきたが, 術後に記憶障害, 注意障害, 遂行機能障害などの高次脳機能障害が出現することが少なくない. この術後認知機能障害（postoperative cognitive dysfunction：POCD）は, 心臓等の侵襲の大きな手術だけでなく, 侵襲が小さな手術でも出現する. POCD が起きた場合には, 死亡率が上昇したり退職を余儀なくされるなど, 当事者にとっても社会にとってもマイナスの影響が大きい. 脳に麻酔法や麻酔薬が与える影響については十分には解明されていないが, 高齢者が手術を受ける場合には, 術前, 術後に神経心理学的評価を実施することが推奨されている[4].

　HIV 治療の進歩により感染者の長期生存が可能になってきたが, 認知機能障害を有する感染者の増加が問題となっている. HIV 関連認知機能障害（HIV associated neurocognitive disorders：HAND）は, その実態や認知機能低下のメカニズムを含め不明な点が多い. 有効な検査法の開発を含めた研究が続けられている[5, 6].

② 障害の精査と残存機能の評価

　ブレイン・イメージングの普及により, 神経心理学的検査の役割は, 病巣が特定されてからの, 詳細な障害の評価という側面が強くなった. それは, 詳細な機能局在の研究や将来の治療に向けての貴重な情報にもなる. また, 障害の程度を評価するだけでなく, 保たれている能力についての情報もリハビリテーションの方針や職業復帰を考える上で重要である.

　頭部外傷や脳血管障害のケースでは, 受傷後の能力だけでなく, 受傷前の能力を見積もることが必要である[1, 3]. しかし, 受傷前のデータがあることは非常に稀であり, しばしば困難な問題となる. 検査対象者の学歴, 職業, 社会的地位などから受傷前の能力を類推することが多いが, その妥当性, 信頼性には疑問がある.

　Lezak ら[7]は, ①受傷後に実施したウェクスラー式知能検査の下位検査の中で, 障害の影響を受けにくい検査（単語など）と, 受けやすい検査（積木模様など）の差に注目する方法, ②障害の影響を受けにくい National Adult Reading Test（NART：50 個の不規則な読みを持つ単語の音読課題）の成績から推定 IQ を求める方法, ③受傷後に実施したウェクスラー式知能検査の最も成績が良かった下位検査から推定 IQ を求める方法などを紹介している.

　NART については, その日本版である JART（Japanese Adult Reading Test）が開発されている[8]. JART は, 英語の不規則単語の読みを, 漢字熟語や熟字訓の読みに置き換えたものであり, 精神科疾患や認知症患者での検討が行われている. しかし, 言語性能力の低下が疑われる脳損傷患者の場

Ch.2 神経心理学的評価

合には，その予測力には限界がある．受傷前の能力の推定は，わが国の神経心理学の大きな課題の一つである．

3 回復や治療効果の評価

神経心理学検査の目的の一つとして，症状の進行や回復の評価がある．近年，認知症や高次脳機能障害に対する薬物療法や認知リハビリテーションが積極的に導入されるようになり，その効果の判定における神経心理学的評価の重要性が高まっている．この目的で神経心理学検査を使用する場合に問題となるのは実施のタイミングと，反復実施によって生じる練習効果（practice effects）のコントロールである．

受傷直後の神経心理学的検査の結果は，その後の治療方針やリハビリテーションのプログラムを作成する上では有効であるが，そのデータを退院後の就労支援や損害賠償の根拠資料に使用するのは不適切である．中等度から重度の頭部外傷患者1,380名を対象としたメタ・アナリシスでは，認知機能の回復は6〜18カ月でほぼプラトーに達するが，その後もゆるやかに続くことが示されている[9]．適切な段階での評価が重要である．

III 神経心理学的評価の情報源

1 当事者と家族からの情報

神経心理学的検査のデータを有効に活用するためにも，当事者（検査対象者）自身や家族の報告は重要である．Vakil[3]は，必要な情報として生育・生活史，ライフスタイル，受傷前後の能力差などを挙げている．これらは受傷後の検査結果と受傷前の能力の差を検討する際に役立つ．

情動や意欲の変化などは検査では十分に測定できない．当事者は病院と家庭ではまったく異なった様子を示すことが少なくない．特に突然の感情の爆発や暴力（いわゆる「キレる」状態）などは，病院では見逃されることが多い．当事者の発言と家族の証言の乖離，検査結果との乖離は病識や障害受容を検討するための最も重要な情報源である．

対象者がアセスメントを受ける機会となった受傷以前に，神経発達障害などの既往がないか，海外での生活などで日本語の使用などに問題があったり，社会的知識・常識などの偏りがないかについても確認しておく必要がある．著者自身も，特異的学習障害児の交通事故，放浪中の知的障害者の交通事故，在日朝鮮人一世の脳血管障害などの事例で，読み書きなどの問題について判断を誤りかけた経験がある．いずれも，家族との面談が事情によって遅れたケースである．

2 文章記録や写真

Vakil[3]は，受傷前の能力や状況に関する当事者や家族の情報は，意図的，非意図的にかかわらず誇張されやすい点に注意を喚起している．当事者の学校時代の成績表などが提供されれば，病前の能力を推定する客観的な手がかりとなる．逆向性の記憶障害を評価する場合には，日記，アルバム，回想記などが利用できれば貴重な情報源となる．他職種（医師，看護師，セラピストなど）のカルテ記載や記録も参考になることが多い．受傷前から発達障害があった場合，別の脳神経疾患があった場合，他院での治療後の再発などの場合は，以前の検査結果の取り寄せも考慮すべきである．

3 行動観察

検査の成績だけでなく，検査中の行動の観察も重要な情報源である．検査に取り組む態度は，病

Ch.2 神経心理学的評価

識や意欲の状態を知る手がかりになる．検査は対象者にストレスやフラストレーションを引き起こすが，それに対する反応（困惑，狼狽，あきらめ，言い訳，無関心，怒り，立ち去りなど）も観察のポイントである．

　対象者が最終的に正解や不正解に至るまでのプロセスは，数量的なデータ以上に認知機能の重要な手がかりとなり得る．注意深い観察と記録が必要である．解法プロセスの分析については，ボストン学派のアプローチなどが参考になる[10]．

4 書籍など

　神経心理学的検査を有効に使いこなすためには，各検査の個別のマニュアルや論文だけでなく，多くの検査を網羅したハンドブックが手元にあると便利である．Lezak らの『Neuropsychological assessments』[7]は，当初1976年に彼女の単著として刊行されたもので，多くの検査の実施法と基準データが紹介されており，現在は第5版となっている．Spreen らの『A compendium of neuropsychological tests』は実施法の説明や基準データが充実している．特に現行の第3版[11]では検査の信頼性や妥当性に関する記述が多く参考になる．

　Mitrushina らの『Handbook of normative data for neuropsychological assessment』[12]も，検査の基準データが多く掲載されているが，その検査を使用した研究のメタ・アナリシスが行われているのが特徴である．この3冊は，臨床神経心理学者にとって3種の神器ともいえる存在である．わが国においては，それに匹敵するものはないが，最近発刊された『精神・心理機能評価ハンドブック』[13]が便利である．また，『神経心理学的アセスメント・ハンドブック』[14]も参考になる．

IV　神経心理学的検査

　現在わが国で利用可能な神経心理学的検査について，簡単に紹介する．実際の実施方法や採点方法については，各検査のマニュアルや前掲書に直接あたられたい．

1 スクリーニング検査

　障害の有無や，その後の検査の方針を立てるために，Mini-Mental State Examination（MMSE）[13, 15]や改訂長谷川式簡易知能検査（Hasegawa Dementia Scale-Revisted：HDS-R）[13, 16]が用いられることが多い．これらの検査では見当識や言語性の記憶に多くの項目が割かれている．認知症の症状の変化を評価するためにはADAS-Jcog（Alzheimer's Disease Assessment Scale-cognitive component-Japanese version）[13, 17]も使用されている．

2 全般的知能

　ウェクスラー式知能検査が使用されることが多い．成人では日本版 WAIS-Ⅲ成人知能検査[13, 18]が現行版である．適用年齢は16～89歳で，13の下位検査を含んでいる．言語性 IQ（VIQ），動作性 IQ（PIQ），全検査 IQ（FIQ）の従来の3つの IQ に加え，「言語理解（VC）」，「知覚統合（PO）」，「作動記憶（WM）」，「処理速度（PS）」の4つの群指数が算出される．

　発達領域では日本版 WISC-Ⅳ[13, 19]が現行のバージョンである．適用年齢は5歳0カ月～16歳11カ月である．全15の下位検査（基本検査10，補助検査5）を含み，10の基本検査から，全検査 IQ（FSIQ），言語理解指標（VC），知覚推理指標（PR），ワーキングメモリー指標（WM），処理速度指標（PS）の5つの指標得点を算出する．発達領域では日本版 KABC-Ⅱ（Kaufman Assessment Bat-

12

tery for Children Second Edition)[13, 20]も利用されている．K-ABCは旧ソビエトの神経心理学者Luriaの理論や課題を取り入れた検査であったが，改定されたKABC-ⅡではCHC（Cattell-Horn-Carroll）理論が採用され，より知能検査としての色彩が強くなった．対象年齢は2歳6カ月～18歳11カ月である．

3 記憶

生活上の物忘れは主としてエピソード記憶の障害と考えられているが，エピソード記憶を中心とした評価バッテリーとしては，日本版ウェクスラー記憶検査（Wechsler Memory Scale-Revisted：WMS-R）[13, 21]と，日本版リバーミード行動記憶検査（Rivermead Behavioral Memory Test：RBMT）[13, 22]がある．

WMS-Rはウェクスラー式の知能検査と同様に，平均を100，標準偏差を15とした「一般的記憶」，「注意/集中力」の2つの主要な指標，および「一般的記憶」を細分化した「言語性記憶」，「視覚性記憶」の指標が得られる．また，一部の課題の遅延再生を付加することで「遅延再生」指標を求めることができる．ただし，実際に記憶障害がある患者にとっては負荷が強い検査であることに注意が必要である．

RBMTは日常場面における記憶障害を測定することを目的とした検査である．「姓名の記憶」，「物語の記憶」，「顔写真の記憶」，「道順の記憶」など，9種の下位検査から構成されている．「約束の記憶」など展望記憶の課題を含む点もユニークである．記憶障害全般に関するスクリーニング点と，日常生活における障害の程度を示す標準プロフィール点が利用できる．練習効果に配慮した4種類の並行検査が用意されている．

言語性の記憶検査としては，対連合法を用いた三宅式（脳研式）記銘力検査が，戦前から使用されてきたが，最近，日本高次脳機能障害学会の手で標準言語性対連合学習検査（Standard-Verbal Paired-Associate Learning Test：S-PA）[13, 23]として刷新された．言語刺激の親近性や連合価が調整され，年齢別の判定基準も使用可能になった．また，3セットの平行検査が用意されている．

言語刺激を使用した記憶検査としては，聴覚的に提示された15単語の記銘と再生を5回繰り返した後で遅延再生を求めるレイ聴覚性言語学習検査（Rey Auditory Verbal Learning Test：RAVLT）[7, 11, 12]も臨床で多用されている．日本版はないが，翻訳例と健常高齢者のデータが利用できる[24]．無意味図形を用いた非言語性の記憶検査としてはレイ複雑図形検査（Rey Complex Figure Test：RCFT）[7, 11-13]の使用頻度が高い．この検査は，34本の線分と内部に3つの点を持つ円からなる無意味で複雑な図形 図2-1 を，検査対象者ペースで模写させる模写課題と，それを一定の時間（最も一般的なのは3分）が経過した後で思い出して描かせる再生テストから構成される．なお，模写の際には，後に再生テストがあることは知らせない．さらに30分程度の遅延再生が付加される場合も多い．採点の方法は模写課題，再生

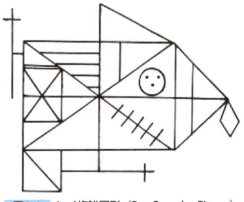

図2-1 レイ複雑図形（Rey Complex Figure）

Ch.2 神経心理学的評価

テストとも18の採点ポイントについて2点満点で評価する36点法が一般的である．模写課題は構成や遂行機能の指標としても有効である[7, 11, 25]．日本の健常成人のデータも利用可能である[24, 26]．

4 言語（失語症）

日本失語症学会（現 日本高次脳機能障害学会）が開発したSLTA標準失語症検査（Standard Language Test of Aphasia）[13, 27]が広く普及し，文字通り標準的な検査バッテリーとなっている．26項目の下位検査での構成で，「聴く」，「話す」，「読む」，「書く」，「計算」の5領域を評価する．

WAB失語症検査日本版[13, 28]は，カナダのKerteszによって開発されたWestern Aphasia Batteryの日本版である．「自発話」，「話し言葉の理解」，「復唱」，「呼称」，「読み」，「書字」，「行為」，「構成」の8領域から構成されている．基本的には○×式の採点による量的な評価に重点が置かれており，重症度を示す失語指数の算出や，得点による失語症分類が試みられている．

認知神経心理学の理論に基づいた検査バッテリーとしては，SALA失語症検査（Sophia Analysis of Language in Aphasia）[29]がある．「聴覚的理解」，「視覚的理解」，「産生」，「復唱」，「音読」，「書取り」の6領域について，40の下位テストがあり，単語の親密度や心象性などの認知言語学的な側面についても考慮がなされている．

その他にも，さまざまな掘り下げ検査が作成，公刊されるようになってきたが，それらに関しては失語症学の専門書を参照されたい．

5 視覚認知・視空間認知・構成

視覚性の注意障害については，VPTA標準高次視知覚検査（Visual Perception Test for Agnosia）[13, 30]が利用可能である．「視知覚の基本機能」，「物体・画像認知」，「相貌認知」，「色彩認知」，「シンボル認知」，「視空間の認知と操作」，「地誌的見当識」に関する検査が一通り含まれている．熟知相貌の認知に関しては，時代の変化もあり最近改訂が行われた[31]．

臨床的に頻度が高い半側空間無視については，BIT行動性無視検査日本版（Behavioural Inattention Test）[13, 32]も利用可能である．線分二等分検査，線分抹消検査，模写などの半側空間無視に関する課題はどちらの検査にも含まれているが，BITの方がより詳しい検査が可能である．

6 行為・失行

SPTA標準高次動作性検査（Standard Performance Test for Apraxia）[13, 33]に一通りの検査が含まれている．上肢の失行の検査としてはWAB失語症検査[28]の「行為」の下位検査が実用的である．

7 注意・遂行機能

注意には，持続性，選択性，転導性，分配性などさまざまな側面がある．CAT標準注意検査法（Clinical Assessment for Attention）[13, 34]は，注意の各側面に関する7種類の下位検査から構成されている．このバッテリーでは，数唱，タッピング（視覚）スパン，CPT（Continuous Performance Task），PASAT（Paced Auditory Serial Addition Tasks）など，海外で使用されてきた定評のある検査を多く採用している．

CPT[7, 11]は，PCの画面上を監視し，標的刺激が提示されるとキーをクリックする単純な作業を行って持続的注意（ヴィジランス）を測定する課題である．

PASAT[7, 11, 13]は連続して読み上げられる1桁の数字を，先に出現した数字に順次暗算で足していく検査である．聴覚性の注意の持続性や選択性，計算能力などが評価される．2秒間隔と1秒間隔

14

Ch.2 神経心理学的評価

で難易度が異なる.

遂行機能の検査バッテリーとしては日本版BADS遂行機能障害症候群の行動評価（Behavioural Assessment of the Dysexecutive Syndrome）[13, 35]がある（p.84参照）. 6つの下位検査と質問紙により，「目標の設定」，「プランニング」，「計画の実行」，「効果的な行動」という4つの要素を評価する.

ウィスコンシンカード分類検査（Wisconsin Card Sorting Test：WCST）[7, 11, 12]は，色，数，形がそれぞれ異なるカードを規則に従って分類する検査である（p.83参照）. 対象者にはカードをどのような規則に基づいて分類するのが正しいのかは知らされないが，1枚分類するごとにその分類が正しいのかどうかがフィードバックされる. また，この課題の途中で分類のルールが突然変更され，対象者はそれまでの規則を捨て新しい規則に切り替えなければならない. 非常に煩雑な検査であるが，わが国ではそれを簡易化した慶應版（KWCST）[13, 36]が使用されることが多い. 慶應版は分類規則を対象者にあらかじめ教えておくこと，使用するカードの枚数が少ないなどの改変がされており，PC用のプログラムも公開されている.

語流暢性（語想起）課題（word fluency）[7, 11, 12]もよく使用される検査である. 日本語では「あ」，「か」，「し」などの語頭音で始まる単語や，「動物」，「乗り物」，「野菜」などの特定のカテゴリーに属する名前を1分間でできるだけ多く想起させる. 健常成人の基準データ[37, 38]，高齢者の基準データ[24, 39]，小学生の基準データが公開されている[40].

ストループ（Stroop）課題[7, 11, 12, 13]は，色のついた色名単語の色を，その意味に惑わされないように回答する課題である（p.84参照）. ある目的を実行するために注意や行動（単語を読もうとする傾向）を適切に制御する能力が不可欠である. 図版やPCのプログラムで実施することが多いが，集団実施が可能な冊子式[41]も市販されている.

Trail Making Test（TMT）[7, 11, 12, 13]は，用紙上に不規則に配置された1〜15の数字を順番に線で結ぶPart Aと，1〜13までの数字と（あ）〜（し）まで（英語原版はA〜L）のかな文字を「1-あ-2-い-3-う-・・・」のように交互に結んでいくPart Bから構成される（p.292参照）. Part Aは主に注意の持続性・選択性，Part Bは注意の転換・分配に関係するとされており，両者の所要時間の差が特に重要な障害の指標とされる. 実施の容易さから多用されている検査であるが，縦版，横版など複数のバージョンが混在して用いられており，バージョンによる難易度の違いが問題になっている[42].

V 神経心理学的検査の結果に影響を与える変数

MaCaffreyら[43]は，神経心理学的検査の結果に影響を与える変数を，持続的と一時的，全般的と特異的という2つの要因の4通りの組み合わせで記述している.

検査対象者の持続的・全般的な特性とは，検査全般に回答する際に影響する個人の一般的な能力（読みの能力，教示の理解力，問題解決能力など）や，パーソナリティの要因（テストを受けることによって引き起こされる情動状態を含む）である.

持続的・特異的な特性とは，特定の検査や検査項目に回答する際に影響する個人の能力や，情動的な反応である. 例えば，発達性の読み書き障害は，読み書きの必要な課題に特異的に影響する.

一時的・全般的な特性とは，さまざまな検査課題に一過性に影響を与える可能性のある要因である. 検査実施時の健康状態や情動状態などの対象者内の要因や，検査室の温度，照明，換気，騒音

Ch.2 神経心理学的評価

などが含まれる．検査に対する動機づけや検査者と検査対象者のラポートの状態なども検査結果に一過性の影響を与える可能性がある．

一時的・特異的な特性には，注意，集中，記憶などの変動，疲労，動機づけ，情動状態などの変化が含まれる．これは，検査者にとって最も重要，かつ注意を必要とする要因である．対象者が意図的に検査結果を変化させようとして虚偽の回答をする詐病（malingering）もこのカテゴリーに含まれる．

Ⅵ 反復実施の問題

神経心理学的検査は検査対象者にとってしばしば強いストレスであり，ネガティブな反応を引き起こす可能性がある．最近，特に発達障害臨床の場面などで，学校も含めた複数の支援機関で同じ検査を短期間に複数回受けることが増えてきており，問題になっている．

治療の評価の目的では，短期間での反復実施が必要な場合も多いが，本当の認知機能の変動を評価するためには，測定誤差や同じ検査を繰り返して実施することによって成績が向上する練習効果をどのように分離するかが大きな問題となる．

練習効果が生じる原因はまだ十分に解明されていない．しかし，検査課題に使われている刺激材料が意識的，無意識的に記憶されてしまうことや，解法の規則や方略が獲得されてしまうことなどが影響していると考えられている．速度要因が強い検査，不慣れなあるいは稀にしか行わない反応が要求される検査，答えが1つしかない検査（特にその答えを導き出すまでは検査の概念がつかみにくいような検査）などでは練習効果が生じやすい[43]．知能検査に関しては1年以上の間隔をあけることが推奨されているが，それで練習効果が排除されるという根拠はない．頭部外傷患者群と健常者群にWAIS-Rを1年の間隔で実施した研究では，頭部外傷患者でも健常者群と同等の練習効果が報告されている[44]．この練習効果のコントロールには，主に3つの手法が提案されている[43]．

1 代替課題の使用

難易度の等しい課題，あるいは刺激セットを複数用意して，施行ごとに交換する方法である．特に刺激材料を記憶していることが成績に影響を与える可能性が高い記憶検査などにおいては，複数の刺激セットをあらかじめ用意したものも増えてきた．また，従来から使用されてきた検査の，代替課題の開発も試みられている．しかし，実際に難易度の等しい課題を作成することは簡単ではない．対象者の年齢や世代，性別による違いや，実施の順序などに関しても十分な検討を行う必要がある．現行で使用されている検査の中でも代替課題が用意されているものはまだまだ少ない．また，代替課題を用いた場合でも，規則や方略の獲得によって練習効果がみられる場合がある（いわゆるテスト慣れ）．

2 統計的な基準の使用

反復測定における標準誤差を基準にして誤差範囲を設定し，それを超える変化が生じた場合に実質上の成績の変化が生じたと判断する．この目的のための指標としてはRCI（reliable change index）やMDC（minimal detectable change：最小可検変化量）などがある[45, 46]．

3 二重ベースライン法（dual baseline assessments）[47]

1回目と2回目の検査の間で練習効果が最も生じやすいことを考慮して，介入（実験）操作を導

16

入する前に2回のプレテストを行い，2回目の成績をベースラインとして介入（実験操作）後のポストテストの成績と比較する手法である．

図2-2 は，5名の大学生にCATのPASATを1週間毎に4回実施した結果（平均正答率）である．1試行目と2試行目には大きな成績の改善が生じているが，それ以降の変化は小さい（2秒では天井効果が生じている）．

練習効果は研究や治験の場合はコントロールすべきやっかいな問題でしかないが，臨床場面ではそれ自体も有効な情報源となる場合がある．脳損傷患者では，同じ課題を繰り返しても練習効果が生じなかったり，その程度が小さいなど，健常者とは量的あるいは質的な差異が存在する可能性がある[43]．年齢，性別，全般的な知的レベルなどをコントロールした健常者の，反復実施の基準データがあれば，それと検査対象者のデータを比較することによって多くの情報を得ることができる．

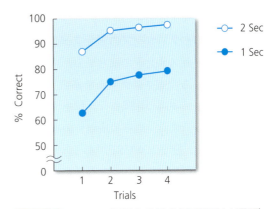

図2-2　PASATの短期実施例（試行間隔は1週間）

VII 詐病をめぐる問題

海外の神経心理学的評価の専門誌に目を通すと，詐病鑑別に関する研究の多さに驚かされる．わが国では被害者優先の性善説的な立場が主流であったが，高次脳機能障害に関する保険請求や訴訟が増加するにつれて，詐病や症状の誇張が問題になってきている．それに対する態度については今後の多方面からの議論が必要である．神経心理学的検査における詐病検出には主に3つの方法がある[3,7,11]．

第1の方法は検査の中にあらかじめ虚偽尺度を含める方法で，代表的なものはMMPI（Minnesota Multiphasic Personality Inventory）の虚偽尺度などである．

第2の方法は複数の検査尺度間の矛盾に注目するもので，難易度が低い課題と高い課題の成績から虚偽指数を求めるものである．

第3の方法は虚偽検出のための専用の課題を用いるもので，それらの多くは一見すると難易度が高いにもかかわらず，実際には脳損傷患者でも容易に正答が可能なものである．代表的なものとしてはレイの15項目記憶テスト（Rey fifteen item memory test）や，記憶詐病テスト（Test of Memory Malingering : TOMM）がある[7,11]．

VIII ICTの導入

Vakil[3]は，現在の臨床心理アセスメントにおける大きな課題として，ICT（information and communication technology）の導入の遅れを指摘している．研究，病院，そして検査対象者の職業生活や家庭生活への情報技術の急速な進歩の中で，従来の紙と鉛筆（paper and pencil）を主なツールとしてきた神経心理学的検査が，時代遅れな感は否めない．現在，アセスメントにおけるICTの導入には，①コンピュータ・ベースのアセスメントツール，②インターネットを利用したアセスメント，

③バーチャルリアリティの応用，の3つの流れがある．

1 コンピュータ・ベースのアセスメントツール

　神経心理アセスメントで最も早くからパーソナルコンピュータ（PC）が導入されたのは，知能検査などにおける採点プログラムである．素点から年齢別評価点への変換，IQや各種下位指標の算出，プロフィール図の作成を行う採点プログラムは，採点者の煩雑さや単純エラーの低減に大きく貢献している．また，既存の検査そのものの実施や記録の自動化も進められている．わが国での最も初期の例は，慶應版WCSTである．この検査はカードを使用した実物では，実施や記録が煩雑であるが，PCを使用することで容易に実施可能になった．標準注意検査法（CAT）においても，PASAT，CPTではPCを使用している．

　完全にPCベースの神経心理検査バッテリーとしてはCambridge Neuropsychological Test Automated Battery（CANTAB）[48,49]が最も古い例である．PCを使用することで，教示の統一性，刺激呈示の均一化やランダム化，反応時間の正確な測定が可能になり，また実施から結果処理までを途切れなく進めることが可能である．

　しかし，PCによる検査では，対象者がPCに不慣れであったり恐怖感を抱いていると，正確な評価ができない可能性がある．また，反応様式が反応キーやタッチスクリーンに限定されるため，最終反応までの行動や検査者との相互作用を含む質的な分析が難しい．実際の検査場面では疲労，情動反応，操作ミスへの対応など，フレキシブルな変更が必要な場合も多く，それらにどの程度対応可能かどうかも重要である．

2 インターネットの利用

　認知症などの疫学的研究や，地域ベースの予防介入研究，また，人的・設備的資源の少ない地方の医療機関での検査のニーズへの対応などの目的で，インターネット上のプログラムやテレビ会議システムを利用した神経心理学的評価の可能性が検討されている[50]．これまでの試みでは，検査対象者からも，検査者と直接対面するより抵抗なく検査を受けられたというポジティブな評価もある一方，PC版のテストと同様の問題点が存在する．

3 バーチャルリアリティの応用

　まだ，価格や技術的な問題が多いが，バーチャルリアリティ技術を応用することで，より現実の生活場面に近い（生態学的妥当性の高い）検査を作成する試みが行われている．評価の結果が，日常生活の問題への介入への手がかりになったり，介入方法としても有用であると考えられることから，研究・技術の進展が期待されている[51]．

おわりに

　最近は海外経験の長い日本人や滞在外国人も増加しており，外国語での検査が必要な場合も増えてきた．マルチリンガルを含めた検査のニーズにどう対応するかが重要な課題になりつつある．また，障害の重複化により，視覚障害者や聴覚障害者を対象とした検査のニーズも高まっている．それにどのように応えていくかも今後の重要な課題である．

　神経心理学的評価は，脳血管障害を主な対象に，臨床神経学や失語症学の枠組みで発展してきたが，近年その対象や用途が急速に広がっている．しかし，わが国では神経心理学そのものに対する

理解がまだ不十分であり，標準化テストや基準データの整備の遅れ，専門職やトレーニングシステムの未確立などの問題が顕在化している．

　神経心理学的評価のユーザーは，医師（神経内科，精神科，脳外科，小児科，リハビリテーション科など），心理士（臨床心理士，学校心理士，臨床発達心理士など），セラピスト（言語聴覚士，作業療法士，理学療法士など），教育関係者（教師，スクールカウンセラーなど），福祉・就労関係者，司法・行政関係者（弁護士，社会保険労務士，行政書士など）など，非常に多岐にわたっており，基礎的知識やスキルの共有と，秘密の保持という相反する課題に直面している．最近では医療関係者以上に交通事故に関わる司法関係者の方が検査の情報に詳しいという笑えない状況さえ出現している．

　アメリカでは大学院で心理学を学んだ後，専門病院でトレーニングを受けた臨床神経心理学者が，神経心理学的アセスメントと認知リハビリテーションの主な担い手となっている．アメリカ心理学会の第40分野（臨床神経心理学）は最も会員の多い分野の一つである．また，アセスメント技法に関する学会やジャーナルも複数存在する．それに対してわが国では，神経心理学的評価のニーズが高まっているにもかかわらず，大学の心理学科や各種の民間資格のカリキュラムには神経心理学や脳神経疾患についての専門科目が少ない．2015年には，臨床心理学に関する国家資格制度（公認心理師）が創設されることが国会で決定したが，それに伴い神経心理学的検査を含めた心理検査の使用資格を含め，新たな問題が発生することが予想される．関係者の利害だけでなく，真のユーザーである検査対象者（当事者）の利益となる制度の整備が望まれる．

文献

1) Harvey PD. Clinical application of neuropsychological assessment. Dialogues Clin Neurosci. 2012; 14: 91-9.

2) Beaumont GJ. Introduction to neuropsychology. 2nd ed. New York: Guilford Press; 2008. （安田一郎，訳．神経心理学入門．増補新版．東京：青土社; 2009.）

3) Vakil E. Neuropsychological assessment: principles, rationale, and challenges. J Clin Exp Nuropsychol. 2012; 34: 135-50.

4) 合谷木　徹．術後認知機能障害の現状．日臨麻会誌．2014; 34: 25-31.

5) Mind Exchange Working Group. Assessment, diagnosis, and treatment of HIV-associated neurocognitive disorder: a consensus report of the mind exchange program. Clin Infect Dis. 2013; 56: 1004-17.

6) 森岡　悠，岸田修二，今村顕史，他．HIV関連神経障害が疑われたHIV感染者の検討．感染症誌．2014; 88: 141-8.

7) Lezak MD, Howieson DB, Bigler ED, et al. Neuropsychological assessment. 5th ed. New York: Oxford University Press; 2012.

8) 松岡恵子，金　吉晴．知的機能の簡易評価実施マニュアルJapanese Adult Reading Test （JART）．東京：新興医学出版社; 2006.

9) Ruttan L, Martin K, Liu A, et al. Long-term cognitive outcome in moderate to severe traumatic brain injury: a meta-analysis examining timed and untimed tests at 1 and 4.5 or more years after injury. Arch Phys Med Rehabil. 2008; 89 (12 Suppl): S69-76.

10) Kaplan E. A process approach to neuropsychological assessment. In: Boll T, Bryant BK, eds.

Clinical neuropsychology and brain function: research, measurement, and practice. Washington DC: American Psychological Association; 1988 p.125-67.

11) Strauss E, Sherman EMS, Spreen O. A compendium of neuropsychological tests: administration, norms, and commentary. 3rd ed. New York: Oxford University Press; 2006.

12) Mitrushina M, Boone KB, Razani J, et al. Handbook of normative data for neuropsychological assessment. 2nd ed. Oxford: Oxford University Press; 2005.

13) 山内俊雄, 鹿島晴雄, 総編. 精神・心理機能評価ハンドブック. 東京: 中山書店; 2015.

14) 小海宏之. 神経心理学的アセスメント・ハンドブック. 東京: 金剛出版; 2015.

15) 森 悦朗, 三谷洋子, 山鳥 重. 神経疾患患者における日本語版 Mini-Mental State テストの有用性. 神経心理. 1985; 1: 82-90.

16) 加藤伸司, 下垣 光, 小野寺敦志, 他. 改訂長谷川式簡易知能評価スケール（HDS-R）の作成. 老年精神医誌. 1991; 2: 1339-47.

17) 本間 昭, 福沢一吉, 塚田良雄, 他. Alzheimer's disease assessment scale（ADAS）日本版の作成. 老年精神医誌. 1992; 3: 647-55.

18) 日本版 WAIS-III 刊行委員会. 日本版 WAIS-III 知能検査. 東京: 日本文化科学社; 2006.

19) 日本版 WISC-IV 刊行委員会. WISC-IV 知能検査. 東京: 日本文化科学社; 2010.

20) 日本版 KABC-II 制作委員会. 日本版 K-ABC II. 東京: 丸善出版; 2013.

21) 杉下守弘. 日本版ウェクスラー記憶検査（WMS-R）. 東京: 日本文化科学社; 2001.

22) 綿森淑子, 原 寛美, 宮森孝史, 他. 日本版 RBMT リバーミード行動記憶検査. 東京: 千葉テストセンター; 2002.

23) 日本高次脳機能障害学会. 標準言語性対連合学習検査. 東京: 新興医学出版社; 2014.

24) 石合純夫. 高次脳機能障害. 第2版. 東京: 医歯薬出版; 2003.

25) 中野広輔, 荻野竜也, 岡 牧郎, 他. The Boston Qualitative Scoring System for the Rey-Osterrieth Complex Figure 定性得点の発達変化. 神経心理. 2014; 30: 69-80.

26) 山下 光. 本邦成人における Rey-Osterrieth 複雑図形の基準データ―特に年齢の影響について. 精神医学. 2007; 49: 155-9.

27) 日本高次脳機能障害学会. 標準失語症検査. 改訂版. 東京: 新興医学出版社; 1997.

28) WAB 失語症検査（日本版）作成委員会（代表 杉下守弘）. WAB 失語症検査. 東京: 医学書院; 1986.

29) 上智大学 SALA プロジェクトチーム. SALA 失語症検査―Sophia Analysis of Language in Aphasia. 千葉: エスコアール; 2004.

30) 日本高次脳機能障害学会. VPTA 標準高次視知覚検査. 改訂第1版. 東京: 新興医学出版社; 2003.

31) 日本高次脳機能障害学会. 標準高次視知覚検査 熟知相貌検査. 第2版. 東京: 医学書院; 2015.

32) BIT 日本版作成委員会（代表 石合純夫）. BIT 行動性無視検査 日本版. 東京: 新興医学出版社; 2012.

33) 日本高次脳機能障害学会. SPTA 標準高次動作性検査―失行症を中心として. 改訂第2版. 東京: 新興医学出版社; 2003.

34) 日本高次脳機能障害学会. CAT 標準注意検査法・CAS 標準意欲検査法. 東京: 新興医学出版社; 2006.

35) 鹿島晴雄, 監訳. 日本版 BADS 遂行機能障害症候群の行動評価. 東京: 新興医学出版社;

2003.

36) 鹿島晴雄, 加藤元一郎. 慶應版ウィスコンシンカード分類検査. 京都: 三京房; 2013.

37) 伊藤恵美, 八田武志. 言語流暢性課題の信頼性と妥当性の検討. 神経心理. 2006; 22: 146-52.

38) 山下 光. 大学生における清音仮名44文字の文字流暢性. 神経心理. 2006; 22: 112-8.

39) 佐久間尚子, 田中正之, 伏見貴夫, 他. 48 カテゴリーによる健常高齢者の語想起能力の検討. 電子情報通信学会技術研究報告. 2003; 103: 73-8.

40) 村井敏宏, 山下 光, 小川隆夫, 他. 小児用語想起課題作成の試み I ―小学生の基準データの収集. 大阪教育大学紀要. IV. 教育科学. 2004; 53: 83-9.

41) 箱田裕司, 佐々木めぐみ. 新ストループ検査 II. 福岡: トーヨーフィジカル; 2005.

42) 河地由恵, 西山千香子, 金丸晶子, 他. Trail Making Test（TMT）縦版と日本語版（横版)の相違点. 第38回 日本高次脳機能障害学会学術総会プログラム・講演抄録. 2014. p.38.

43) McCaffrey RJ, Westervelt HJ. Issues associated with repeated neuropsychological assessments. Neuropsychol Rev. 1995; 5: 203-21.

44) Rawlings DB, Crewe NM. Test-retest practice effects and test score changes of the WAIS-R in recovering traumatically brain-injured survivors. Clin Neuropsychol. 1992; 6: 415-30.

45) Evans C, Margison F, Barkham M. The contribution of reliable and clinically significant change methods to evidence-based mental health. Evid Based Mental Health. 1998; 1: 70-2.

46) 下井俊典. 評価の絶対信頼性. 理学療法科学. 2011; 26: 451-61.

47) Duff K, Westervelt HJ, McCaffrey RJ, et al. Practice effects, test-retest stability, and dual baseline assessments with the California Verbal Learning Test in an HIV sample. Arch Clin Neuropsychol. 2001; 16: 461-76.

48) Sahakian BJ, Morris RG, Evenden JL. et al. A comparative study of visuospatial memory and learning in Alzheimer-type dementia and Parkinson's disease. Brain. 1988; 111; 695-718.

49) Sahakian BJ, Owen AM. Computerized assessment in neuropsychiatry using CANTAB: discussion paper. J R Soc Med. 1992; 85; 399-402.

50) 江口洋子, 岸本泰士郎, 北沢桃子, 他. 物忘れ外来受診者に対するテレビ会議システムを用いた神経心理検査の実用性に関する検討. 第39回日本高次脳機能障害学会学術総会プログラム・講演抄録. 2015. p.245.

51) Rizzo AA, Schultheis M, Kerns KA, et al. Analysis of assets for virtual reality applications in neuropsychology. Neuropsychol Rehabil. 2004; 14: 207-39.

［山下 光］

Chapter 3 神経心理に必要な画像読影の基本

1 画像診断1：CT，MRIを中心に

I 画像で何がわかるか

　まず，病歴・症状，診察所見が最も重要で，これらと突き合わせて読影する必要があることを強調したい．症状と同じく，画像も経過を追うことで，より多くの情報が得られる．

1 CTとMRIの画像の特徴

　撮像方法の比較を 表3-1 に示す．

　CTはMRIに比べて情報が少ないとされるが，広く普及していること，短時間ででき，閉所恐怖症でも検査できること，特に骨の損傷などに有用であることなどの長所がある．また，CTでも3次元画像が利用可能となっている．

　MRIは，磁場の強さ（テスラ），パルス系列（Spin Echo法など）で画像が異なる．

　現在，臨床的に使用される画像条件には，①T1強調，②T2強調，③FLAIR（fluid attenuated inversion recovery），④拡散強調(diffusion weighted image)，⑤ADC(apparent diffusion coefficient)，⑥T2*（T2 star），SWAN（T2 star weighted MR angiography），SWI（susceptibility weighted imaging），⑦プロトン画像，最近では⑧3テスラ-MRIでのメラニン画像，⑨ASL(arterial spin labeling)，その他多くの画像が開発されている．

　T1強調は，脳溝がわかりやすいが，病変を捉えにくいことがある．逆に，T2強調は，病変が目立つことが多いが，病変と髄液がいずれも高信号なので，皮質など両者が近接しているところでは

表3-1 CTとMRIの撮像方法の比較

	X線CT	MRI
情報をもたらすもの	透過X線	磁化ベクトルの変化
骨	高信号	低信号
金属	非常に高信号かつアーチファクト大	常磁性体ならアーチファクト大
血流	わからない	わかる
走査時間	1～10秒	1～数分
断面方向	通常は体軸に直角	任意
画像レベル	空気-水-骨	スピン密度やT1，T2などに依存
禁忌		ペースメーカー，人工内耳，入れ墨，ステント設置急性期，磁性体の脳動脈クリップ

1 画像診断 1：CT，MRI を中心に

区別しにくいことがある．

　FLAIR 画像とプロトン画像は，病変が目立つ設定である．しかし，T1 強調に比して脳溝がわかりにくく，T2 強調に比し病変がわかりにくいことがある．

　ADC 画像は，PRES（posterior reversible encephalopathy syndrome）などでみられる血管性浮腫（vasogenic edema）では高信号となり，梗塞初期にみられる細胞性浮腫（cytotoxic edema）では低信号となるので，それらの鑑別が可能とされる．

　T2*，SWAN，SWI は，出血の描出に優れ，特に，SWAN，SWI は，非造影でも静脈の描出に優れている．

　メラニン画像は，黒質や視床下核の萎縮を評価でき，パーキンソン病や進行性核上性麻痺の診断に有用である．

　ASL は，造影剤を使用せずに組織の血流を評価でき，虚血時や，てんかん発作時の血流増加や発作後の低下を評価できる．

2 何がわかるか

1）形態とその変化

　まず形態とその変化が捉えられる．病巣の部位と拡がり，単一か多発性か，一側性か両側性か，損傷の程度についても情報を得ることができる．その他，脳萎縮，脳室拡大などもわかる（flow void により血管自体の変化もわかることがある）．

2）病因

　梗塞（血管自体の変化もわかることがある），出血性梗塞，出血〔高血圧性（好発部位：被殻，視床，小脳など），動脈瘤，その他〕，腫瘍，脱髄性疾患（例：多発性硬化症），Creutzfeldt-Jakob 病などについて有力な情報が得られる．

　表3-2 に血管障害による CT と MRI 変化を示す．脳梗塞の急性期は，拡散強調のみが高信号となり，他の画像では信号変化が捉えられない．この変化は時間とともに消褪してゆく．なお，梗塞の超急性期の CT でも，脳溝の消失などの "early sign" で診断できることがある．

　陳旧性出血は，CT や T1 強調画像では見えにくく，T2 やプロトン画像，FLAIR 画像を必要とすることがある．さらに検出力の高い T2* やこれをベースとした SWAN（T2 star weighted MR angiography）は，amyloid angiopathy など小出血の多発する場合などに有用である．ただし，血液灌流

表3-2　脳血管障害の CT と MRI の変化

画像		脳実質	水（脳室など）	梗塞			出血	
				数時間	数日	慢性期	急性期	慢性期
CT		やや高	低	×	低	低	高	低
MRI	T1 強調	やや高	低	×	低	低	高	低
	T2 強調	やや低	高	×	高	高	高	低
	FLAIR	やや高	やや低	×	高	高	高	低
	拡散強調	やや高	やや低	高	高	低	高	低

Ch.3 神経心理に必要な画像読影の基本

の低下，炎症，外傷性変化，代謝性変化はより捉えにくく，造影や多くの画像条件のMRIが必要になることが多い．例外として，肝性脳症，重篤なてんかん発作，PRESなどで，MRI変化がみられることがある．

変性疾患（初老期認知症や老年期認知症，原発性進行性失語症）はMRI変化が捉えにくいが，萎縮の分布など特徴的な変化が知られてきており，これは有力な補助診断となる．皮質や白質の萎縮を定量的に評価するvoxel-based morphometry，例えばVSRAD（voxel-based specific regional analysis system for Alzheimer's disease）などによる側頭葉内側構造の萎縮は，アルツハイマー病その他の評価に有用である．

形態変化が著明でないことも，これらの疾患の診断には重要といえる．

造影剤を用いると，急性期の梗塞，腫瘍，急性期の脱髄疾患，炎症などで，変化が捉えやすい．

最近では，白質の線維方向や損傷に関してtensor diffusion MRIと，それを利用したtractographyも使用可能となりつつある．

3）問題点

代謝や血流が直接捉えられず，上述のように，変性疾患，代謝疾患などでは変化が捉えにくい．また，主幹動脈閉塞による血流低下，およびこれと関連した機能低下などで形態変化を直ちに起こさない程度のものでは，単独では捉えることができない．図3-1, 2に，田辺ら[1]が報告した，左中大脳動脈（middle central artery：MCA）閉塞に伴い純粋失書と一過性の運動失語を呈した症例の画像を例示する．MRIで左中前頭回などに変化がみられるが，PETでは左MCA領域の著明な血流低下を呈しているので，左頭頂葉など他の部位が失書に関与している可能性が否定できない．このような場合MRAやPET，SPECTなどの援用が不可欠である．

また，後述する機能上のdiaschisisで皮質下の損傷が皮質に与える影響の評価も，perfusion MRIやPET，SPECTの援用が必要である．

その他，白質の詳細な部位診断が困難である．

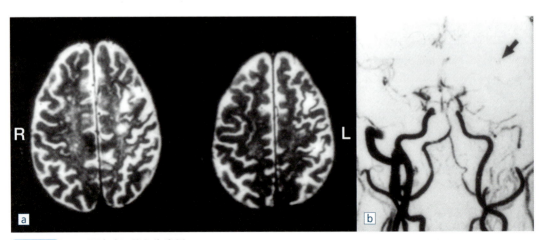

図3-1　MCA閉塞症に伴う失書例
a：MRIで左中前頭回と左中心前回白質，左中心後回に梗塞性変化がみられる．b：MRAで左MCAが消失している（矢印）．
（田辺裕久，他．神経心理学．1994; 10: 233）[1]

1 画像診断1：CT，MRIを中心に

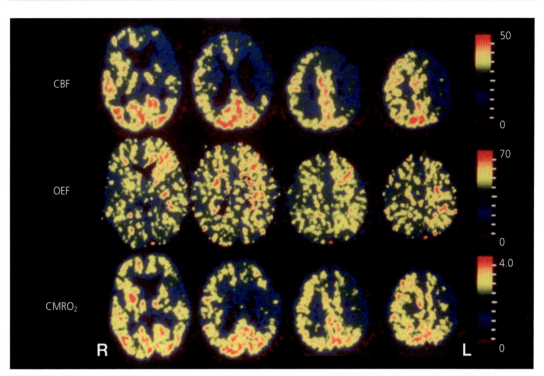

図3-2 ¹⁵O-PET
左MCA領域に広範な血流低下が認められる．

　なお，禁忌として，心臓のペースメーカ，人工内耳，入れ墨，ステント設置急性期，磁性体の脳動脈瘤クリップなどが挙げられる．

3 その他の画像

1）脳血流と代謝画像

　SPECT，PET，脳腫瘍に対するthallium SPECT．最近では，MRS（magnetic resonance spectrometry）も利用され始めている．

　病因については，変性疾患，主要動脈閉塞症による血行動態異常，代謝疾患〔肝性脳症，MELAS（mitochondrial myopathy, encephalopathy, lactic acidosis and stroke-like episodes）など〕，てんかん，脳腫瘍などについて有力な情報が得られる．図3-3 に，緩徐進行性失語症例のPETを示す．ブローカ失語例とウェルニッケ失語例と症状は異なるのに，PETの代謝低下は両言語野に及んでいる．この変化の一部は，病巣自体でなく，画像でのdiaschisisである可能性もある．

　diaschisisとは，もともとは，急性期に損傷部位から離れている部位の機能が乱されることをいうが，PETやSPECTなどで，損傷部位から離れている部位の血流や代謝低下がみられることがあり，これを，画像上，diaschisisということがある．画像でのdiaschisisは，急性期のみにみられるわけではない．脳損傷により対側の小脳の血流・代謝が低下するcrossed cerebellar diaschisisがよく知られている．

　PETはさまざまな物質を標識できるので，例えば，パーキンソン病におけるドパミン代謝など脳の代謝系の分析を行うこともできる．PETではPibPET（Pittsburgh Compound B PET）は，βアミ

Ch.3 神経心理に必要な画像読影の基本

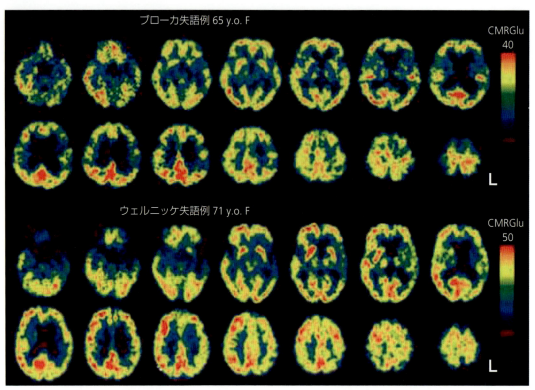

図 3-3 緩徐進行性失語例の¹⁸F-FDG-PET所見　上段2列がブローカ失語例，下段2列がウェルニッケ失語例である．どちらでも，ブローカ領やウェルニッケ領を含めた左半球の代謝低下がみられる．

ロイドイメージングに用いられアルツハイマー病の診断に有力である．最近タウのイメージングの報告があり，今後臨床的にも利用が期待される．

　SPECTでは，線条体のシナプス前ドパミントランスポーターの減少をみるDaTscanもパーキンソン病の診断に用いられる．問題点として，白質変化が直接見えない．diaschisisの解釈に注意が必要である．解像度がCT, MRIに比して低く細部の再現性が低い．同位元素の投与が必要である．取り込みの絶対値をみるためには動脈血採血が必要である．現在，SPECTでは，動脈血採血をしない非侵襲的定量法がいくつか用いられることが多いが，個々の画像が，どの方法によるのか注意する必要がある．検査時間がかかることも問題として挙げられる．

2) 血管

　血管造影，DSA（digital subtraction angiography），MRA（magnetic resonance angiography），頸動脈ドプラ，経頭蓋ドプラなど．

3) 賦活による変化（脳の機能？）

　functional MRI（fMRI），PET，近赤外線スペクトロスコピー（near-infrared spectroscopy：NIRS）などがある．特に，fMRIはめざましい発展をみせている．default-mode fMRI[2)]も研究されている．

II 画像の読み方：脳の構造との関連づけ

病因については，本稿の域を超えるので一部にとどめ，主に形態画像と脳の構造との関連づけについて述べる．

1 画像の方向づけ

基準線：CTは，MRIのようなscout filmがとれないので，スライスの角度や位置のもとになる基準線として，orbitomeatal line（OML）（眼窩下縁と耳孔上端を結ぶ線），canthomeatal line（CML）（外眼角と耳孔を結ぶ線）などを用いる 図3-4a [3)]．この線と脳との位置関係は症例により異なるので，前頭後頭極線（FO線）（前頭極と後頭極を結ぶ直線） 図3-4b [4)]，CA-CP Line（前交連と後交連を結ぶ線） 図3-4c [5)]を利用できるMRIに比べ症例間の画像の変動がより大きい．また，MRIでもscout filmをとらずにOMLを用いることもある．

松井らの図譜[3)]は，さまざまな角度の水平断の写真を載せており，脳自体の形態によりスライスの角度や位置を推定することにより，より正確な部位同定に役立つ．

2 部位の位置づけ

皮質については，小川鼎三らの本[4)]に詳しい． 図3-5～8 に外表の図を示す．Duvernoyの図譜[6)]をはじめMRI画像における皮質の同定のための図譜がいくつか出版されている．

また，杉下らのグループが，脳溝・脳回のバリエーションを文献的に再検討している[7-11)]．ブロードマンの領野については，榎らが再検討している[12)]．

神経心理学では，皮質のみならず白質が重要である． 表3-3 に白質の分類例， 図3-9 に

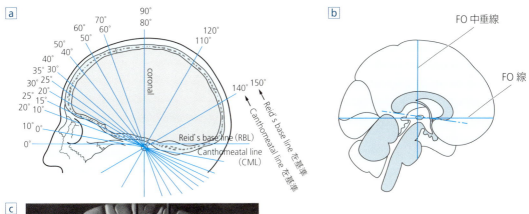

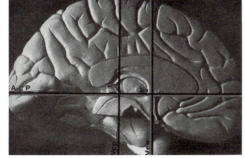

図3-4　a：CTにおける基準線　b：解剖学的基準線：FO線　c：解剖学的基準線：CACP Line

(a：松井孝嘉，他．CT SCAN診断のための脳解剖図譜．医学書院；1977[3)]．b：小川鼎三，他．日本人の脳．金原出版；1953[4)]．c：Tarairach J, et al. Co-planar stereotaxic atlas of the human brain. Stuttgart: Thieme; 1988[5)])

Ch.3 神経心理に必要な画像読影の基本

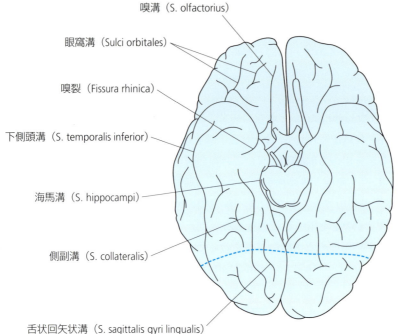

図3-5 脳表下面
(小川鼎三, 他. 日本人の脳.
金原出版; 1953)[4]

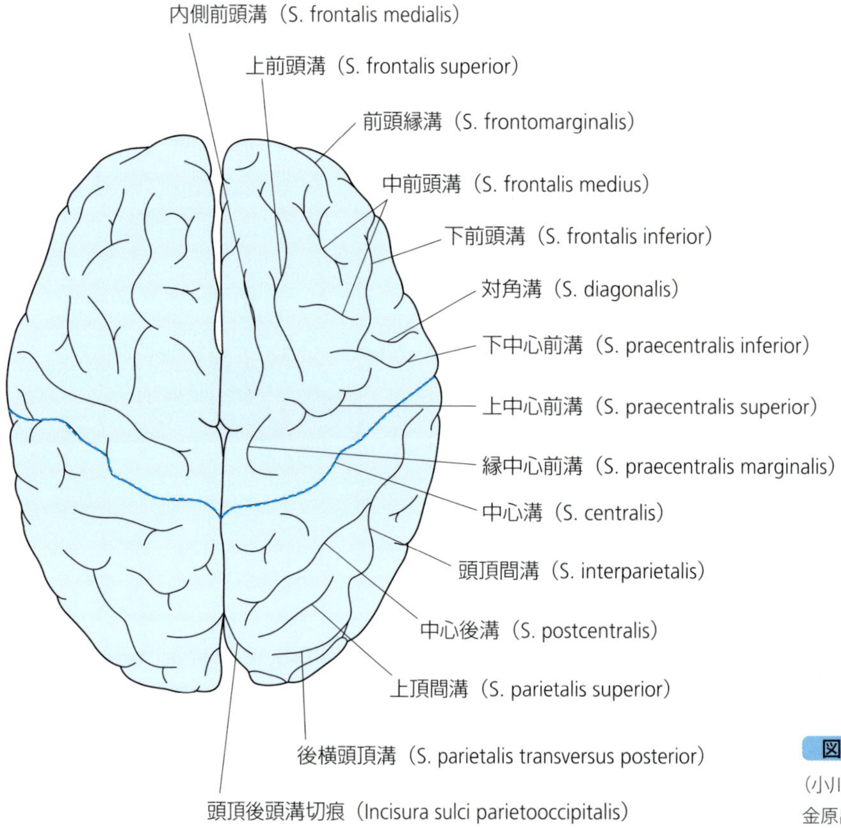

図3-6 脳表上面
(小川鼎三, 他. 日本人の脳.
金原出版; 1953)[4]

1 画像診断1：CT，MRIを中心に

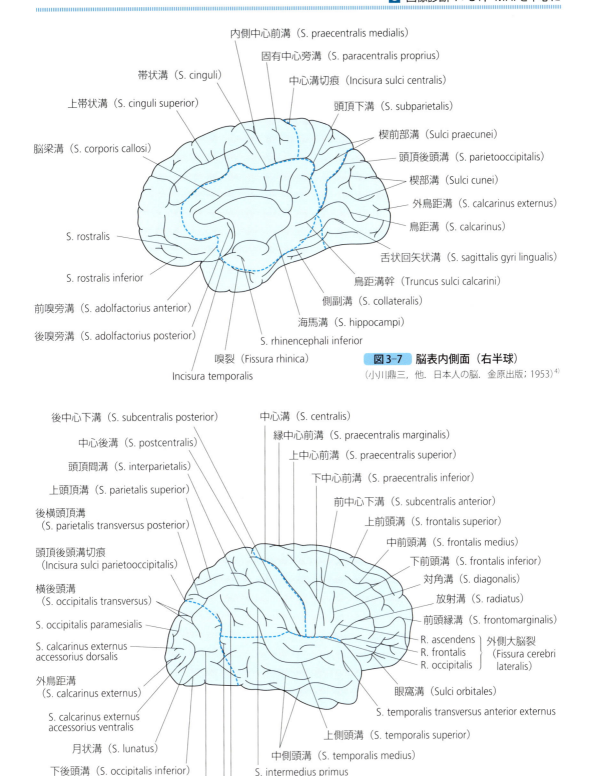

図3-7 脳表内側面（右半球）
（小川鼎三, 他. 日本人の脳. 金原出版; 1953)[4]

図3-8 脳表外側面（右半球）
（小川鼎三, 他. 日本人の脳. 金原出版; 1953)[4]

表3-3 白質の分類

1. 連絡する部位に応じた分類
    例　Carpenterの教科書[13]
    ①投射線維：大脳皮質と遠くの部位を結びつける
    ②連合線維：大脳半球内のさまざまな皮質領域を結びつける
      短連合線維：隣り合う脳回を結びつける
      長連合線維：異なる脳葉の皮質領域を結びつける（鉤状束，弓状束，帯状束など）
    ③交連線維：左右半球の皮質領域を結合する（脳梁，前交連）

2. 大脳半球白質のまとまりに応じた分類
    例1　Dejerineらの分類[14,15]
    ①脳回：脳回の皮質および脳回固有の白質から成り立つ
    ②半卵円中心
      不区分白質（周辺または外層）：投射線維，交連線維，連合線維が入り組んでいる
      区分白質（深部または内層）：放線冠の密集束（投射線維束），脳梁線維の密集束，連合線維
    ③放線冠　周辺層：放線冠の密集束
           深部層：放線冠の脚（より深部で内包となる）
    例2　Monakovによる分類　図3-9 [16]

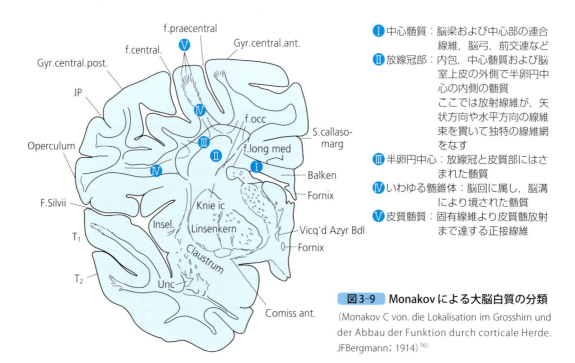

図3-9　Monakovによる大脳白質の分類

(Monakov C von. die Lokalisation im Grosshirn und der Abbau der Funktion durch corticale Herde. JFBergmann; 1914)[16]

　Monakovによる大脳白質の分類を示す．図3-10 に主要な長連合線維束を示す．

　白質の部位同定は困難で，白質も含めた全体の位置づけにはDejerineの図譜[14]が現在でも優れている．図3-11 にDejerineの図譜の例を示す．tractographyによる線維束の研究が増加し，ダウンロード可能な図譜もある[17]．

　また，視床の部位同定については，Schaltenbrandら[18]の図譜はじめ，いくつか出版されている．

1 画像診断1：CT，MRIを中心に

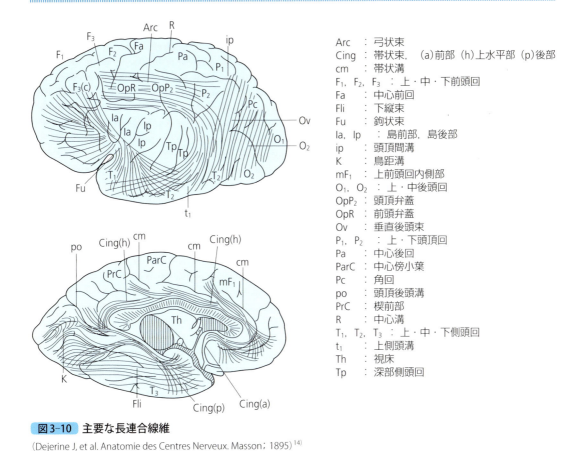

Arc	：弓状束
Cing	：帯状束，(a)前部 (h)上水平部 (p)後部
cm	：帯状溝
F_1, F_2, F_3	：上・中・下前頭回
Fa	：中心前回
Fli	：下縦束
Fu	：鉤状束
Ia, Ip	：島前部，島後部
ip	：頭頂間溝
K	：鳥距溝
mF_1	：上前頭回内側部
O_1, O_2	：上・中後頭回
OpP_2	：頭頂弁蓋
OpR	：前頭弁蓋
Ov	：垂直後頭束
P_1, P_2	：上・下頭頂回
Pa	：中心後回
ParC	：中心傍小葉
Pc	：角回
po	：頭頂後頭溝
PrC	：楔前部
R	：中心溝
T_1, T_2, T_3	：上・中・下側頭回
t_1	：上側頭溝
Th	：視床
Tp	：深部側頭回

図3-10　主要な長連合線維

（Dejerine J, et al. Anatomie des Centres Nerveux. Masson；1895）[14]

なお，視床の詳細な部位同定は，目印となる形態に乏しく，おそらく個人差もあって，わずかな位置のずれでも解剖学的にも機能的に大きく異なることがあり，MRIのみでは困難である．

最近では，皮質だけでなく，基底核やbasal forebrainなど脳全体の部位同定について，Tarairachの図譜や座標[4]が，よく使用される．

臨床的にCTやMRIで簡単に使えるものとしては，Damasioの図譜[19]もある．また，画像ソフトのSPMなどでは，実画像をテンプレートに合うように変形して，おおざっぱではあるが，標準的な区画に分けることやTarairachの座標で部位を示すことができる．

SAS（surface anatomy scanning）や3次元再構成も利用可能である．

3 皮質部位同定のために役立つ目印

ブローカ領の三角野はMRIの矢状断で，中心前後回は水平断，矢状断ともに，脳溝同定のよい目印である．このため，中心前後回自体の同定にも，さまざまなsignが工夫されており，例えば，中心前回のcentral knob 図3-12，IFS-preCSsign（下前頭溝が中心前溝下部に合流して大文字のTの形をなす），SFS-preCS sign（上前頭溝が中心前溝に合流する），pars bracket sign〔中心溝を延長した先にpars bracket（帯状溝のpars marginalis）がある〕，thin post CG sign（矢状断で，中心後回は中心前回よりも薄い），下前頭回（眼窩部，三角部，弁蓋部）がMの形をなして中心溝に連なる[20]．

Ch.3 神経心理に必要な画像読影の基本

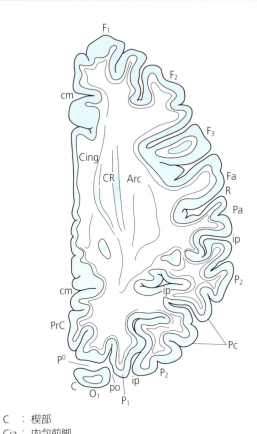
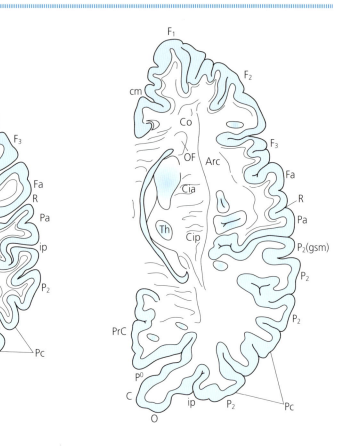

C ：楔部
Cia：内包前脚
Cip：内包後脚
Co ：半卵円中心
CR ：放線冠
P₂（gsm）：縁上回

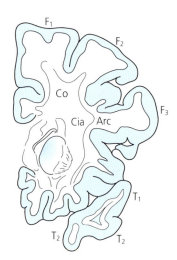
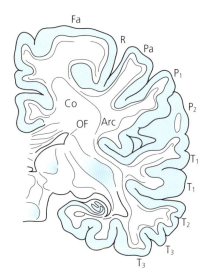

図3-11 Dejerineの図譜例

水平断，冠状断，矢状断のスライスに，脳梁，内包などとともに，弓状束（Arc），後頭前頭束（OF）などの長連合線維束も描かれている．

（Dejerine J, et al. Anatomie des Centres Nerveux. Masson；1895）[14]

1 画像診断1：CT，MRIを中心に

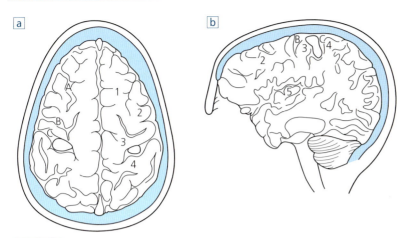

図3-12 Yousryのprecentral knob
a：水平面　b：矢状面．中心前回（3）が中心溝（C）に突出してknobとなる．これは，上前頭溝（A）が上前頭回（1）を中前頭回（2）と中心前溝（B）から分かつ点の後方にある．矢状面では，島（5）の後部のレベルで，knobは中心後回（4）に面し，後方を向いた鈎の形をなす．
（Yousry TA, et al. Brain. 1997; 120: 141-57）[20]

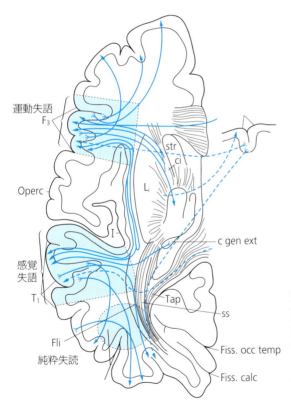

図3-13 Monakovによる失語症の責任病巣
運動失語，感覚失語，純粋失読の責任病巣が深部の広がりとともに描かれているが，単純化・図式化したものである．
（Monakov C von. die Lokalisation im Grosshirn und der Abbau der Funktion durch corticale Herde. JFBergmann; 1914）[16]

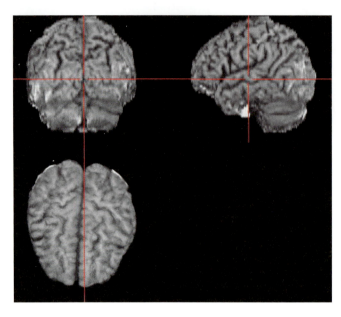

図3-14 MRIcroの3D脳表構成画像
各平面の断面画像を表示することもできる．

4 言語野の位置づけ

上述のDejerine[14]やTarairachの図譜[4]，Monakov[16]の著書には，言語野の位置づけに役立つ図がみられる．Tarairachの図譜にはBrodmann領域の記載もある．ただし，皮質下の拡がりについては，よくわかっていない．図3-13にMonakovによる図式化された言語野の深部への拡がりを示す．

III 画像ソフトとその問題点

PETやfMRIの処理ソフトとして標準的なものはSPMで，参照画像（template）により実画像を標準化して評価する方法である．したがって，参照画像をどのようにとるかによって結果が異なりうる．特に，形態の逸脱した症例や，脳損傷例や脳萎縮例などでは異常部位の判定は元の画像や形態画像などを併せて判定する必要がある．

MRI画像処理ソフトは，MRI機器に装備されているもののほかにも，パソコンで走るものを含め有料無料ともSPMをはじめ多くのものがある．例えば，MRIcroやMRIcron（http://www.mccauslandcenter.se.edu/CRNL/）は，windows上で走るMRI画像処理用のフリーソフトである．図3-14にその画像例を示す．これは，2mmスライスでとった画像の3D再構成であるが，通常の厚さのスライスでも部位同定の補助として利用できる．また，白質については，http://www.natbrainlab.comからMRIcronなどで白質路がみられるファイルがダウンロードできる[17]．

文献

1) 田辺裕久，他．書字障害が目立つ運動失語を呈した一例（抄）．神経心理学．1994;10: 233.
2) Spreng RN, Mar RA, Kim ASN. The common neural basis of autobiographical memory, prospection, navigation, theory of mind and the default mode: a quantitative meta-analysis. J Cogn Neurosci. 2008; 21: 489-510.

1 画像診断 1：CT，MRI を中心に

3）松井孝嘉，平野朝雄．CT SCAN 診断のための脳解剖図譜．東京：医学書院；1977.

4）小川鼎三，細川 宏．日本人の脳．東京：金原出版；1953.

5）Tarairach J, Tournoux P. Co-planar stereotaxic atlas of the human brain. Stuttgart：Thieme；1988.

6）Duvernoy H. The human brain. Surface, three-dimensional sectional anatomy and MRI. Wien New York：Springer；1991.

7）幕内 充，他．後頭葉の脳溝と脳回および繊維連絡．Clin Neurosci. 2000；18：1364-68.

8）竹岡明日香，杉下守弘．頭頂葉の脳溝と脳回．認知神経科学．2001；3：54-6.

9）山崎貴男，杉下守弘．嗅脳の解剖．認知神経科学．2002；4：135-41.

10）道願慎次郎，他．前頭葉の脳溝と脳回．認知神経科学．2002；4：196-203.

11）山崎貴男，杉下守弘．前頭葉底部の脳溝と脳回．認知神経科学．2003；5：28-33.

12）榎日出夫，杉下守弘．脳画像における Brodmann の皮質領野．2002；3：208-19.

13）Carpenter MB. Human Neuroanatomy. 7th ed. USA：Williams & Williams；1976.

14）Dejerine J, Dejerine K. Anatomie des Centres Nerveux. Paris：Masson；1895.

15）Dejerine-Klumpke Mm. Dans：Discussion sur l'aphasie. Rev Neurol. 1908；16：611-36, 974-1023, 1025-47.

16）Monakov C von. die Lokalisation im Grosshirn und der Abbau der Funktion durch corticale Herde. Wiesbaden：JFBergmann；1914.

17）Catani M, Dell'acqua F, Bizzi A, et al. Beyond cortical localization in clinico-anatomical correlation. Cortex. 2012；48：1262-87.

18）Schaltenbrand G, Wahren W. Atlas for stereotaxy of the human brain. Stuttgart：Thieme；1977.

19）Damasio H, Damasio AR. Lesion analysis in neuropsychology. New York：Oxford University Press；1989.

20）Yousry TA, Schmid UD, Alkadhi H, et al. Localization of the motor hand area to a knob on the precentral gyrus. Brain. 1997；120：141-7.

〔板東充秋〕

Ch.3 神経心理に必要な画像読影の基本

2 画像診断2: 統計学的画像解析（MRI, SPECT）

I 統計学的画像解析（MRI）

1 脳体積測定法の変遷

　生体の詳細な脳構造の体積測定は精神・神経疾患の早期診断や鑑別診断，および進行度評価に必須の診断法となっている．この体積測定法として最もよく用いられている画像は，間隙のない1 mm ぐらいの薄いスライス厚で撮像された3次元のT1強調のMRIである．この体積測定法には，脳解剖を熟知した上で用手的に行う方法がとられてきた．しかし，測定が比較的容易な海馬でさえ測定者によって値が異なり，熟練度を必要とする上に測定時間もかかる．一方，今世紀に入ってからコンピュータによる自動体積測定法が広く用いられるようになってきた．脳体積の絶対値測定法として最も汎用されているソフトウェアに，米国で開発されたFreeSurfer（http://surfer.nmr.mgh.harvard.edu/）がある．このソフトウェアを用いれば全脳領域の詳細な脳構造の体積や大脳皮質厚の測定値を得ることができる．海馬においては用手的な測定結果と良好な相関が得られており，世界的な標準手法として用いられつつある．ただし，1症例の測定結果を得るためには10数時間要すること，脳実質の抽出が不良の場合には測定値の信頼性が落ちるので用手的な修正を加えなければならないこと，FreeSurfer のバージョンや使用するコンピュータの Operating System により測定結果が異なること，Linux ベースのソフトウェアであり Graphic User Interface も不備なこともありハンドリングが難解なことなど，日常臨床で用いられていくためには未だ多くのハードルがある．

2 Voxel-based morphometry

　脳体積の絶対値測定ではなく統計学的な測定手法として広く普及している方法にvoxel-based morphometry（VBM）がある．VBM の概念は英国の Ashburner ら[1]により提唱された．米国のMathWorks 社の数値解析ソフトウェアである Matlab 上で動く Statistical Parametric Mapping（SPM, http://www.fil.ion.ucl.ac.uk/spm/）でVBM 処理が可能であり，世界中で広く用いられている．VBM では，各個人の脳をすべて標準脳の形態に変換した上で，ボクセル単位で統計学的解析を行う．

　VBM 処理では組織分割と解剖学的標準化が重要である．組織分割とは，MRI を灰白質，白質，脳脊髄液のコンパートメントに自動的に分割することである．この分割においてはT1強調像の信号値分布と，脳の位置ごとに灰白質，白質，脳脊髄液のどの組織に属する可能性が高いかという情報である事前確率マップに基づいて，各ボクセルがそれぞれの組織をどれくらい含むかが算出される．事前確率マップは標準脳画像の上に定義されているため，このマップを被検者画像の形状に合わせる処理が必要となる．組織分割精度で問題となるのは，頭蓋骨の板間層や静脈，および白質の低信号領域などの灰白質と似た信号値を呈する組織が灰白質と誤認されうることである．この誤認を防ぐとともに，信号値の不均一性補正を強化した segmentation 手法が最近の SPM では用いられている．

　解剖学的標準化において最近の SPM では，より正確な標準化が可能な diffeomorphic anatomical

② 画像診断2：統計学的画像解析（MRI, SPECT）

registration using exponentiated Lie algebra（DARTEL）[2]と呼ばれる非線形変換が応用されている．この非線形変換は，灰白質のみならず，白質画像も精度よく標準脳に変換できる．このため，従来の離散コサイン変換では脳溝の開大などが存在する場合にテンプレートへの形態変換が不十分なために萎縮と評価されやすい灰白質もDARTELでは正確に体積を評価できるようになった．また，離散コサイン変換では困難であった脳室拡大における白質の解剖学的標準化もDARTELではほぼ正確に行うことができる．このようにDARTELによれば，解剖学的構造の個人差の影響を受けにくく，灰白質や白質体積そのものをより忠実に比較しうる．複雑なDARTEL解析を一連の処理として行うことのできるSPMのtoolboxとして，VBM8 toolbox（http://dbm.neuro.uni-jena.de/vbm8）があり，横断のみならず縦断解析にもSPM8とDARTELを用いることができる．

3 VSRAD®の開発

我々は，ロンドン大学の許可のもとに，Matlabを用いずにWindows PC上で単独で作動するVBMのフリーソフトウェアとして，Voxel-based Specific Regional analysis system for Alzheimer's Disease（VSRAD®）を開発した．VSRAD®は，あらかじめ搭載された54〜86歳の健常者80例からなる脳画像データベースと統計学的に比較することにより個々の患者の局所脳体積を評価するためのSPMを応用したフリーソフトウェアである．2005年に最初のバージョンが開発され[3]，2009年に表示系が改善されたVSRAD® plus，2012年に処理過程が大幅に改善されたVSRAD® advanceがリリースされた[4]．本邦で3,000近くの施設で用いられており，MRIによる萎縮評価の自動診断が行われている．VSRAD® advanceはSPM8とDARTEL手法を組み合わせたものである．組織分割を行い，解剖学的標準化を行った後には，等方性の8 mm立方の平滑化を行うことにより，脳機能局在の個人差をより少なくするとともに，信号対雑音比を向上させ，さらに画像の計数率分布を正規分布に近づける．健常者の画像データベースとの統計検定においては，画像データベースの平均画像と標準偏差画像を用いて脳局所ごとに個々の患者の灰白質や白質体積が健常者の平均体積から何標準偏差離れているかを示すZスコアを算出し，カラースケールマップとして標準脳上または被検者脳上に表示している 図3-15 ．検定範囲は，あらかじめ設定された灰白質や白質のマスク画像の重畳により一定の領域となっている．

VSRAD® advanceでは，アルツハイマー病初期の患者群と年齢をマッチさせた健常高齢者群のSPMによる群間解析結果から嗅内皮質，扁桃体，海馬を含む内側側頭部に標的関心領域を決定している．この標的関心領域から以下の4つの脳萎縮を示す指標を算出している．

①萎縮度：標的関心領域内の正のZスコアの平均値
②萎縮領域の割合：標的関心領域内で2以上のZスコアがみられる割合
③全脳の萎縮領域の割合：全脳で2以上のZスコアがみられる割合
④萎縮比：標的関心領域の萎縮割合と脳全体の萎縮割合の比

VSRAD® advanceにおいて，通常は灰白質や白質体積の全脳平均を一定の値に固定して正規化することにより評価している．この正規化により，同じMRI装置を用いたとしても撮像日の違いによる測定誤差やMRI装置の違いによる測定誤差を抑えることができる．また，アルツハイマー病における内側側頭部におかれた標的関心領域の萎縮度，萎縮領域の割合，全脳の萎縮に比べて標的関心領域の萎縮がいかに高度化を示す萎縮比がこの正規化により上昇する．特に萎縮比は2.5倍程度上

Ch.3 神経心理に必要な画像読影の基本

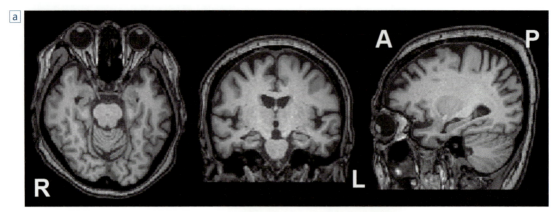

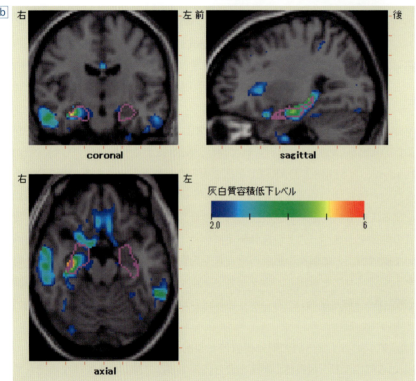

図3-15 60歳代後半女性，近時記憶障害と遂行機能障害を呈し，Mini-Mental State Examination (MMSE) で20点のアルツハイマー型認知症患者のMRIとVSRAD解析

a: MRIの原画像．加齢の影響と病的な萎縮を評価することは困難である．
b: VSRAD®による解析結果（標準脳のスライス上）．萎縮を示すZスコアのカラーマップが右内側および外側側頭部に認められる．紫色で囲まれた領域がアルツハイマー型認知症初期での特異的な脳萎縮を示す標的関心領域である．この領域のZスコアは1.58と軽度増加している．
c: VSRAD®による解析結果（標準脳の脳表上）．8方向の脳表画像上のZスコアのカラーマップから全脳皮質での萎縮を概観することができる．
d: VSRAD®による解析結果（原画像のスライス上）．Zスコア画像の逆形態変換により原画像上での有意の萎縮をカラーマップで確認できる．

2 画像診断2：統計学的画像解析（MRI，SPECT）

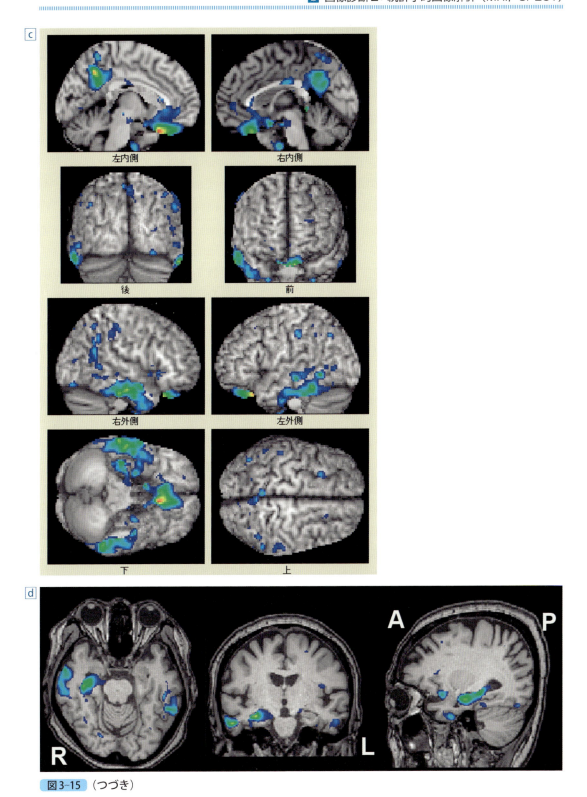

図3-15 （つづき）

Ch.3 神経心理に必要な画像読影の基本

昇し，他の認知症性疾患との鑑別が容易になる．健常高齢者とアルツハイマー病のごく初期の患者との識別も，正規化により10%程度向上する．

灰白質濃度の正規化により，目で見た萎縮とVSRAD®advance解析結果が異なる場合がある．すなわち，内側側頭部の萎縮がみられたとしても全脳の萎縮がより高度であれば，低いZスコアの値しか得られない．この時の萎縮比は低値になるので，アルツハイマー病らしさは低くなる．逆に，目で見て内側側頭部の萎縮はごく軽度なのに高いZスコアを示す例がある．この場合には全脳の萎縮がほとんど存在しないことになり，ごく初期のアルツハイマー病の病態をみている可能性がある．

灰白質や白質容積の全脳平均値による正規化の欠点は，全脳でびまん性に萎縮が起きた場合に全脳の萎縮領域の割合を過小評価してしまうことである．この過小評価を避けるために，VSRAD®advanceでは，灰白質や白質容積の総量を維持する方法（modulation）により体積の絶対値を評価することができる．例えば，萎縮している海馬をテンプレートに完璧に合わせ込んだ場合に，テンプレートの海馬と同じ大きさまで大きくなるが，灰白質の総量が維持されることで海馬のボクセル値が低下することになり，体積の絶対値を表現することができる．ただし，この絶対値測定は，MRI装置の違いなどによる測定誤差を受けやすいことに留意しなければならない．

II 統計学的画像解析 （SPECT）

1 統計学的画像解析の必要性

脳血流SPECT画像を視察で評価する際に，神経変性疾患の初期や精神疾患では脳血流の変化はわずかなことが多いため，読影者の経験による正診率の相異，同一読影者でもその再現性，さらに病変の3次元的な広がりの把握の困難さなどが問題となる．視察に代わる方法としては，関心領域を設定し，その部位のカウント値を求めることにより定量的に評価する方法が用いられてきた．しかし，関心領域の設定は設定者の技量に依存するばかりでなく主観が入ること，関心領域から外れた場合には重要な機能異常を有する部位があったとしても，検出できない恐れがあるなどの欠点を有する．このような欠点を克服し，客観的に全脳領域を検索するために，MRIのVBMと同様に解剖学的標準化によって脳形態の個人差をなくし，統計学的に脳機能解析を行う方法が脳血流SPECTを用いた診断に寄与している．Minoshimaらが開発したthree-dimensional stereotactic surface projection （3D-SSP）[5]，我々が開発したeasy Z-score imaging system（eZIS）[6]が代表的な解析法である 図3-16 ．統計学的画像解析の臨床応用は，アルツハイマー型認知症などにおいて，SPECTの原画像の視覚評価よりも高い診断能を有することが知られている[7]．また，画像統計解析結果は認知症などの鑑別診断に有用である[8]．

2 3D-SSP

3D-SSPでは，まず，再構成したSPECT画像において各方向で正中矢状断面を同定して検査時における脳の傾きの補正を行う．次に，同面内の4つの基準点（前頭極，脳梁前部下端，視床下端，後頭極）から基準線として前交連-後交連線を同定して，Talairachの標準脳図譜内の基準線の位置に合わせる．さらに，線形変換と非線形変換により詳細な解剖学的補正を行い，個々の症例の画像を標準脳図譜上に一致させる．3D-SSPでの標準脳への形態変換は，主要な神経線維の走行に沿って行うという解剖学的情報に基づいたアルゴリズムを使用して変形するという特徴を有する．3D-

2 画像診断2：統計学的画像解析（MRI，SPECT）

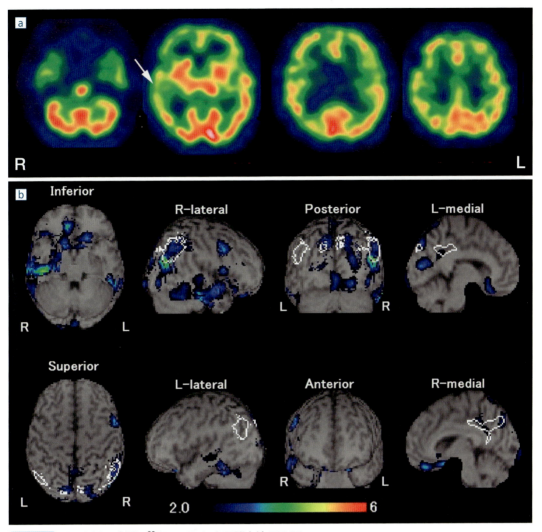

図3-16 図1と同一症例の^{99m}Tc-ECDによる脳血流SPECT
a：SPECTの原画像．右側頭葉の血流低下がみられる（矢印）．
b：eZISによる解析結果．右側頭頂葉および後部帯状回から楔前部に有意の血流低下を示すZスコアのカラーマップがみられる．白色で囲まれた領域がアルツハイマー型認知症初期での特異的な脳血流低下を示す標的関心領域である．この領域のZスコアは1.73と増加している．

　SSPにおける標準脳への変形は解剖学的な情報に基づいているため，脳血流トレーサごとのテンプレートを用いる必要はない．このため，3D-SSPにはFDG-PETのテンプレートがあらかじめ組み込まれている．3D-SSPでは，標準脳に変換後，脳表の各ピクセルから皮質内垂直方向に6ピクセル（13.5 mm）の深さまでのカウント数を測定して最大カウントをその対応する脳表ピクセルのカウントとすることで皮質集積を脳表に抽出している．この抽出によって，皮質に垂直方向の解剖学的なずれの影響を軽減させている．この過程を脳表のすべてのピクセルに対して行った後，抽出した脳表のカウントをある基準部位のカウントにより正規化することで最終データとしている．3D-SSPではカウント正規化の基準部位として視床，小脳，橋，全脳平均の4部位を用いている．最終

的な抽出画像は両側外側面，両側内側面，前面，後面，上面，下面の8方向から，および各断層面での観察が可能である．データベースの構築および血流異常部位の評価の過程は次のごとくである．まず，複数の正常ボランティアの画像を3D-SSPにて処理し，正常データベースとする．次に，症例の画像を同様に解剖学的に標準化し，得られたデータと正常データベースの平均値と標準偏差を用いて脳表ピクセル毎に，正常平均に比べて何標準偏差分血流が低下しているかを示すZスコアを算出する．3D-SSPはiSSPというソフトウェア名で普及しており，N-isopropyl-[123I] p-iodoam-phetamine (123I-IMP) による脳血流SPECT画像の高齢者のデータベースが付属している．

3 eZIS

eZISではSPM2を用いて各個人の脳血流SPECT像をMontreal Neurological Instituteの標準脳に形態変換する．解剖学的標準化の後には，半値幅で等方向12 mmの平滑化を行うことにより，脳機能局在の個人差をより少なくするとともに，信号対雑音比を向上させ，さらに画像の計数率分布を正規分布に近づける．多数の健常者の脳血流SPECTからこのように処理して作製された正常データベースにおいて，一定の灰白質領域でマスクされた各正常画像データの全ボクセル平均の1/8より大きい値のボクセルの平均，またはカウントの高い方の小脳半球の平均を用いてカウントの正規化を行い，これらのデータから各ボクセルの平均と標準偏差画像を作成する．同様に患者データも全脳平均カウントまたは高い方の小脳半球の平均カウントで正規化する．次に横断，矢状断，冠状断像において各ボクセルでZスコアを求める．この横断像で作成したZスコアマップをもとに，脳表から，脳表面法線方向（脳表ピクセルを含む隣接する27点のボクセルから推定した方向）に14 mmまで検索し，閾値として設定したZスコアより大きい値の平均を求め，脳表値として表示する．

eZISでは，アルツハイマー病初期の患者群と年齢をマッチさせた健常高齢者群のSPMによる群間解析結果から後部帯状回から楔前部および両側下頭頂葉皮質に標的関心領域を決定している．この標的関心領域からVSRAD®と同様の脳血流低下を示す指標を算出している．

画像統計解析手法の臨床応用では，通常，個々の画像と正常画像データベースとの比較が行われる．この比較において，SPMはt検定のため，自由度が少ないと特異度は高いものの感度が低い．eZISはSPMと3D-SSPの長所を取り入れたものであり，日常臨床での有用性が高い．3D-SSPに用いられている解剖学的標準化手法とSPM2の標準化手法との比較では萎縮脳の評価に差異はないとされている[9]．

正常データベースの作製にあたっては，各施設において全国一定の基準で健常者を募り，施設ごとのデータベースを作製することが理想である．なぜなら，SPECT装置で得られる画像は機種間差が大きく，さらに画像処理の方法も各施設で異なるため，他の施設の画像データベースをそのまま用いることはできないからである．この正常画像データベースの共有化に関しては，いくつかの検討がなされているが，分解能を揃えるといった程度でとどまる報告が多い．eZISでは，この正常画像データベース共有化のために，異なるSPECT装置間での画像変換プログラムが含まれている[10]．このために，Hoffmanの脳ファントムを異なる装置間または異なるコリメータや処理条件で撮像し，標準脳に形態変換を行っておく．この異なる条件下での変換マップを画像の割り算により作成する．この変換マップを実際の症例での標準脳に形態変換した画像に乗算することにより，データを変換するものである．データ変換が行われない部位は，マスク処理により計算から除くことに

② 画像診断2: 統計学的画像解析（MRI, SPECT）

なっている．また，Hoffman ファントムでは，小脳の下部と側頭葉の前下部が含まれていないが，平均カウントに対する閾値を設定することで変換マップから除いている．機種間の補正により共通の正常データベースを用いることが可能となり，認知症患者の経過を異なる施設や機種で追うことが可能となった．ただし，この補正法も完璧なものではなく，補正によるアーチファクトの出現に留意する必要がある．

📖 文 献

1) Ashburner J, Friston KJ. Voxel-based morphometry—the methods. Neuroimage. 2000; 11: 805-21.

2) Ashburner J. A fast diffeomorphic image registration algorithm. Neuroimage. 2007; 38: 95-113.

3) Hirata Y, Matsuda H, Nemoto K, et al. Voxel-based morphometry to discriminate early Alzheimer's disease from controls. Neurosci Lett. 2005; 382: 269-74.

4) Matsuda H, Mizumura S, Nemoto K, et al. Automatic voxel-based morphometry of structural MRI by SPM8 plus diffeomorphic anatomic registration through exponentiated lie algebra improves the diagnosis of probable Alzheimer Disease. AJNR Am J Neuroradiol. 2012; 33: 1109-14.

5) Minoshima S, Frey KA, Koeppe RA, et al. A diagnostic approach in Alzheimer's disease using three-dimensional stereotactic surface projections of fluorine-18-FDG PET. J Nucl Med. 1995; 36: 1238-48.

6) Matsuda H, Mizumura S, Nagao T, et al. Automated discrimination between very early Alzheimer disease and controls using an easy Z-score imaging system for multicenter brain perfusion single-photon emission tomography. AJNR Am J Neuroradiol. 2007; 28: 731-6.

7) Imabayashi E, Matsuda H, Asada T, et al. Superiority of 3-dimensional stereotactic surface projection analysis over visual inspection in discrimination of patients with very early Alzheimer's disease from controls using brain perfusion SPECT. J Nucl Med. 2004; 45: 1450-7.

8) Waragai M, Yamada T, Matsuda H. Evaluation of brain perfusion SPECT using an easy Z-score imaging system（eZIS）as an adjunct to early-diagnosis of neurodegenerative diseases. J Neurol Sci. 2007; 260: 57-64.

9) Nishimiya M, Matsuda H, Imabayashi E, et al. Comparison of SPM and NEUROSTAT in voxelwise statistical analysis of brain SPECT and MRI at the early stage of Alzheimer's disease. Ann Nucl Med. 2008; 22: 921-7.

10) Matsuda H, Mizumura S, Souma T, et al. Conversion of brain SPECT images between different collimators and reconstruction processes for analysis using statistical parametric mapping. Nucl Med Commun. 2004; 25: 67-74.

［松田博史］

Chapter 4 記憶障害

1 記憶障害

はじめに

　物忘れは，脳に何らかの機能的，器質的障害を有する患者において，高頻度に認められる症状である．したがって，認知障害を有する患者に携わるすべての者は記憶の評価法を知っておかなければならない．本稿ではまず記憶障害に関する基礎的な知識を整理する．次に，日常臨床で重要なエピソード記憶障害に絞り，患者の障害部位別の記憶障害の容態を解説する．最後に，日常診療における記憶障害の評価法を紹介する．

I 記憶の分類

　記憶はさまざまな観点から分類されており，記憶を理解するためには，これらの分類と，関連する専門用語の知識が不可欠である．

1 記憶の内容による分類

　現在，記憶は複数のシステムからなる機能であると考えられている．Squireは記憶をまず陳述記憶と非陳述記憶に分類した 図4-1 [1]．陳述記憶とは「陳述」という用語の通り，言語化できる記憶のことである．陳述記憶はさらにエピソード記憶と意味記憶とに分類される．エピソード記憶とは，日常的な会話で「記憶」という言葉を使うときの意味にほぼ等しく，昨日誰と会ったかとか，夕食は何だったかなどの個人の生活史のような，ある特定の時間，空間に起こった出来事の記憶のことである．これに対して意味記憶とは特定の時間・空間とは無関係で，いわゆる知識に相当し，思考の素材となる記憶である．例えば，「1年は365日である」とか「日本で一番高い山は富士山である」というような知識である．また「時計」というような物品の名前や「利き手」というような

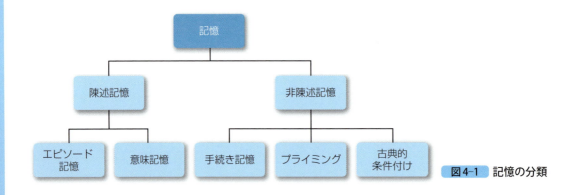

図4-1 記憶の分類

1 記憶障害

単語も意味記憶に分類される．意味記憶として貯蔵されている情報のほとんどは，最初はエピソード記憶であったが，これが繰り返し想起され，また覚え直しされる過程で，特定の時間と空間という情報が抜け落ちて，意味記憶となったと考えられる．したがって，繰り返し思い出し，また覚え直しをするような情報が意味記憶となりやすい[2]．エピソード記憶の脳内基盤については後述する．意味記憶には側頭葉連合野が重要であると考えられている[3]．

非陳述記憶は，意識にはのぼらないが獲得された記憶で，手続き記憶，プライミング，古典的条件付けなどが含まれる[1]．手続き記憶は，系統発生的にも個体発生的にも最も古い記憶である．ある行動，作業，知覚・認知過程を繰り返し行っている間に，これらを短時間に正確に行えるようになる．手続き記憶とはこのような反復により次第に習熟するスキル（技能）のことである．手続き記憶は，さらに運動技能学習（motor skill learning），知覚技能学習（perceptual skill learning），認知技能学習（cognitive skill learning）に分類される[1]．運動技能学習は，自転車に乗る，泳ぐなどのように，繰り返しある動作をすることによってその動作が円滑にできるようになることである．知覚技能学習については，運動技能学習を伴うことが多いため知覚運動技能と呼ばれることもあるが，楽譜を見てピアノを弾く，ブラインドタッチでコンピュータのキーボードを打つなどである．手続き記憶は運動や知覚処理だけではなく，問題解決を要する認知課題でも獲得されることが知られており，これを認知技能学習と呼ぶ．手続き記憶と関連する脳部位としては，大脳基底核と小脳が重視されている[4]．これらの部位に加えて，運動技能学習では運動野，補足運動野などの運動課題に関連した領域が関与する[5]．また言語課題を用いた知覚技能学習では，左尾状核などの基底核や知覚課題に関連する皮質領域が関与する[6]．認知技能学習については眼窩前頭皮質，前頭前野などの関与が示されている[7]．プライミングと古典的条件付けは臨床場面で問題となることは少ないため本稿では割愛する．

2 記憶する情報のモダリティーによる分類

話の内容や文章のような言語情報と絵や記号，顔などの視覚情報の記憶能力に差のある症例にときに遭遇する．それぞれを言語性記憶と視覚性記憶と呼ぶ．前述のエピソード記憶，意味記憶ともに言語性記憶と視覚性記憶の区別が可能ある．言語性記憶の障害は優位半球の損傷で出現しやすく，視覚性記憶の障害は劣位半球の障害で出現しやすい[8]．記憶の検査を行って初めて，両者の乖離が明らかになることも多い．「四角の横に三角がある図形」というように視覚情報を言語化して覚える症例も存在するため，視覚性記憶の評価の際には言語化しにくい視覚刺激を用いる方がよい．

3 記銘してから想起するまでの時間による分類

記銘してから想起するまでの時間による分類法は，心理学と臨床神経学とでは異なる．心理学では短期記憶と長期記憶に大別される．前述のエピソード記憶，意味記憶，手続き記憶は，もともと心理学の枠組みの中で考えられたもので，すべて長期記憶に含まれる．心理学でいう短期記憶とは，新しい情報をしばらく意識上に貯えておく能力であり，そこから長期的に脳内に保存された記憶はすべて長期記憶としている．

一方，臨床神経学では，即時記憶，近時記憶，遠隔記憶に3分類されるが，この分類はエピソード記憶に対して用いられる．3単語の記憶検査を例に，この3分類を説明すると，提示された「桜」，「猫」，「電車」の3単語を被検者が繰り返す過程で必要な記憶は即時記憶である．ごく短時間，時間

Ch.4 記憶障害

的にいえばせいぜい1分までの間，情報を把持し続ける精神活動である．電話をかける間のみ電話番号を覚えておくのに必要な記憶でもある．近時記憶は，記銘した後，数分から数日の間隔をおいて想起する記憶，遠隔記憶は数日から年単位の間隔をおいてから想起する記憶である．両者の間の時間的な線引きは明確ではない．先の3単語を，5分後に思い出すのに必要な機能が近時記憶で，この診察のことを1年後に思い出す機能が遠隔記憶である．

近時記憶と遠隔記憶は「覚えた情報が，一度脳裏から消え，その後再度想起される過程である」という記憶の概念に矛盾しないが，即時記憶の過程では，情報は脳裏からは消えない．そのため即時記憶は，注意・集中機能に分類される．実際，側頭葉内側部の損傷による代表的な健忘症例では，近時記憶と遠隔記憶は障害されるが，即時記憶は障害されない[9,10]．

4 情報の想起の仕方による分類

覚えた情報の想起の仕方によって，再生と再認に大別される．再生はさらにヒントなしに順番通り想起する系列再生，順番は考慮しないがヒントなしに想起する自由再生，ヒントを用いて想起する手がかり再生に分けられる．再生の基本特性は，覚えた情報を能動的に頭の中から探し出して取り出すということである．すなわち，再生は，情報が忘却されずに脳内に残っており，かつその情報に能動的に到達できないと成功しない．これに対して，再認とは，想起すべき情報を受動的に提示されたときに，それが正しいか否かを答える想起の仕方である．再認には，能動的にその情報に到達する作業は不必要で，提示された情報と脳内にある情報を照合するだけでよいため，負荷が少ない．再認ができない場合は，その被検者の脳内には情報が残っていないと判断することが多い．再生はできないが再認ができる場合は，情報は残っているが，その情報に到達する能力が低下していると考える．

5 想起すべき出来事が，発症前のものか発症後のものかによる分類

想起すべき出来事の記銘が，発症前に起こったものか後に起こったものかによって，それぞれ逆向性健忘と前向性健忘に分類する．ただしこの用語は，頭部外傷，血管障害，脳炎など発症時期が特定できる疾患で用いやすいが，緩徐進行性の疾患では用いにくい．

6 情動性記憶

情動を喚起するような出来事の記憶はよく記憶されるということは我々もよく経験する．これは情動による記憶の増強効果と表現され，このように情動によって強化された記憶のことを情動性記憶と呼ぶ．我々は，アルツハイマー病（AD）の患者でも軽症であれば，情動によるエピソード記憶の増強効果は健常者と同程度に保たれていることを明らかにした 図4-2, 3 [11]．また情動性記憶には扁桃体の働きが重要であることも報告されている[12]．この結果は，エピソード記憶障害が生じている患者でも，心地よい情動を喚起する刺激を，記憶すべき対象に付加することによって，記憶を増強できる可能性があることを示唆する．具体的には，鍵の置き場所を覚える際に，大好きな孫の写真を横に置いておく，あるいは薬を飲み忘れないように薬箱の横に大好きな野球選手の写真を置いておくなどが考えられる．逆に，強い叱責など患者に強い陰性の情動を伴う出来事は陰性の記憶として強く残る可能性があるため，避けるべきであると指導する際の基礎情報にもなる．ただしAD患者においては情動性記憶の保持と扁桃体の体積とが正相関することが報告されているため[13]，ADの疾患の進行に伴い，扁桃体の萎縮が進むと情動性記憶も低下してくると考えられる．

1 記憶障害

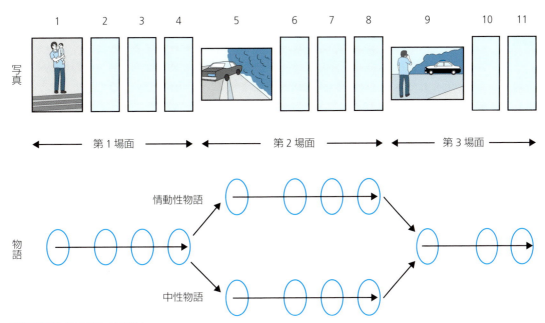

図 4-2 情動性記憶課題
11枚の写真をコンピュータ画面に提示しつつ，ある物語を読み聞かせ，5分後にその内容について質問する紙芝居のような記憶課題である．写真は1セットしかないが，物語には情動を喚起する内容を含んだ情動性物語とそうでない中性物語の2つが用意されている．情動性物語と中性物語はともに3つの場面（写真1〜4で第1場面，5〜8で第2場面，9〜11で第3場面を構成）からなっており，第1場面と第3場面は情動性物語と中性物語で同一で，かつ情動を喚起しない内容となっている．第2場面のみ異なり，情動性物語では情動を喚起する内容，中性物語では情動を喚起しない内容となっている．物語全体の流れや理解しやすさについては両物語で差がないことが確認されている．物語の提示の終了後直ちに物語についての印象度を4段階で評価させる．
（Kazui H, et al. Br J Psychiatry. 2000; 177: 343-7 より筆者が修正）[11]

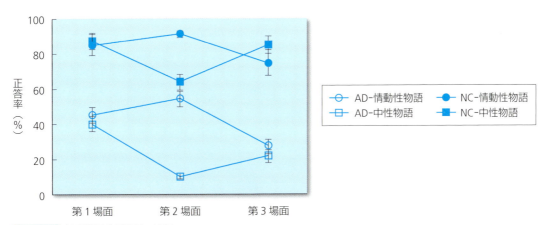

図 4-3 情動性記憶課題の結果
対象被検者は，MMSE平均点が22.6±2.9の34例のアルツハイマー病（AD）群と年齢，性別，教育年数に差のない10名の健常高齢者（normal control：NC）．各被検者につき情動性物語と中性物語で1回ずつ，2週間の間隔をあけて検査を行った．結果は，まずADでもNCと同様に情動性物語の方が中性物語よりも情動を喚起することが確認された．記憶検査の成績については，AD患者では全体の記憶の量はNCよりも低下しているものの，第2場面の成績において情動性物語の方が中性物語より有意に良いことが明らかになり，その効果はNCと同等であった．
（Kazui H, et al. Br J Psychiatry. 2000; 177: 343-7 より筆者が修正）[11]

Ch.4 記憶障害

II 障害部位による記憶障害

　エピソード記憶の障害は，側頭葉内側部，視床，乳頭体，脳弓，脳梁膨大後域，前脳基底部などで起こることが知られている．なかでも側頭葉内側部と視床，乳頭体についてはこれまでよく研究されてきた．側頭葉内側部の障害による記憶障害と視床や乳頭体の障害による記憶障害とは症候学的に類似していることから，エピソード記憶障害を，これらの諸器官からなるネットワークの障害で理解しようと考えられてきた．最も有名なネットワークはPapezの回路 図4-4a で，海馬体→海馬采・脳弓→乳頭体→（乳頭体視床路）→視床前核→（視床帯状回投射）→帯状回→海馬傍回→海馬体である[14]．また扁桃体→（下視床脚）→視床背内側核→（前視床脚）→前頭葉眼窩皮質→鉤状束→側頭葉皮質前部（側頭極）→扁桃体というYakovlevの回路 図4-4b も記憶に関わっていると考えられている[15]．さらに近年，視床背内側核と嗅内皮質，嗅周皮質，前頭葉皮質からなる回路も提唱されている[16]．そしてPapezの回路を構成している器官内の複数に損傷が生じても記憶障害は悪化しないが，Papezの回路の構成器官に視床背内側核のような他の回路の器官の損傷が加わると記憶障害が悪化するとの知見も報告されている．本稿では，これらのネットワークを意識しつつ，臨床的に重要な，海馬および海馬傍回，視床，前脳基底部の損傷による記憶障害について解説する．

1 側頭葉内側部

　側頭葉内側部の構造物でエピソード記憶に関わるのは海馬体と海馬周囲皮質である．海馬体は，固有海馬（CA1〜4），歯状回，海馬台（海馬支脚）からなる 図4-5 ．海馬周辺皮質は，嗅内皮質，嗅周皮質，海馬傍皮質からなる．研究者によっては嗅内皮質，嗅周皮質，海馬傍皮質を海馬傍回と呼ぶこともある．新皮質から海馬体への情報入力のほとんどは，嗅内皮質を通ってなされる．

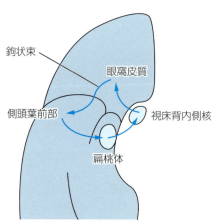

図4-4 記憶のネットワーク

（aはBauer RM, et al. Amnestic disorders. In: Heilman KM, et al, eds. Clinical neuropsychology. New York: Oxford University Press; 1993. p.523-602を改変．bはLivingston KE, et al. Arch Neurol. 1971; 24: 17-21より）

1 記憶障害

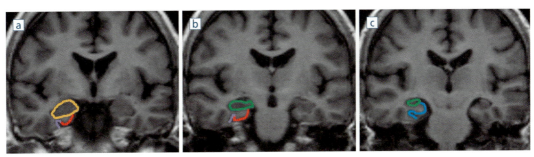

図4-5 海馬の解剖図
前から後ろにa, b, cと並んでいる. 黄：扁桃体, 緑：海馬体, 赤：嗅内皮質, 紫：嗅周皮質, 青：海馬傍皮質. 嗅内皮質の外側に嗅周皮質, 尾側に海馬傍皮質が位置する.

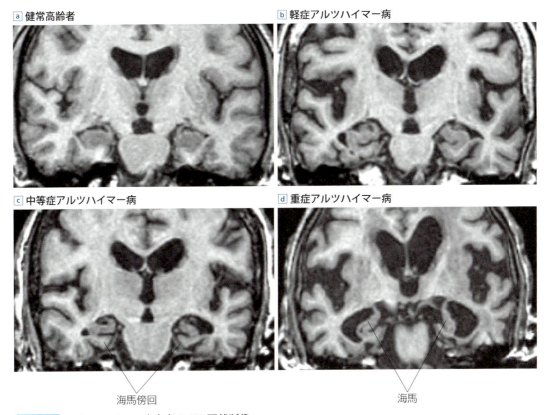

図4-6 アルツハイマー病患者のMR冠状断像
ADの初発症状はエピソード記憶障害で, これが進行とともに悪化していく. 頭部MR画像では, 初期から両側性の海馬体, 海馬傍回の萎縮を認める. そして進行に伴いその程度が顕著となっていく. それぞれ, a：健常者, b：軽症AD例, c：中等症AD例, d：重症AD例の画像である. 健常者, 軽症, 中等症, 重症の順に海馬体, 海馬傍回の萎縮が顕著となる. 全般的な脳萎縮も進行していく.

1）側頭葉内側部損傷による記憶障害

　海馬体のみの損傷でも, 記憶障害は生じるが, 海馬傍回などの周辺皮質に損傷領域が広がったときにエピソード記憶障害が顕著となる[17]. しかし意味記憶, 非陳述記憶は障害されない. 海馬体は

Ch.4 記憶障害

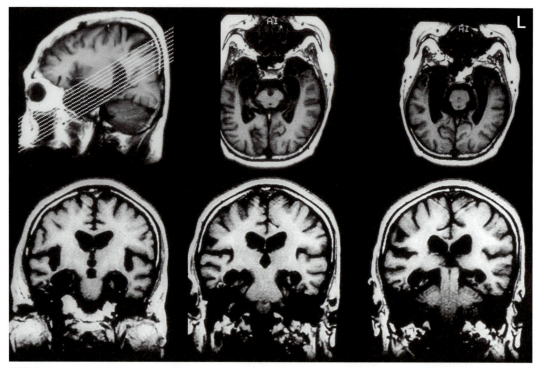

図 4-7 ヘルペス脳炎例の MR 画像
59歳右利き男性．54歳時にヘルペス脳炎に罹患．意識回復後，著明なエピソード記憶障害が顕在化．数分前の出来事でも忘れてしまい，診察医が，短時間席を外して，再度入ってきたときでも初めて会うと言っていた．ウェクスラー記憶検査改訂版（Wechsler Memory Scale-Revised：WMS-R）の一般的記憶と遅延再生の指標はともに50未満．逆向性健忘は約5年間であった．手続き記憶課題である Reading skill test では，同じ昔話をある間隔をあけて数回，繰り返し音読させるが，毎回，「こんな面白い話を読むのは初めてだ」と読みながら笑った．しかし読む速度は確実に速くなっており，新たな手続き記憶が獲得されていた．また使い慣れた土木作業車両の操作は脳炎後も問題なく行えており，以前獲得した手続き記憶も保持されたままであった．作話なし，性格変化なし．
頭部MR画像では，両側性の海馬体，海馬傍回，扁桃体を中心に，側頭極に及ぶ損傷を認める．右半球では下側頭回にも損傷が明らかである（上段左の画像で示すように海馬長軸並行画像が上段中央・右で，下段は冠状断像である）．

左右一対あるが，両側性の障害で顕著な前向性健忘が生じる．一側性の損傷では，優位半球の障害で言語性記憶が障害されやすい[8]．一方，劣位半球の障害では視覚情報の記憶が障害されることがあるが，記憶障害が目立たないこともある．側頭葉内側部をおかす疾患としては，AD 図4-6，ヘルペス脳炎などの脳炎 図4-7，側頭葉てんかん，一過性全健忘症，低酸素脳症などがある．

2）側頭葉内側部の障害と逆向性健忘

海馬体に限局した障害では，損傷が両側性であっても逆向性健忘が生じない可能性がある[18]．しかし臨床的には，損傷が海馬体に限局することは稀なため，多くの症例で逆向性健忘を認める．ただしその期間は数年間までにとどまることが多い[10]．稀に側頭葉内側部の障害で，前向性健忘はごく軽度，あるいは目立たないが，逆向性健忘が顕著な孤立性逆向性健忘と呼ばれる状態を呈することがある 図4-8．このような症例でも逆向性健忘の期間は数年間にとどまることが多い[19]．ちなみに長期にわたる逆向性健忘は，側頭葉底面，前方部など病変が広汎に及んだときに出現しやすい[20]．

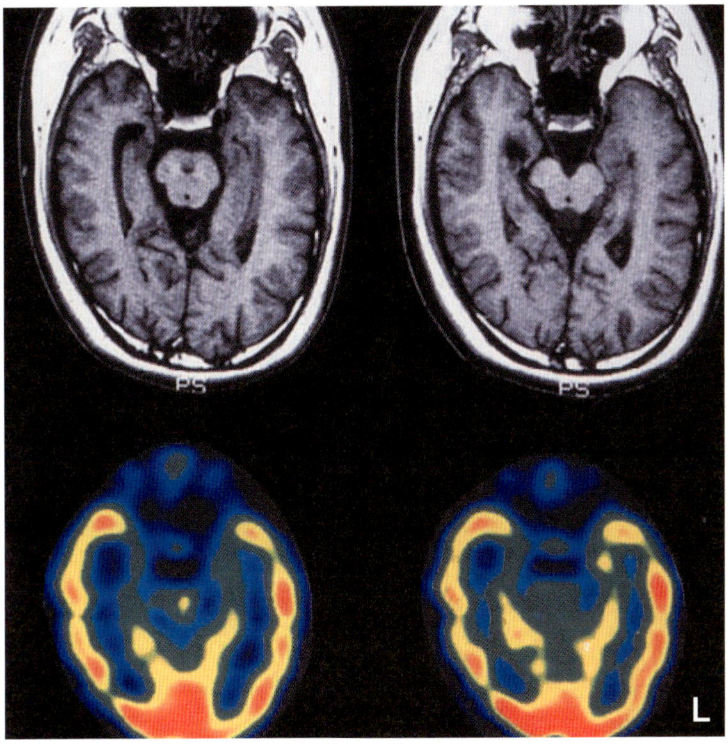

1 記憶障害

図4-8 孤立性逆向性健忘例の頭部MR画像とSPECT画像

32歳，右利き男性．右半球の扁桃体と海馬体前方部を主病巣とする急性ウイルス性脳炎を発症した．その後，約3年間の逆向性健忘を認め，この間に見合い結婚をしたこと，長子が誕生したこともまったく思い出せなかった．このような自伝的出来事の記憶と同様に，社会的出来事の記憶についても約3年間の逆向性健忘を認めた．WMS-Rの指標は，言語性126，視覚性116，一般的128，遅延再生117で高成績であった．孤立性逆向性健忘例ではこの保たれた前向性記憶によって，喪失した過去の記憶を覚え直すことができる．本例も覚え直しをしたが，覚え直した出来事に対しては，実感が伴わないと感想を述べていた．慢性期の頭部MR画像では右優位に海馬の萎縮を認めた．SPECTでは両側側頭葉内側部の血流低下を認めた．

一般的に，逆向性健忘には古い出来事の方が新しい出来事よりも残りやすいという時間的勾配（temporal gradient）が認められる．ADでもこの現象が認められ[21]，かつ進行例ほど古い出来事も思い出せなくなってくる[22]．すなわち，病気の進行にしたがって逆向性健忘の範囲は過去へと広がっていく．進行したADで数年以上に逆向性健忘がさかのぼるのは側頭葉内側部から外側部にも損傷が及ぶからだと考えられている．

3) 一過性てんかん性健忘（transient epileptic amnesia: TEA）

TEAとは，てんかんによって繰り返される記憶喪失を主症状とする病態である．側頭葉てんかんが原因であることが多い．記憶障害の発症は急激で，持続時間は1時間以下であることが多い．症状出現時には，前向性健忘と逆向性健忘をともに認め，逆向性健忘の程度は，数日から数年に及ぶことがある．さらにTEAの患者は，発作間歇期にも，長期的な前向性健忘と，自伝的逆向性健忘を訴えることがある．長期的な前向性健忘とは，しばらくの間は覚えているが，数日から数週間後には忘れてしまうというものである．したがって，30分から1時間以内の遅延時間後に再生や再認を

Ch.4 記憶障害

問う通常の記憶検査では正常と判定されてしまうことが多い．

　TEA患者では一般的に両側の海馬萎縮を認める[23]．治療としては抗てんかん薬が投与される．抗てんかん薬によって，長期的な前向性健忘は改善する．抗てんかん薬でも改善しない難治例では手術も行われる．選択的海馬扁桃体切除術（selective amygdalohippocampectomy：SAH）　図4-9　と側頭葉切除術とを比較した研究によると，発作消失率に差はない．しかし術後の神経心理学的予後はSAHの方がおおむね良好である[24]．どちらの術式でも，特に左側の切除によって術後に言語性記憶が低下することがあるが，SAHの方が言語性記憶の低下が軽度であり，また逆に言語性記憶障害が改善する割合もSAHの方が高い．

2 視床

　視床の障害によるエピソード記憶障害は，視床の前下部を灌流する灰白隆起動脈（極動脈）と内側部を灌流する傍正中動脈の梗塞によって起こりうる．また視床の中で記憶障害に関与する構造物は，Papezの回路に含まれる視床前核と乳頭体視床路，Yakovlevの回路などに含まれる視床背内側核

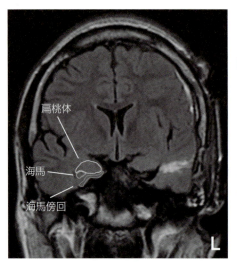

図4-9 左側頭葉てんかんに対して選択的海馬扁桃体切除術が行われた症例のMR画像

17歳，両利き男性．10歳の時に痙攣発作が出現し，以降も繰り返していた．発作型と脳波検査から，左側頭葉てんかんと診断され，多剤による薬物療法を施行されたが，寛解には至らなかった．17歳時に選択的海馬扁桃体切除術が行われた．術前のWMS-Rの指数は言語性77，視覚性76，一般的72，注意/集中力100，遅延再生76と記憶障害を認めていたが，術後は言語性84，視覚性105，一般的86，注意/集中力108，遅延再生85と改善を認めた．選択的海馬扁桃体切除術では海馬の前部分，海馬傍回の前部分の嗅内皮質，そして扁桃体の一部を摘出する．本症例の術後の頭部MR画像では，左の海馬と海馬傍回の一部，扁桃体の下方が切除されていることがわかる．

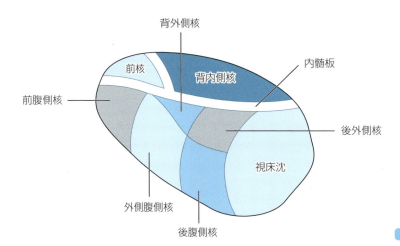

図4-10 視床の解剖図

1 記憶障害

と下視床脚である 図4-10．

1）灰白隆起動脈による梗塞

突然の無感情，保続，見当識障害で発症する．意識障害は軽度で一過性である．視床前核梗塞が灰白隆起動脈の狭窄や閉塞で生じるが，最も共通して障害を受けるのは乳頭体視床路であることがわかってきた[25]．また脳梗塞が生じた領域だけでなく，梗塞巣と同側の前頭葉と側頭葉前方部の機能低下が生じることも知られている 図4-11．さらに梗塞巣とこれらの低下領域との間に線維連絡があることも明らかになった．この前頭葉と側頭葉前方部の機能低下は，神経ネットワークを介した遠隔的な機能低下であると解釈されている．そしてこれが，意欲低下や喚語困難（優位半球に梗塞が生じた場合）に関与していると考えられている．

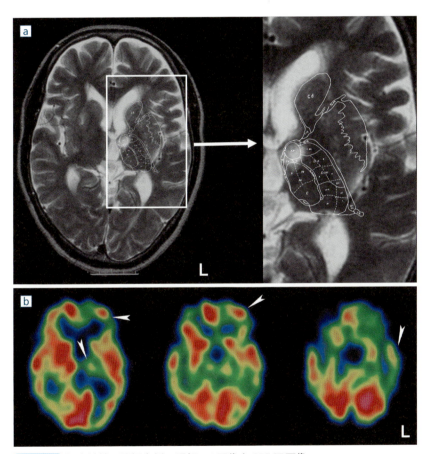

図4-11　視床前核の脳梗塞例の頭部 MR 画像と SPECT 画像

58歳，右利き女性例．診察時，意識は清明であったが，記憶障害とともに自発性の低下と喚語困難を認めた．WMS-Rの言語性指標は63と低下していたが，視覚性指標は101と正常範囲で乖離を認めた．注意集中指標は102，遅延再生指標は50未満であった．ウェクスラー成人知能検査改訂版（WAIS-R）は，言語性IQは76，動作性IQは89と有意な差は認めなかった．逆向性健忘は認めなかった．

a：MR画像　左視床を中心に Shaltenbrand・Wahren（1977）のアトラスを重ねている．梗塞が左視床前核を中心とした部位にあることがわかる．右は梗塞部を拡大した画像．
b：SPECT　左視床の血流低下とともに前頭葉，側頭葉の血流低下（矢頭）を認める．

Ch.4 記憶障害

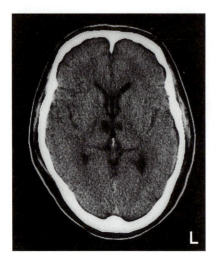

図4-12 両側視床背内側核梗塞例の頭部CT画像
41歳，右利き男性例．脳梗塞後，記憶障害，見当識障害に加え，顕著な自発性低下，感情失禁，易怒性を認めた．WMS-Rの指標は，言語性56，視覚性72，一般的51，注意・集中115，遅延再生50未満であった．WAIS-Rは，言語性IQは94，動作性IQは74であった．下位検査では，符号課題の評価点は3と非常に低く，「か」で始まる単語を列挙する課題では6個と低得点であった．課題中保続も認めた．

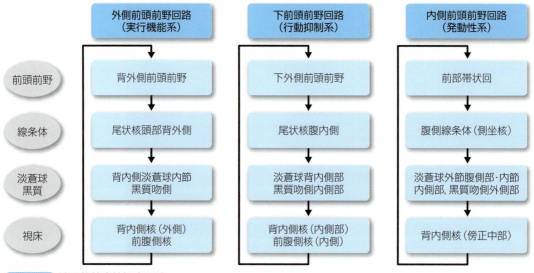

図4-13 前頭葉基底核視床回路
（Cummings JL. Arch Neurol. 1993; 50: 873-80）[26]

2）傍正中動脈による梗塞

　傍正中動脈は左右共通幹で起始することがあるため，1カ所の閉塞で両側性の視床背内側核の梗塞が起こることがある **図4-12** ．逆向性健忘の程度はさまざまである．視床背内側核は前頭葉基底核視床回路 **図4-13** [26]を構成する領域でもある．前頭葉基底核視床回路には前頭前野，線条体，淡蒼球・黒質，視床それぞれの異なる領域を通る3つの回路が存在する[27]．すなわち遂行機能をつかさどる外側前頭前野回路，行動抑制をつかさどる下前頭前野回路，発動をつかさどる内側前頭前野回路である．これらの回路を構成する領域のどこかに損傷が起こると，その機能の障害が生じる．そのため視床背内側核の梗塞ではエピソード記憶障害に加えて，遠隔効果による前頭葉の機能低下

1 記憶障害

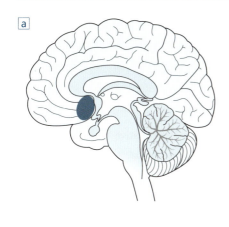
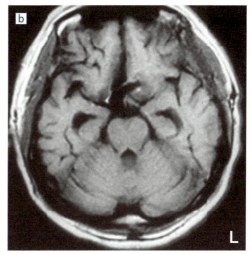

図4-14 前脳基底部と損傷例のMR画像

も生じ，遂行機能障害，行動抑制障害，発動障害などの前頭葉機能症状を合併することがある．

3 前脳基底部

前脳基底部とは，前頭葉腹側面内側の後方，大脳基底核の前方に及ぶ領域 **図4-14** で，ここにはマイネルトの基底核，ブローカの対角帯核，中隔核，側坐核などのコリン作動性神経が集まっている．大脳辺縁系から入力を受け大脳皮質広範囲に出力する重要な部位である．AD患者では，この部位のコリン作動性神経核が障害されることはよく知られている[28]．また前交通動脈瘤または前大脳動脈瘤の破裂によるくも膜下出血で損傷されることも多く，出血自体の物理的損傷，血管攣縮や動脈瘤のクリッピングに伴う脳梗塞などが関連する．この領域の障害で無気力，易刺激性，攻撃性などの人格変化や抽象思考，問題解決能力の障害などの前頭葉症状が生じる[29]．また前向性健忘と逆向性健忘を認めるが，この領域による記憶障害は，自由再生が障害される一方で，手がかり再生や再認は保たれやすいという特徴を持つ[30]．また個々の出来事は覚えているが，出来事と出来事の関係や時間的順序がわからなかったり，さまざまな情報が混乱したり，空想作話が目立ったりする[31]．これらの特徴は側頭葉内側部の障害で生じる記憶障害とは異なるもので，前頭葉機能の障害が関与していると考えられている．

III 記憶障害の評価方法

最後に記憶障害を正しく評価するための留意点と代表的な検査法について簡単に説明する．

1 記憶機能と注意機能

記憶機能が円滑に働くためには，記憶機能を支える注意機能が正常である必要がある．注意機能は，選択性，持続性，転導性，多方向性などの下位機能からなる複合的な機能である．選択性とは多数の外在刺激の中から必要なものに注意を向ける機能，持続性とは選択した刺激に向けた注意を一定時間持続する機能，転導性とはそれまで向けていた注意を中断してほかの重要な刺激に注意を向ける機能，多方向性とは注意を一つの刺激に向けつつ同時に周囲に注意を怠らない機能である．

Ch.4 記憶障害

confusional state やせん妄の患者では，注意障害を有するため，記憶すべき情報が脳内に適切に入力されにくい状況にある．この入力障害を記憶障害と誤ってはいけない．そのため記憶の評価は，注意機能が適切に働いているか否かに留意しつつ行う必要がある．注意障害の評価については，注意障害の章を参照していただきたい．

2 近時記憶検査

ベッドサイドで行える簡易な評価法としては，Mini-Mental State Examinatien（MMSE）にも含まれている3単語の遅延再生・再認検査がある．あるいは実際に3つの物品を隠し，隠した場所と物品名を遅延再生させる方法もある．筆者は，注意機能に障害がありそうな患者に対しては注意機能の負荷が少ないと考えられる後者を行うことにしている．後者の方法は，隠した場所という視覚性情報の記憶を同時に評価できるという利点もある．その他，昨日の夕食のメニュー，日常的な出来事や前回の診察内容などを覚えているか否かの評価も有用である．この際，診察者が患者に再生を求めているのか，再認を求めているのかを意識して，質問する必要がある．通常は，再生を促し，回答できない項目に対して再認を問う．

わが国で標準化された検査としては，ウェクスラー記憶検査改訂版（Wechsler Memory Scale-Revised：WMS-R）[32]とリバーミード行動記憶検査（Rivermead Behavioral Memory Test：RBMT）[33]がある．WMS-Rは記憶機能を純粋に評価したいときに用いる．注意機能を同時に評価でき，かつ記憶機能については言語性記憶と視覚性記憶，直後記憶と遅延記憶とに分けて指標が示される．この指標はその年齢の健常者のデータと比較して規定されるので，加齢に伴う機能の低下の影響を除外できる．

一方，RBMTは記憶障害による日常生活上の支障を予測するために作成された検査である．そのため人の顔と名前の連合記憶，ある道順を覚え，その通りたどらせる道順の記憶，道順の記憶課題中のある場所で，ある用事を行うよう指示するなどの prospective memory（展望記憶，予期的記憶，前方視的記憶）の課題など独特の検査が含まれている．同等の難易度の4つの並行バッテリーが用意されていること，比較的短時間（平均27分）[34]で施行できることはこの検査の利点である．

健忘による日常生活上の障害の程度を評価する質問紙としては日常記憶チェックリスト（Everyday Memory Checklist：EMC）[35]がある．EMCでは，日常生活上の支障が顕在化しやすい場面を13項目取り上げ，これに対して「全くない」から「常にある」まで4段階に分類して，合計するものである．患者のことをよく知る人による他者評価の得点と本人による自己評価との得点の差で自己の健忘に対する自覚の程度の指標とすることもできる．

おわりに

記憶の評価は，患者の健忘症状を把握し，生活支援のための対策を検討するため，および診断のための情報を得るために行う．健忘症状の評価の際には，①MRIなど画像検査の情報を積極的に利用する，②注意障害の影響を考える，③再生と再認を比較する，④視覚性記憶と言語性記憶とを分けて評価する，⑤記憶検査の結果だけでなく，日常生活や診察に関する出来事の記憶も評価する，などに留意することが必要である．

1 記憶障害

文献

1) Squire LR. Division of long-term memory. In：Squire LR, ed. Memory and brain. New York：Oxford University Press；1987. p.151-69.

2) Kazui H, Hashimoto M, Hirono N, et al. Nature of personal semantic memory：evidence from Alzheimer's disease. Neuropsychologia. 2003；41：981-8.

3) Mummery CJ, Patterson K, Price CJ, et al. A voxel-based morphometry study of semantic dementia: relationship between temporal lobe atrophy and semantic memory. Ann Neurol. 2000；47：36-45.

4) Pascual-Leone A, Grafman J, Clark K, et al. Procedural learning in Parkinson's disease and cerebellar degeneration. Ann Neurol. 1993；34：594-602.

5) Grafton ST, Mazziotta JC, Presty S, et al. Functional anatomy of human procedural learning determined with regional cerebral blood flow and PET. J Neurosci. 199；12：2542-8.

6) Poldrack RA, Gabrieli JD. Characterizing the neural mechanisms of skill learning and repetition priming: evidence from mirror reading. Brain. 2001；124：67-82.

7) Saint-Cyr JA, Taylor AE, Lang AE. Procedural learning and neostriatal dysfunction in man. Brain. 1988；111：941-59.

8) Morris RG, Abrahams S, Polkey CE. Recognition memory for words and faces following unilateral temporal lobectomy. Br J Clin Psychol. 1995；34：571-6.

9) Kazui H, Tanabe H, Ikeda M, et al. Memory and cerebral blood flow in cases of transient global amnesia during and after the attack. Behav Neurol. 1995；8：93-101.

10) Kazui H, Tanabe H, Ikeda M, et al. Retrograde amnesia during transient global amnesia. Neurocase. 1996；2：127-33.

11) Kazui H, Mori E, Hashimoto M, et al. Impact of emotion on memory. Controlled study of the influence of emotionally charged material on declarative memory in Alzheimer's disease. Br J Psychiatry. 2000；177：343-7.

12) Cahill L, Haier RJ, Fallon J, et al. Amygdala activity at encoding correlated with long-term, free recall of emotional information. Proc Natl Acad Sci USA. 1996；93：8016-21.

13) Mori E, Ikeda M, Hirono N, et al. Amygdalar volume and emotional memory in Alzheimer's disease. Am J Psychiatry. 1999；156：216-22.

14) Bauer RM, Tobias B, Valenstein E. Amnestic disorders. In: Heilman KM, Valenstein E, eds. Clinical neuropsychology. New York：Oxford University Press；1993. p.523-602.

15) Livingston KE, Escobar A. Anatomical bias of the limbic system concept. Arch Neurol. 1971；24：17-21.

16) Aggleton JP, Brown MW. Episodic memory, amnesia, and the hippocampal-anterior thalamic axis. Behav Brain Sci. 1999；22：425-44.

17) Yoneda Y, Mori E, Yamashita H, et al. MRI volumetry of medial temporal lobe structures in amnesia following herpes simplex encephalitis. Eur Neurol. 1994；34：243-52.

18) Zola-Morgan S, Squire LR, Amaral DG. Human amnesia and the medial temporal region: enduring memory impairment following a bilateral lesion limited to field CA1 of the hippocampus. J Neurosci. 1986；6：2950-67.

19) 澤井 徹, 井上典子, 広木雅彦, 他. 脳炎後に興味深い健忘症状を呈した一例. 臨床神経. 1991；31：920.

20) Kapur N, Ellison D, Smith MP, et al. Focal retrograde amnesia following bilateral temporal

lobe pathology. Brain. 1992; 115: 73-85.

21) Troster AI. Neuropsychological characteristics of dementia with Lewy bodies and Parkinson's disease with dementia: differentiation, early detection, and implications for "mild cognitive impairment" and biomarkers. Neuropsychol Rev. 2008; 18: 103-19.

22) Panegyres PK. The contribution of the study of neurodegenerative disorders to the understanding of human memory. QJM. 2004; 97: 555-67.

23) Asadi-Pooya AA. Transient epileptic amnesia: a concise review. Epilepsy Behav. 2014; 31: 243-5.

24) Schramm J. Temporal lobe epilepsy surgery and the quest for optimal extent of resection: a review. Epilepsia. 2008; 49: 1296-307.

25) Nishio Y, Hashimoto M, Ishii K, et al. Multiple thalamo-cortical disconnections in anterior thalamic infarction: implications for thalamic mechanisms of memory and language. Neuropsychologia. 2014; 53: 264-73.

26) Cummings JL. Frontal-subcortical circuits and human behavior. Arch Neurol. 1993; 50: 873-80.

27) Burruss JW, Hurley RA, Taber KH, et al. Functional neuroanatomy of the frontal lobe circuits. Radiology. 2000; 214: 227-30.

28) Muth K, Schonmeyer R, Matura S, et al. Mild cognitive impairment in the elderly is associated with volume loss of the cholinergic basal forebrain region. Biol Psychiatry. 2010; 67: 588-91.

29) Alexander MP, Freedman M. Amnesia after anterior communicating artery aneurysm rupture. Neurology. 1984; 34: 752-7.

30) DeLuca J, Diamond BJ. Aneurysm of the anterior communicating artery: a review of neuroanatomical and neuropsychological sequelae. J Clin Exper Neuropsychol. 1994; 17: 1-22.

31) Damasio AR, Graff-Radford NR, EsIinger PJ, et al. Amnesia following basal forebrain lesions. Arch Neurol. 1985; 42: 263-71.

32) 杉下守弘. 日本版ウエクスラー記憶検査法（WMS-R）. 東京: 日本文化科学社; 2001.

33) 綿森淑子, 原 寛美, 宮森孝史, 他. 日本版リバーミード行動記憶検査. 東京: 千葉テストセンター; 2002. p.5-25.

34) 数井裕光, 綿森淑子, 本多留実, 他. 日本版リバーミード行動記憶検査（RBMT）の有用性の検討. 神経進歩. 2002; 46: 307-18.

35) 数井裕光, 綿森淑子, 本多留実, 他. 日本版日常記憶チェックリストの有用性の検討. 脳神経. 2003; 55: 317-25.

［数井裕光, 佐藤俊介］

2 記憶障害のリハビリテーション

2 記憶障害のリハビリテーション

はじめに

　記憶障害は脳卒中や頭部外傷（traumatic brain injury：TBI）後に生じやすい障害の一つである．2005年の高次脳機能障害支援モデル事業実施報告では，対象患者のうち90％に認められたとしている[1]．また2008年の東京都高次脳機能障害患者実態調査では，高次脳機能障害として通院している患者の症状のうちで，行動と感情の障害（44.5％）に次ぐ，第2位が記憶障害（42.5％）の症状であったとされている[2]．

　また海外の報告では，脳卒中後記憶障害については，発症3カ月以内では23〜55％に，発症1年以内でも11〜31％の人に記憶障害が残存していたとされ，TBIにおいては1年以内であると25％に何らかの記憶障害を認めたとしている[3,4]．

最近の平均28年の超長期間のTBI患者における後方視的調査では，重症な患者ほどTBIに関連した記憶障害，感情障害などの高次脳機能障害が残存しやすく，就労に困難が生じることが報告されている[5]．記憶障害のリハビリテーションにおける評価は **表4-1** に示した検査法を用いて行う（検査法については Ch.2神経心理学的評価および Ch.4-1記憶障害を参照）．これらの経時的変化を客観的に評価して，介入当初からの適切なマネジメントが社会復帰において重要となってくる．

表4-1 記憶障害の検査法
・リバーミード行動記憶検査（RBMT）
・ウェクスラー記憶検査（WMS-R）
・三宅式記銘力検査
・標準言語性対連合学習検査（S-PA）
・レイ聴覚性言語学習検査（RAVLT）
・レイ複雑図形検査
・その他の認知機能検査 ウェクスラー成人知能検査第3版（WAIS-III） 慶應版ウィスコンシンカード分類検査（KWCST） 日本版BADS遂行機能障害症候群の行動評価（BADS） Trail Making Test（TMT）

I 記憶障害患者の回復過程とリハビリテーションプログラムの立案について

　記憶障害を呈する脳損傷の回復過程については，原疾患，損傷部位，年齢，その他の高次脳機能障害との関係性から十分にわかっていない点が多い．脳卒中後の上肢麻痺の経時的改善についての論文では，損傷領域周囲の可塑性の向上，損傷部位の相同部位の賦活化，脳内ネットワークの再構築などが重要であるとされている[6]．高次脳機能障害の改善においても同様の機序で回復するものと考えられるが，記憶障害の場合は，病態として損傷領域と連絡している領域やネットワークがより複雑なため検証が十分でないと考えられる．

　高次脳機能障害に対するリハビリテーションプログラムは，合併症の治療を行いながら，医師の指示で短期と長期のゴール設定をし，リハビリテーション実施計画を立案することである．加えて，これらにおいては多職種でのカンファレンスも重要となってくる．2013年の記憶障害に対するリハビリテーションアプローチに関するレビューにて，Wilsonらは，記憶障害患者を社会復帰に繋げるために **図1** の計画が重要になるとしている[7]．またリハビリテーションを円滑に進めるため

JCOPY 498-22874

59

Ch.4 記憶障害

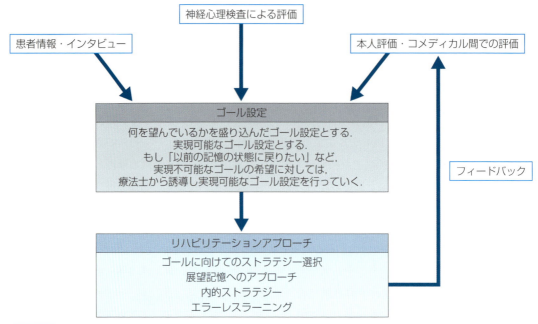

図 4-15 記憶障害患者に対するリハビリテーション計画
(Wilson BA, et al. Nandb Clin Neurol 2013; 110: 357-63 を参照)[7]

に，①本人の記憶障害レベルに適合した内容，②達成可能な目標に向けたスモールステップアップの設定，③達成度は患者にわかりやすい形でフィードバックすることが重要であるとしている．

II 記憶障害に対するリハビリテーションのエビデンス

Spreij らは，記憶障害に対するリハビリテーションは主に機能の回復と再教育での「記憶の改善」と代償的ストラテジー習得と環境調整での「記憶の代償」であるとしている[8]．これらを達成するため前者に対しては脳可塑性に基づいた回復に繋がるリハビリテーションが，後者においては新たな知識の再学習や新たなスキルの確立を目標とするリハビリテーションが重要となる．

Cicerone らは 2003〜2008 年までに報告された高次脳機能障害に関する論文を検証し，推奨度を 3 段階に分けて明示し，記憶障害に対しては 表4-2 に示す内容が推奨されるとしている[9]．これらの推奨から記憶障害に対するリハビリテーションにおいては，内的ストラテジーの確立，外的補助具の使用の習得が重要であることがわかる 表4-3．

内的ストラテジーとは，健常者でも利用している記憶術の方法のことを指す．これらは，健常人にも当てはまる記憶術である．しかしながら単なる暗記や神経衰弱を繰り返せば記憶力がよくなるものではない．また高次脳機能障害患者においては，易疲労性，発動性の低下，感情面などさまざまな要因で生じていることを考慮しなければならない．そのため，これらの内的ストラテジーをいかに習得するか，リハビリテーションにより指導・介入することが重要となる．das Nair らの 72 人の TBI・脳卒中を対象に行ったコントロール群との比較によると，内的ストラテジー習得のための指導を行った群の方は，指導のない群と比較して有意に使用頻度が向上したとしている[10]．O'Neil-

2 記憶障害のリハビリテーション

表4-2 記憶障害に対するリハビリテーションのエビデンスと推奨レベル

Intervention	推奨レベル
頭部外傷後中等度記憶障害に対しては，内的ストラテジー（視覚的イメージ）や外的記憶代償（ノート，携帯）を含んだ訓練が有用.	Practice Standard
頭部外傷・脳卒中後重度記憶障害患者に対しては，生活機能で直接使用する外在的代償の活用が有用である.	Practice Guideline
頭部外傷後の重度の記憶障害患者では，誤りをさせない学習法が有用である（真新しい訓練への移行は制限し，全体的な記憶に関わる問題による負担を減らす）.	Practice Option
集団訓練は，頭部外傷後の記憶障害に対して，再生・再構築を目的として有用である.	Practice Option

(Cicerone KD, et al. Arch Phys Med Rehabil. 2011; 92: 519-30を参照)[8]

表4-3 内的ストラテジーと外的補助具のリスト

内的ストラテジー	具体的手法
視覚的ストラテジー	視覚イメージ法（Visual imagery） ペグ法（Peg-type mnemonics）
言語的ストラテジー	PQRST法 脚韻法（Rhymes） 手がかり消去法（Vanishing cue method）
間隔伸張法 （Spaced retrieval）	30秒後の再生により開始し，徐々に再生の時間間隔を延長する.

外的補助具のリスト
携帯電話，スマートフォン ノート，システム手帳，ファイル メモ帳，ポストイット タイマー，アラーム時計，目覚まし時計 カレンダー 内服チェックノート

　Pirozziらは TBI 患者を対象とした内的ストラテジーの効果について，コントロール群との比較にて言語的関連づけ（カテゴリー化や分類），言語的合成・連鎖・イメージ（聴覚や視覚）などを使用して，有意な記憶障害の向上を認め，その改善は軽症から中等度の人では大きかったとしている[11].

　一方で，外的補助具については，Schererは，その習得のカギとして以下の6つを挙げている．①自己洞察，②やる気，③過去の使用経験，④現在の認知力，⑤感情，⑥家族や学校の仕事場などの正しいサポート[12]．外的補助具については，カレンダー，日記，アラーム時計，ボイスレコーダーなどの使用が有用であるとされているが，最近ではこれらの機能は PDA（個人情報端末），タブレット端末，携帯電話やスマートフォンに集約されており，これらのデバイスは認知補助テクノロジー（assistive technology for cognition：ATC）として積極的に活用するのが重要と考える　表4-4 [13]．de Joodeらの ATC を使用した高次脳機能障害に対するリハビリテーションのレビューによると25件の研究において，記憶障害については有意なサポートデバイスであったとし，後向き・前向きどちらの記憶のサポートにも有用であるとしている[14]．Lanninらは，42人の TBI 患者（85%）を中

61

Ch.4 記憶障害

表4-4 認知補助テクノロジー（assistive technology for cognition：ATC）の効果

Alerting	内的環境・外的環境から表出した刺激への注意を引き出す．
Reminding	行動への弾みになる事柄について，1点の正確でかつ時間依存的な内容を思い出すように働く．
Micro-prompting	即時的に表出した課題を通して，使用者を導く詳細で段階的な促進が図れる．そしてフィードバックに使用できる．
Storing and Displaying	エピソード記憶の貯蓄と表出に使用できる．
Distraction・Emotion regulation	不安などの感情的側面に対して使用者の気をそらす．

心とした電話機能のないWindowsもしくはMacintoshのATCの使用方法訓練と作業療法士（OT）併用の効果について検証している[15]．8週間にわたりATCを使用し誤りをさせない学習法（errorless learning：EL）と併用することで，通常のリハビリテーションを行った群と比較して，リバーミード行動記憶検査（RBMT）の有意な改善は認めなかったが，忘れと日常生活上の失敗の頻度が減少したとしている．また，過去の報告では，PDAと古典的なペンと紙のメモでは，同等の効果があったとのことである[16]．仮に，ATCが古典的な方法による代償方法と同等であるとしても，ATCの方が失敗などの頻度の軽減により介助者の負担の一助となる可能性が高いと考える．これについては，今後の研究が待たれるところである．

また記憶障害のリハビリテーションにおいては，患者自身の感情のコントロールも有用である．前述のWilsonは心理的サポートの重要性についてふれ，易疲労性，発動性の低下，不安，うつ，恐れといった症状は記憶の訓練に大きな影響を及ぼすと述べている．これらに対してはレビュー内では個人もしくは集団での心理サポート療法は，記憶障害リハビリテーションの弊害となっている事項の回避に繋がるとしている[7]．またこれらの感情のコントロールには，先に示したATCが有用との報告もある[17]．介助者が患者に対し定期的なテキストメッセージを送ることで不安や頭痛の軽減に繋がったとの報告もある．そのためメールの送受信方法の確立は，患者の在宅復帰に際しては重要であるかもしれない．

加えて，展望記憶に着目したリハビリテーションにおいては，Fishらは過去の記憶を利用した再教育訓練，問題解決型訓練，外的補助具が重要であるとしている[18]．また展望記憶の予後は純粋な記憶の評価のみならずウィスコンシンカード分類検査（WCST）やTrail Making Test（TMT）-Bが関係していたとの報告や，重度記憶障害患者では遂行機能評価の方が，その予後因子として鋭敏であったとの報告もある[19, 20]．これらは今後の研究課題であるとともに，その改善には遂行機能障害に対するリハビリテーションが重要であることもわかる．

また，最近ではコンピュータに基づいた認知訓練（computer-based cognitive retraing：CBCR）も盛んに行われている．これらの訓練は，主に外的補助具の使用なしに正確に感覚入力を受け，情報を構築し反応するのに必要な認知スキルを向上する狙いがある．特にビデオゲームなどの訓練は処理速度，長期記憶やスイッチングの向上，日常生活上に必要な技能の取得に有用である可能性が高い．過去の報告によると，脳卒中後のワーキングメモリー（WM）に障害のある患者を対象に行ったランダム化比較対照試験（RCT）にて，自宅のPCで聴覚，視空間WMタスクを実施したとこ

2 記憶障害のリハビリテーション

ろ，数唱（Ch.5 参照）や PASAT（Ch.2, 5 を参照）の有意な改善を認めたとしている[21]．Lundqvist らは，頭部外傷後の記憶障害患者に対して，上記と同じ CBCR を用いてクロスオーバー RCT を実施し WM の向上を認めたとしている[22]．また Björkdahl らは，発症から平均 27 週の 22～63 歳の患者を対象にした 38 名の RCT にて，1 セッション 30～45 分の訓練を週 5 日間，5 週間継続したところ，注意機能，疲労度や WM の改善とともに，一部の患者では RBMT の向上を認めたとしている[23]．CBCR は記憶障害に関係する注意機能や遂行機能などの周辺症状の向上と平行して改善が期待できる訓練である可能性が示唆される．しかしながら，TBI 患者に対するこれらの訓練のエビデンスが十分でないとする意見や，CBCR についてはサンプルサイズが小さい研究が多く，訓練の有用性としては不十分であるとする考えもあり，今後の研究が待たれるところである．

表4-2 に示した記憶障害に対するリハビリテーションの推奨においては，過去の研究から支持されている内容ではあるが未だに RCT での報告が少ない．また長期効果についての報告もないのが現状である．実際，高次脳機能障害については，身体の障害から遅れる形で改善する．しかしながら慢性期においては，その改善は緩徐である．高いエビデンスのあるリハビリテーションの慢性期における長期効果については患者の社会復帰に大きく影響するため，その結果が待たれるところである[24]．

III 症例呈示

症例1 ATC などの外的補助具の活用

自己免疫性脳炎によるエピソード記憶の障害とアパシー（40 歳代女性）．救急搬送先の頭部 MRI の FLAIR 画像で両側側頭葉内側面に高信号域を認め精査・加療の後に転院（発症 3.5 カ月後） 図4-16 ．自発性の低下を背景としたエピソード記憶（特に近時記憶）の障害があり三宅式記銘力検査有関係 8-9-9 無関係 0-0-0，RBMT 5/24 表4-5 ．促されないと 1 日中寝てしまい，入院の理由がわからず，医療者を覚えることができなかった．また，新たな内容を覚え

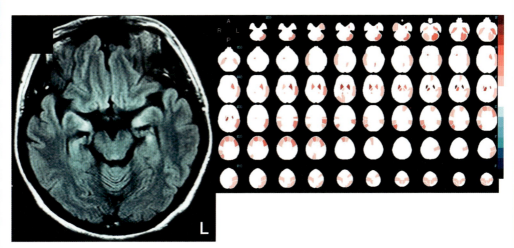

図4-16 自己免疫疾患脳炎患者の頭部 MRI FLAIR と SPECT 所見
頭部 MRI では，両側海馬に高信号域を認める．Tc-ECD SPECT の 3DSRT を用いて，入院時と発症 10 カ月後の安静時脳血流を比較したところ，両側基底核・前頭葉領域で血流の増加を認めた．

Ch.4 記憶障害

ることが難しく，内服の自己管理困難であった．本症例に対しては，①病識の確認，②困ったときの対処法の指導，③ATCの活用，④内服管理が重要と考えた．

①のために，ベッドの脇に過去の写真や昔の手帳などを配置．過去の記憶を確認できるように環境を整えた．②習得のために，ATCを積極的に活用した．困ったときにまずスマートフォンを見るよう訓練し，スマートフォン内にテキストとして対処法を入れるようにした．またスケジュール管理，アラーム機能を利用した時間管理などを行った．これにより病棟生活において困ったらナースコールを押すという対処法を身につけ困ったときの対処法を汎化させた．これにより，体調や感情に不安のあるときは促されずに家族とメールを行うようになった．④として内服チェックノートとスケジュール表（紙で作成）による内服管理の訓練を行った．最終的にRBMT 12/24，WAIS-Ⅲは処理速度以外正常範囲となり，覚醒時間の改善と内服管理は自己で行えるようになった．自宅内での生活は自立可能と考え自宅退院，その後外来リハビリテーション継続とした．神経心理検査の結果は　表4-5　に示した通りである．また経時的なTc-ECD SPECTでは，3DSRTを用いて入院時（発症3カ月後）と発症10カ月後を比較して，安静時脳血流の増加を，両側基底核・前頭葉で認めることができ，加えて血流の減少領域は認めなかった　図4-16　．スマートフォンについては若年者であったこと，もともとスマートフォンの操作が可能であったことから積極的に使用した．またカメラ機能の内蔵を利用する方法もある．カメラにより記憶の構築に必要な記録・貯蓄・想起とどれに対しても対応可能となり，過去の報告でもその有用性は示されている[25]．携帯電話などが使用できない場合はメモリーノートの習得を目指すこととなる[26]．メモを取るだけの習慣のみでは，記憶障害患者は正しく整理できないケースが多いため，患者用のデザインと使用方法の訓練，チェック方法の訓練を行うようにする．

表4-5 症例1の神経心理検査の推移

		入院時 （発症3カ月）	退院時 （発症5.5カ月）	発症10カ月後
WAIS-Ⅲ	言語性IQ		92	100
	動作性IQ		78	92
	全IQ		84	96
	言語理解		69	95
	知覚統合		81	95
	動作記憶		79	81
	処理速度		69	66
レーヴン色彩マトリックス検査		26/36		33/36
Kohs立方体組み合わせテスト		76		101
三宅式記銘力検査	有関係	8-9-9	7-9-8	9-10-10
	無関係	0-0-0	0-0-1	3-3-2
Trail Making Test A		118	100	97
B		実施できず	89	104
RBMT		5/24	12/24	12/24

2 記憶障害のリハビリテーション

症例2　環境調整

　環境調整の必要な患者には，以下の点が重要となる　**表4-6**．a）学習しやすい環境の整備，b）スケジュール管理しやすい環境の整備，c）行うべき内容の情報の管理，d）ベッド周囲の引き出しへのラベル，e）道順の指示，病室のマーク，f）担当コメディカルの固定．これらの工夫が，実生活に則した実践的訓練につながるだけでなく，感情のコントロールにもつながる．

表4-6　記憶障害患者に対する環境調整

a）学習しやすい環境の整備
b）スケジュール管理しやすい環境の整備
c）行うべき内容の情報の管理
d）ベッド周囲の引き出しへのラベル
e）道順の指示，病室のマーク
f）担当コメディカルの固定

　びまん性軸索損傷による意識障害の遷延と高次脳機能障害（50歳代男性）．2年前に後天性全盲になり点字は習得していない．誤って自宅前の階段から転落し受傷．JCS 30，全盲のため意識レベルの確認は難しいが，従名が不可で意識障害が遷延した状態で転院．発話を認めるもコミュニケーション不可．転院後徐々に開眼と会話が可能となり，入院時の理解が可能となる．この時点では逆向性・前向性どちらの健忘も認めていた．患者自身による現状に対する「気づき」が認められた時点で，次の内容を目標とした．①時間感覚，②ベッド周囲・病棟内把握，③トイレまで自立歩行．①に対しては時間がわからなくなったら腕時計の時報機能で時間を知るようにトレーニングし，訓練時間を同時間に統一した．②について，ベッド周囲・病棟内を示した図を指でなぞりイメージングを行い，その後実際に療法士と歩行する訓練を反復した．これにより転院3カ月後には食事の際にデイルームまでの移動が監視で行えるようになった．③は在宅復帰に向けてのゴール目標の一つと位置づけ，転院後5カ月で自立した．外出外泊の後に自宅内での生活が問題ないことを確認．元々の視覚障害ガイド・福祉担当者・視覚障害支援施設の協力を得て在宅復帰となった．WAIS-Ⅲで視覚を必要としない項目で50以下，その他の神経心理検査は困難であったが，おそらく入院時の覚醒の不良な状態が改善した時点では重度記憶障害であった症例である．前述の目標達成のために，一般的な内的ストラテジーに加えて環境調整が特に重要であった．

Ⅳ　非侵襲的脳刺激（NBS）

　非侵襲的脳刺激（non-invasive brain stimulation：NBS）は経頭蓋的磁気刺激療法（transcranial magnetic stimulation：TMS）や経頭蓋的直流電気刺激（transcranial direct current stimulation：tDCS）を用いて非侵襲的に損傷脳の活動性の増加と神経可塑性変化を目的に行われる治療法である．特に精神神経疾患や認知機能の低下をきたすアルツハイマー病やパーキンソン病においては広く適応されており，うつ病についてはアメリカ食品医薬品局（FDA）の認可を受けている[27]．考えうる有害事象として，大脳皮質に直接的な刺激が入るため，てんかん発作の危険性を危惧する意見もあるが，近年では頭蓋におけるプレート挿入患者に対しナビゲーションシステムを用いたTMSを実施し，安全性とうつ症状の改善の報告がある[28]．tDCSにおいては，いくつかのRCTが行われているが，

Ch.4 記憶障害

注意機能の向上や言語性ワーキングメモリー（WM）タスクの正確性の向上を認めたという報告が
ある一方で，WMを含む神経心理検査の改善を認めなかったとの報告もあり，見解は一定していな
い[29-31]．TMSにおいては，その刺激部位，刺激頻度，もしくは「TMS中のタスクの変化（on-line）」
か「反復TMSによる変化（off-line）」かにより，その研究成績や結果が異なっている．また通常の
リハビリテーションとの併用や，比較についての報告は未だ認めていない．頭部外傷後という観点
からでは，頭部外傷後に生じるうつ症状，頭痛，耳鳴りなどの症状に対するNBSは有効とされてい
る[32]．またアルツハイマー型認知症に対するrTMSの認知機能に対する効果についてのメタアナリ
シスでは，高頻度rTMSが低頻度rTMSより有効であり，右背外側前頭前野（dorsolateral prefrontal
cortex：DLPFC）の方が左DLPFCに対する刺激より有効であったとしている[33]．記憶障害という
観点からでは，軽度認知症を対象として左DLPFCに対する高頻度rTMSによりRBMTの改善が認
められたとされている[34]．

　上記のとおり，記憶障害を呈する疾病もさまざまであるため，未だ記憶障害に対するNBSの効果
については，研究の余地があると考えられる．

📖 文　献

1) 国立身体障害者リハビリテーションセンター．高次脳機能障害支援モデル事業報告．
2005.

2) 東京都高次脳機能障害患者実態調査結果．2008.

3) Nair RD, Lincoln NB. Cognitive rehabilitation for memory deficits following stroke.
Cochrane Database Syst Rev. 2007；(3)：CD002293.

4) Cappa SF, Benke T, Clarke S, et al. Ch.40 Cognitive rehabilitation. In：Gilhus NE, Barnes
MP, Brainin M, et al. European handbook of neurological management：Volume 1. 2nd ed.
West Sussex：Blackwell Publishing；2011. p.545-67.

5) Brown AW, Moessner AM, Mandrekar J, et al. A survey of very-long-term outcomes after
traumatic brain injury among members of a population-based incident cohort, J Neu-
rotrauma. 2011；28：167-76.

6) Grefkes C, Ward NS. Cortical reorganization after stroke：how much and how functional?
Neuroscientist. 2014；20：56-70.

7) Wilson BA. Memory deficits. Handb Clin Neurol. 2013；10：357-63.

8) Spreij LA, Visser-Meily JM, van Heugten CM, et al. Novel insights into the rehabilitation of
memory post acquired brain injury：a systematic review. Front Hum Neurosci. 2014；8：
993.

9) Cicerone KD, Langenbahn DM, Braden C, et al. Evidence-based cognitive rehabilitation：
updated review of the literature from 2003 through 2008. Arch Phys Med Rehabil. 2011；
92：519-30.

10) das Nair R, Lincoln NB. Evaluation of rehabilitation of memory in neurological disabilities
(ReMiND)：a randomized controlled trial. Clin Rehabil. 2012；26：894-903.

11) O'Neil-Pirozzi TM, Strangman GE, Goldstein R. A controlled treatment study of internal
memory strategies (I-MEMS) following traumatic brain injury. J Head Trauma Rehabil.
2010；25：43-51.

12) Scherer MJ. Assessing the benefits of using assistive technologies and other supports for

2 記憶障害のリハビリテーション

thinking, remembering and learning. Disabil Rehabil. 2015; 27: 731-9.

13) Gillespie A, Best C, O'Neill B. Cognitive function and assistive technology for cognition: a systematic review. J Int Neuropsychol Soc. 2012; 18: 1-19.

14) De Joode, van Heugten C, Verhey F, et al. Efficacy and usability of assistive technology for patients with cognitive deficits: a systematic review. Clin Rehabil. 2010; 24: 701-14.

15) Lannin N, Carr B, Allaous J. A randomized controlled trial of the effectiveness of handheld computers for improving everyday memory functioning in patients with memory impairments after acquired brain injury. Clin Rehabil. 2014; 28: 470-81.

16) De Joode EA, Van Heugten CM, Verhey FR, et al. Effectiveness of an electronic cognitive aid in patients with acquired brain injury: a multicentre randomised parallel-group study. Neuropsychol Rehabil. 2013; 23: 133-56.

17) Suffoletto B, Wagner AK, Arenth PM, et al. Mobile phone text messaging to assess symptoms after mild traumatic brain injury and provide self-care support: a pilot study. J Head Trauma Rehabil. 2013; 28: 302-12.

18) Fish J, Wilson BA, Manly T. The assessment and rehabilitation of prospective memory problems in people with neurological disorders: a review. Neuropsychol Rehabil. 2010; 20: 161-79.

19) Groot YC, Wilson BA, Evans J, et al. Prospective memory functioning in people with and without brain injury. J Int Neuropsychol Soc. 2002; 8: 645-54.

20) Ute AK, Angelika IT. Disentangling executive functions and memory processes in event-based prospective remembering after brain damage: a neuropsychological study. Int J Psychol. 2003; 38: 229-35.

21) Westerberg H, Jacobaeus H, Hirvikoski T. Computerized working memory training after stroke—a pilot study. Brain Inj. 2007; 21: 21-9.

22) Lundqvist A, Grundström K, Samuelsson K. Computerized training of working memory in a group of patients suffering from acquired brain injury. Brain Inj. 2010; 24: 1173-83.

23) Björkdahl A, Akerlund E, Svensson S. A randomized study of computerized working memory training and effects on functioning in everyday life for patients with brain injury. Brain Inj. 2013; 27: 1658-65.

24) das Nair R, Lincoln NB, Ftizsimmons D. Rehabilitation of memory following brain injury (ReMemBrIn): study protocol for a randomised controlled trial. Trials. 2015; 16: 6.

25) Berry E, Kapur N, Williams L, et al. The use of a wearable camera, SenseCam, as a pictorial diary to improve autobiographical memory in a patient with limbic encephalitis: a preliminary report. Neuropsychol Rehabil. 2007; 17: 582-601.

26) Schmitter-Edgecombe M, Fahy JF, Whelan JP. Memory remediation after severe closed head injury: notebook training versus supportive therapy. J Consult Clin Psychol. 1995; 63: 484-9.

27) Lefaucheur JP, André-Obadia N, Antal A, et al. Evidence-based guidelines on the therapeutic use of repetitive transcranial magnetic stimulation (rTMS). Clin Neurophysiol. 2014; 125: 2150-206.

28) Nielson DM, McKnight CA, Patel RN, et al. Preliminary guidelines for safe and effective use of repetitive transcranial magnetic stimulation in moderate to severe traumatic brain injury.

Ch.4 記憶障害

Arch Phys Med Rehabil. 2015; 96: S138-44.

29) Ulam F, Shelton C, Richards L, et al. Cumulative effects of transcranial direct current stimulation on EEG oscillations and attention/working memory during subacute neurorehabilitation of traumatic brain injury. Clin Neurophysiol. 2015; 126: 486-96.

30) Leśniak M, Polanowska K, Seniów J, et al. Effects of repeated anodal tDCS coupled with cognitive training for patients with severe traumatic brain injury: a pilot randomized controlled trial. J Head Trauma Rehabil. 2014; 29: E20-9.

31) Park SH, Koh EJ, Choi HY, et al. A double-blind, sham-controlled, pilot study to assess the effects of the concomitant use of transcranial direct current stimulation with the computer assisted cognitive rehabilitation to the prefrontal cortex on cognitive functions in patients with stroke. J Korean Neurosurg Soc. 2013; 54: 484-8.

32) Dhaliwal SK, Meek BP, Modirrousta MM. Non-invasive brain stimulation for the treatment of symptoms following traumatic brain injury. Front Psychiatry. 2015; 6: 119.

33) Liao X, Li G, Wang A, et al. Repetitive transcranial magnetic stimulation as an alternative therapy for cognitive impairment in Alzheimer's disease: a meta-analysis. J Alzheimers Dis. 2015; 48: 463-72.

34) Drumond Marra HL, Myczkowski ML, Maia Memória C, et al. Transcranial magnetic stimulation to address mild cognitive impairment in the elderly: a randomized controlled study. Behav Neurol. 2015: 2015: 287843.

[原　貴敏, 原　寛美]

Chapter 5

注意障害

I 注意機能とは

　注意機能の基本は，不要な情報を排除して必要な情報を選択する認知機能である．我々の外界には数え切れないほどの刺激がある．例えば，デジタルビデオカメラにて外界からの視覚刺激や聴覚刺激を録画・録音すると，数分間の情報だけでも相当なメモリーを必要とする．しかし，我々の脳はこれらすべての刺激を記憶することは不可能である．我々は必要な刺激のみを抽出する能力，すなわち，注意の選択機能を活用している．例えば，自室での読書を例にとると，聴覚刺激に限っても部屋からはエアコンの音，外からは車の音，あるいは鳥のさえずりや風の音が聞こえてくるかもしれない．周辺視野からは本以外の視覚情報も入ってくる．また，我々の内界からは空腹感や眠気や他の欲求が湧いているかもしれない．しかし読書に集中している場合はこれらの刺激はあまり気にならないものである．いちいち気にしていれば読書は続けられなくなるだけではなく，読書を始めることすらできないであろう．このように，外界/内界からの膨大な情報を選択しないと，行為や行動の決定ができず生活や生存にとって非効率となる．この注意の基本的な機能を選択的注意というが，選択的注意の研究の端緒となったのはカクテルパーティー効果である．我々は，パーティー会場の人ごみの中でさまざまな人が話していても，特定の人の話を聞き分けることができ，他の情報を自然と排除している．現代のインターネット空間やテレビや新聞などは極めて多くの情報量がある．多大な情報から必要な情報を選択することも注意の機能である．

　注意機能は情報の選択だけではない．我々の日々の仕事では，注意を長時間維持しなければミスが起こってしまう．また，習慣的ではない状況下では新たな状況に対応すべく，いつものルーチンのパターンを注意機能で抑えないとならない．さらに，我々のその場で処理できる注意機能には容量の限界があるが，それをどのように配分したり同時並行を行ったりといった注意機能の配分も重要である．例えば，車の運転では前方の車との車間距離をみながら，脇からの車や人の流れを把握しなくてはならない．あるいは音楽やラジオを聴きながら車や人の流れを把握している．暗算は頭の中で数字のイメージを保ちながら，数の処理をしなくてはならない．この場合，認知心理学的には情報の保持と操作を同時並行で行っていると解釈される．

　注意機能はさまざまな認知機能の基盤であり，意識，知覚，記憶，視覚・視空間機能，言語，遂行機能，思考など，我々のほとんどの認知活動は注意機能と絡んで行われる．注意の研究はさまざまな分野で応用されている．発達の分野では，乳幼児が生後1歳までに他者の視線の向かっているところに注意を向ける共同注意や注意欠如・多動性障害といった領域に注意機能の概念が応用されている．また，運転，産業安全，医療安全などミスが出現してはならない分野への注意研究が蓄積されつつある．

　注意機能の研究はコンピュータの処理モデルと絡んで発達した認知心理学によって解明されてきたが，注意機能自体は実に人間らしい機能である．例えば，外界からの突発的な音に対して注意を

向けるプロセスを我々は自然に行っているが，コンピュータでは我々と異なり，何デシベル以上の音量であるとその刺激に向けて反応するなどと，あらかじめ設定されないと反応は起こらない．すなわち，注意はコンピュータには存在しない志向性を持つものである．

本稿では，最初に実験心理学から提唱された注意の概念を論じ，次に実際の臨床上での注意障害について述べ，最後に注意障害のリハビリテーションについて解説する．先に断らなければならないが，実験心理学から提唱された注意機能の概念と実際の臨床現場での注意障害の概念にはギャップがある．本稿ではなるべくそのギャップを埋めるように努めたが，その分学問上の正確性や実験心理学からの注意に関する知見の中で省略されている部分が少なくない．この点に留意していただきたい．

II 注意機能の下位分類

注意機能の下位分類にはさまざまな分類方法があるが，ここでは我々臨床家にわかりやすいように，選択的注意，注意の維持，覚醒度，注意のコントロール，ワーキングメモリーといった5つに分類する．さまざまな議論があるであろうが，本項ではこの分類に沿って注意機能を説明し，次項での注意障害でも同様に進める．

1 選択的注意

上記のカクテルパーティ効果のように，必要な情報のみを選択し，それ以外の情報はノイズとして捨てることを選択的注意という．カクテルパーティー効果を実証するためにCherry（1953）[1]は両耳分離聴法という実験パラダイムを施行した．このパラダイムでは，右耳と左耳から異なったメッセージが与えられ，実験参加者は一方のメッセージを声に出して繰り返し，もう一方のメッセージを無視するように教示される．実験参加者は右耳のメッセージに集中した時，左耳のメッセージは声が男性から女性に変わるなどの物理的変化には気づくことができるが，内容の意味までを理解することはできなかった．すなわち，両耳分離聴法において選択的注意が働いたため，不必要な情報の意味的な処理はできていないことが実証された．

その後，Broadbent（1958）[2]は両耳分離聴法の結果を受け，注意のフィルターモデル（図5-1のフィルター制御）を提案した．すなわち，感覚器官に入力された情報はその後の処理の初期段階で注意フィルターにかけられ物理的属性に基づいて情報が選択され，ある特質の情報のみがさらな

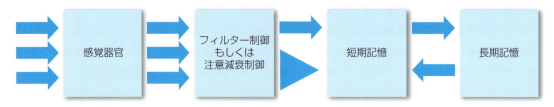

図5-1 認知心理学による選択的注意から短期記憶および長期記憶への流れ

外界からの情報は感覚器官に入力され，その後，フィルター制御にかけられ情報が初期に選択されるという初期選択説や情報の信号強度が減衰されるという説がある．いずれかによって短期記憶貯蔵庫に入力されるが，この短期記憶貯蔵庫の容量には限界がある．一部が長期記憶貯蔵庫に転送されるが，長期記憶貯蔵庫には容量に限界がなく，いったん入った情報は忘却されることはないとされている．

Ch.5 注意障害

る分析に通され，必要のないそれ以外の情報はこの時点で捨てられるという説である．このモデルはのちに初期選択説といわれるようになり，情報処理の初期段階においてフィルターのふるいにかけられるという説である．しかし，その後の研究によってこの説に適合しない知見が見出されてきた．両耳分離聴法にて注意を向けていなかった耳からも，プライミング，干渉，皮膚電気反応などと理解の程度はさまざまであるものの，ある程度の情報が入力されているという証拠が次々に明らかになった．これらの結果から，ある程度の意味は情報処理の初期段階で注意を向けなくても処理可能であり，注意による情報選択を必要とするのは初期選択説よりも後の段階であるという後期選択説が提唱された[3]．一方でTreisman（1969）[4]は，Broadbentのいうフィルターは刺激の完全な遮断ではなく情報の信号強度の減衰だと考え，減衰説（ 図5-1 の注意減衰制御）を唱えている．さらに近年では注意を向けた情報は信号強度が増強されるといった増強説もある[5]．現在までどの段階で情報が選択されるかについての論争は決着がついていないが，いずれの説も注意機能によって外界からの情報が選択されることを論じている．

　当初の選択的注意の研究は聴覚刺激による情報処理を扱っていたが，その後は視覚情報に関する注意に研究の中心が変遷していった．神経生理学研究[6]からは，視覚情報処理の早い段階で選択的注意の活動が確認され，さらには脳全体で同期するγ波を捉えている研究結果[7]などが発表されるなど，視覚情報に対する選択的注意の生理的根拠が次第に明らかになってきている．

2 注意の維持

　注意を維持しないとミスが起こることは我々が日常生活上で経験することである．認知神経心理学における注意の維持に関する研究の端緒は，第2次世界大戦中のレーダーやソナーの監視である．この任務で明らかとなったことは，長時間の任務では士気が高くても注意が維持されないことであった[5]．第2次世界大戦ではレーダーやソナーなどの索敵装置が本格的に用いられるようになったが，この装置の監視にあたった兵士はレーダーの画面の監視を続け，敵の飛行機がレーダー画面に光点として映し出されるのを見つけて警報を出すことが任務であった．ソナーの反射音をモニターする任務を行っている兵士も同様で，敵の潜水艦からの反射音をモニターして警報を出す役割を担っていた．これらの任務遂行のためには光点や反射音に注意を集中し，警戒状態を維持する必要がある．しかし，一定時間以上にこのような監視作業を続けていると，兵士の士気に関係なく信号の見逃しが起こることが明らかになった．この問題から注意の維持に関する研究の必要性がイギリスを中心に理解されるようになった[5]．

　戦後，Mackworth（1948）[8]は空軍の士官候補生に2時間にわたって監視作業を行わせる心理学実験を行い，注意の維持機能の低下といった現象が示された．注意の維持機能が低下する原因として，覚醒の低下，高い負荷のかかる知覚情報処理の影響，時間とともに枯渇する注意資源の影響などが考えられている．運転，危険物を伴う仕事，医療安全などの際には，注意の維持機能が低下すると重篤な事故につながる可能性がある．

3 覚醒度

　覚醒度の問題は，実験心理学研究というよりもむしろ臨床場面から提案された概念である．急性期を脱して意識障害が徐々に改善し，Japan Coma ScaleやGlasgow Coma Scaleで測定される意識障害が改善，ないしはごく軽度の意識障害を示す場合には，臨床上は意識障害が改善したが，未だ覚

JCOPY 498-22874

71

Ch.5 注意障害

醒度が低下した状態と表現されることがある．しかし，この段階を軽度ないしはごく軽度の意識障害と捉えるか，覚醒度の問題であると捉えるかは臨床家によって異なる．どこまでが意識でどこからが注意の範疇であるかという明確な線引きをすることは困難であり，むしろスペクトラムとして捉えた方がよいと考えられる．臨床上で覚醒度が低下していると判断される場合に脳波を測定すると，徐波ないしは8Hzの比較的低周波のα波を認めるたりすることがある．また，覚醒度が低下している際には，多くの場合でアパシーを伴い，なかには夜間せん妄を伴う場合がある．

4 注意のコントロール

注意のコントロールの基本となった実験心理学に，ストループ効果[9]が知られている．ストループ効果とは，赤インクで描かれた○を赤と色名を答える日常的なパターンよりも，青色で赤という文字が提示され，文字ではなく実際のインクの色を答えるよう求められる非日常的なパターンでは反応に時間がかかるというものである．すなわち，ストループ効果は，ルーチンとなっている自動的な反応を抑える必要があるときに働く注意による抑制機能の程度をみるものである．

ストループテストは，刺激する色の数，語の数，課題の数，評価の方法（時間で行うか誤答数で行うか）は，各研究者が独自に作成した検査法によって異なるが，共通した考えとしては，日常的でより習慣化されたステレオタイプな反応を抑制する能力を測定する検査であるということである．上述の色と語の同時刺激だけではなく，白鳥の絵にらくだという文字が描かれているような絵と語の同時刺激，5という数字が4つ並べてあるような数字と個数の同時刺激，上という文字が下方に書かれてあるような位置と語の同時刺激など，さまざまなストループテストの応用例がある．

注意の抑制機能のモデルとしては，NormanとShalliceの注意監視システム（supervisory attentional system）[10]が有名である．彼らのモデルの特徴は習慣化された自動的な反応とコントロールを必要とする反応を区別していることと，　図5-1　に示された外界からの知覚から記憶までの比較的受動的なモデルよりもむしろ行動を重視している点である．彼らによると，習慣化されている課題では知覚された情報について状況により適切なスキーマ（ある対象や出来事に関して，まとまって記憶されている情報や知識）が自動的に選択・活性化されるが，この場合は注意のコントロールを必要としないとされている．一方で，通常と異なる状況下や通常のスキーマの選択が不可能なときは，上記の習慣化されている反応との競合が生じる．ここで働くのが注意監視システムであり，注意監視システムが意識的あるいは能動的に作動し，注意機能によって同時に競合するスキーマ（習慣化されたスキーマとコントロールを必要とするスキーマ）を活性化したり抑制したりして，適切なスキーマを明らかにすることにより適切な行動が選択できるというものである．ストループの例でたとえると，注意監視システムは，注意機能によって習慣化された文字を読んでしまう自動的なスキーマを抑制して通常と異なる色名を言うスキーマを活性化していると解釈される．

注意のコントロールには上記の抑制機能の他にも，注意下にある情報とは異なる情報に対して切り替える注意の転換機能や，複数の情報に同時に注意を払う注意の配分の機能も含まれる．これらの注意の抑制，転換，配分の機能は，立場によっては遂行機能の範疇とされることも多い．

5 ワーキングメモリー

ワーキングメモリーは，Baddeley[11, 12]が提唱した，情報の保持と操作の両者を行うとされる認知心理学的概念である．もともとコンピュータ用語であり，情報処理に使用する作業的な短期メモ

72 |

Ch.5 注意障害

リーを指す用語であるが，Baddeleyは人間にも同様のワーキングメモリーが存在すると仮定した．

ワーキングメモリーの概念は，Atkinsonら[13]の二重貯蔵モデル（記憶を短期記憶と長期記憶の2つの記憶貯蔵システムを仮定するモデル）から発展した．二重貯蔵モデル（ 図5-1 の右側を参照）によると，感覚記憶および注意による選択を経た情報はまず短期貯蔵庫に入る．この短期貯蔵庫の容量には限界があり，繰り返し唱えるなどのリハーサルが行われなければ忘れ去られてしまう．しかし，リハーサルを行えば次の長期貯蔵庫に転送される確率が高まる．長期貯蔵庫は容量に限界がなく，いったん入った情報は忘却されることはないとされている．Atkinsonらの二重貯蔵モデルは明解なモデルであるが，二重貯蔵モデルでは説明できない実験結果が次第に報告された．Warringtonら（1969）[14]は，短期記憶が重度に障害されていたにもかかわらず，過去の記憶や長期学習能力にはまったく問題がなかった頭部外傷例を報告した．これは，短期記憶が長期記憶へ移行するという二重貯蔵モデルの概念とは矛盾する結果を示したことになる．このことを踏まえ，Baddeleyらは二重課題の実験を行い，その実験結果を契機にワーキングメモリーという新たな記憶システムを提唱した．初期のワーキングメモリーのモデルの特徴は，記憶保持を担う2つの従属システムである音韻ループ（言語的な情報の一時保持）と視空間スケッチパッド（視覚イメージおよび視空間情報の一時保持），さらに情報処理を担う中央実行系からなる．つまり，短期記憶の概念を単なる保持機能だけでなく，情報処理機能を加え拡充させたのである．

Baddeleyら（2000）[12]はさらに研究を進め，Normanらの注意監視システムの概念を組み込み，中央実行系の機能を特定の情報に対し，①注意を向ける，②注意を抑制する，③注意を切り替える，④長期記憶との情報交換と4つに細分化し，これまで短期的な記憶の要素しか説明されてこなかったワーキングメモリーと長期記憶との相互関係を提唱した新たなワーキングメモリーのモデルを誕生させた．このモデルは中央実行系を頂点として，従来の音韻ループと視空間スケッチパッドの他に，新たにエピソディック・バッファー（異なったモダリティーからの情報や長期記憶からの情報を統合して一貫したエピソードを表象）という機能が付け加えられ，さらに従属システムの下には長期記憶の貯蔵庫が加えられた．こうしてBaddeleyは中央実行系を中核として従属システムや長期記憶との相互作用により情報処理および保持がなされているという概念を提唱した．

彼のモデルの優れた点は，Atkinsonらのモデルとは異なり，情報を受動的に循環することに主眼を置くのではなく，情報を一時的に保持しながら情報を処理していくという，より活動的な認知機能を想定していることである．また，注意の研究からは，一度に覚えられる数字，文字，単語，視覚情報には限りがあるという容量の概念や，こちらを立てればあちらが立たずというトレードオフの関係も知られていたが，この容量とトレードオフの関係も取り入れられている．すなわち，情報の処理活動と保持活動の間にはトレードオフが起こり，中央実行系が情報の処理と保持の両者にリソースを供給する．このように，中央実行系は制御機能だけではなく，特定の情報に注意を向けたり抑制したり，注意を切り替えたり，情報を更新したりする，いわば心の作業場とされている．

近年，ワーキングメモリーと他の注意課題の関係が示されてきている．Conwayら（2001）[15]は，ワーキングメモリースパン課題の高得点群は低得点群と比較して両耳分離聴法にて余計な刺激を遮断すると報告している．Kaneら（2003）[16]は，ワーキングメモリースパン課題の高得点群は低得点群に比べてストループ課題の成績が良好であることを報告している．Unsworthら（2004）[17]

Ch.5 注意障害

は，画面上に提示される手がかりとは反対方向へ視線移動をする課題であるアンチサッケード課題を用いたところ，ワーキングメモリースパン課題の低得点群は高得点群に比べ，アンチサッケード課題にて多くのエラーを経験し，正反応においても反応時間が長いことを報告している．Vogelら（2005）[18]は，ワーキングメモリー容量が大きい人ほど不必要な情報を排除していると報告している．Vogelらの結果は，ワーキングメモリー容量が少ない個人は多数の情報を詰め込んでしまい収集がつかなくなることが示唆される．Pooleら（2009）[19]は，ワーキングメモリースパン課題の低得点群は注意の維持を必要とする課題で困難となると報告している．

　これらの報告は，ワーキングメモリーが，注意のコントロールや注意の維持機能と関連することを示すものである．しかし，ワーキングメモリーを含む注意機能の下位分類が，関連する一つの機能であるのか，それぞれが独立した機能であるのかはまだわかっていない．

Ⅲ 注意障害

　実際の脳損傷例で出現する注意障害に対する検査法と注意障害の臨床像を示す．

1 選択的注意

　選択的注意の障害を測定する検査法は，標準注意検査法（Clinical Assessment for Attention：CAT）[20]の視覚性抹消課題および聴覚性検出課題が挙げられる．いずれも干渉刺激である目的以外の刺激が並存する中から，定められた刺激のみを選択する課題である．視覚性抹消課題は干渉刺激が併存する中，△のみを抹消する課題をはじめとした4課題からなる．聴覚性検出課題はターゲット語音「ト」だけを検出し，タッピングで反応する検査である．標準注意検査法の視覚性抹消課題は右半球損傷で，聴覚性検出課題では左半球損傷にて成績が低下する[20]．また，種村（2014）[21]によると，視覚性抹消課題の正答率は行動性無視検査（Behavioural Inattention Test：BIT）の成績と強い相関を示すことが明らかになっている．また，視覚性抹消課題の所要時間は，WAIS-Ⅲ成人知能検査の動作性IQ，知覚統合，処理速度の成績，遂行機能障害症候群の行動評価（BADS）の総プロフィール得点，レーブン色彩マトリックス検査の成績，Frontal Assessment Battery（FAB）の成績と有意な相関を示す[21]．このように，視覚性選択的注意はさまざまな認知機能のベースとなっている機能と思われる．一方で聴覚性検出課題はFABの成績と相関がある[21]．

　機能画像研究や神経生理学的研究からは，選択的注意は前頭葉と頭頂葉のネットワークが関連するとする報告が多い．しかし，実際の臨床での課題の低下は，干渉刺激を省き目的のターゲットを選択するという選択的注意の障害というよりも，目的の刺激を探せない，あるいは探すのに時間がかかるといった右側を中心とした頭頂葉損傷による半側空間無視やバリント症候群などの視空間障害によることが多く，視空間機能の障害と捉える方が自然であることが多い．また，視空間機能の障害以外での選択的注意課題の所要時間の延長は，選択的注意の障害というよりも覚醒度の低下や処理速度の低下を反映したものであることが多い．

2 注意の維持

　Continuous Performance Test（CPT）は注意の維持を客観的に測定するために開発された検査である．標準注意検査法の中のCPTはコンピュータ画面上に数字が1秒間提示され，ターゲットとなる「7」の刺激のみに反応する課題である．7の数字のみ提示されて反応時間を測定する反応時間課

題，1～9の数字から7だけを選ぶX課題，3の次に7が出現した場合のみに反応するAX課題がある．これらの課題は施行時間が長く，反応時間課題は3分20秒，X課題およびAX課題は16分40秒の間で注意を維持することを求められる．反応時間のばらつきは重要であり，ばらつきの強さが日常生活や運転時の注意の維持と関係すると推察される．

Langnerら（2013）[22]によると，注意の維持機能は，前頭葉や頭頂葉（どちらかというと右半球が優位），島，小脳，視床，被殻，中脳によるネットワークによって行われていると報告されている．臨床上，注意の維持の障害を呈する高次脳機能障害の患者は少なくない．典型的には，他の刺激に気を取られてしまい一連のまとまりのある行動が障害されるaction disorganization syndromeや遂行機能障害の一部（行動の目的自体を忘れてしまうタイプ）が挙げられる．これらの典型例以外にも，注意の持続の障害は多くの高次脳機能障害の患者で認められ，日常生活や社会生活上の妨げとなっている．

3 覚醒度

覚醒度に関する評価は臨床的注意評価スケール[23]の一部に評価項目がある．本邦では先崎ら（1997）[24]が訳し，信頼性と妥当性が示されている．眠そうで活力に欠けて見えるなど観察者によるスケールであり，患者に対する神経心理学的注意検査ではない．筆者が知る限り，覚醒度に特化した評価法は他になく，むしろ，Japan Coma ScaleやGlasgow Coma Scaleの軽度意識障害に該当すると考えられる．脳波による神経生理学的な評価はしばしば有効である．自ら開眼している患者であっても，脳波施行時に徐波や8 Hzのslow α波が検出されると覚醒度の低さ（あるいは軽度意識障害）を示す．

臨床上は急性期の意識障害からの回復過程で覚醒度の障害が認められる．覚醒度は，脳幹部や視床，脳室周囲，大脳基底核，皮質の広範な病変など意識障害と関連する部位との関連が深い．

4 注意のコントロール

注意の抑制に関しては，ストループテスト[9]が有名である．本邦にて比較的頻繁に使用されているストループテストは，赤青緑黄の4色，刺激項目を24個とした課題である．Part I～IIIと3課題に分かれているが，いずれも漢字や色名を読むのではなく，実際のプリントされたインクの色を答える検査である．一致条件であるPart Iは色を塗った24個のドットをランダムに並べたものである．Part IIは色の順序はPart Iと同じであるが，ドットの代わりに山などの漢字を用いている不一致条件である．Part IIIも色の順序は同じであるが，青インクで塗られた赤という文字が提示され，文字ではなく実際のインクの色を答えるよう求められる不一致条件であり，Part IIIはPart IIよりもストループの干渉作用が強く出現する課題である．評価としては，それぞれの所要時間，誤答数，干渉効果の指標としてPart IIIからPart Iの所要時間の差が用いられている．標準注意検査法（CAT）では，位置に関するストループテストが用いられている．

注意の転換に用いる検査は，標準注意検査法のSymbol Digit Modalities Test（SDMT）が挙げられる．SDMTは，9つの記号と数字が記載された対応表をもとに，記号に対応する数字を記入し，90秒での達成率で評価するものである．同じ記号が続くことはなく，被検者は注意を転換して毎回異なる記号に対応しなければならない．同様の検査にはWAIS-IIIの符号問題があり，WAIS-IIIでは注意の転換能力ではなく，処理速度として評価されている．ウィスコンシンカード分類検査は概念

Ch.5 注意障害

や心の構えの転換機能を測定する検査であるが，注意機能の範囲を拡大解釈すると注意の転換を測定している検査と捉えることもできる．

　注意の配分の検査にはTrail Making Test Bが挙げられる．この課題は1から13までの数字と「あ」から「し」までのひらがなを交互に順（1つずつ大きく，あいうえお順）に結ぶ検査である．被検者は数字の順とひらがなの順の両方の情報に同時に注意を配分しなければならず，注意の転換に加えて配分の要素が多い課題である．この注意の配分の課題は，下記のワーキングメモリー課題と関連がある．

　注意のコントロールの神経基盤は前頭葉とする報告が多い．脳損傷例での注意のコントロールの成績はさまざまな認知機能の成績と相関がある．種村（2014）によると[21]，注意の転換を示す標準注意検査法のSDMTと注意の抑制を示す標準注意検査法のPosition Stroop Test（上中下検査）はいずれも，WAIS-Ⅲの動作性IQ，知覚統合，処理速度の成績，遂行機能障害症候群の行動評価（BADS）の総プロフィール得点，ウェクスラー記憶検査法の視覚性記憶を中心とした各種記憶指標，レーブン色彩マトリックス検査の成績，Frontal Assessment Battery（FAB）の成績と有意な相関を示す．

　注意の抑制障害の典型例は，道具の強迫的使用，利用行動，模倣行動，環境依存症候群などといった，外界刺激にためらうことなく反応してしまう一連の行為/行動障害である．注意の転換障害の典型例は保続である．同じ誤りを繰り返してしまう高次脳機能障害者は少なくない．注意の配分障害も高次脳機能障害ではしばしば観察される．同時に2つのことができないと訴える患者は非常に多い．

5 ワーキングメモリー

　ワーキングメモリーを測定する課題は，情報の保持と処理の同時遂行を要求するものである．苧坂ら（2002）[25]のリーディングスパンテストは，文章の音読と単語の保持を同時に遂行する課題である．標準注意検査法のPaced Auditory Serial Addition Test（PASAT）は，連続的に聴覚提示される1桁の数字について，前後の数字を順次暗算で足していく検査である．被検者は，数字の保持と数字の処理を同時に行わなければ正答に至らない．数字の順唱はワーキングメモリーというよりも情報の保持である短期記憶の課題であるが，逆唱となると保持しながら処理をする課題であるためワーキングメモリーの課題となる．WAIS-Ⅲでは数字の順唱と逆唱を含めた数唱課題と算数と語音整列課題（聴覚提示された数字を小さい順，仮名をあいうえお順に並べる，さらに，数字と仮名の混合された聴覚提示を適切な順に並べる課題）の3課題がワーキングメモリーを測定する課題とされている．視空間機能に関しては，視空間短期記憶は標準注意検査法のTapping Spanの同じ順序で指さす課題，視空間ワーキングメモリーは同検査の逆の順序で指さす課題が挙げられる．

　ワーキングメモリーは前頭葉や頭頂葉との関連が示唆されている．神経心理検査からは，ワーキングメモリーは上記の注意のコントロールと同様に，遂行機能を中心としたさまざまな認知機能との相関が示されている．種村（2014）によると[21]，標準注意検査法の数字の逆唱は，遂行機能障害症候群の行動評価（BADS）の総プロフィール得点，ウェクスラー記憶検査法の視覚性記憶を中心とした各種記憶指標，レーブン色彩マトリックス検査の成績，Frontal Assessment Battery（FAB）の成績と有意な相関を示す．Tapping Spanの逆の順序で指さすbackward課題は，遂行機能障害症候群

76

の行動評価（BADS）の総プロフィール得点，レーブン色彩マトリックス検査の成績，Frontal Assessment Battery（FAB）の成績と有意な相関を示す[21]．PASAT は WAIS-Ⅲの動作性IQ，知覚統合，処理速度，遂行機能障害症候群の行動評価（BADS）の総プロフィール得点，レーブン色彩マトリックス検査の成績，Frontal Assessment Battery（FAB）の成績と有意な相関を示す[21]．これらの結果は，ワーキングメモリーは遂行機能と大きくオーバーラップすることを示す．

実際の臨床上のワーキングメモリーの障害は，前述した注意の配分障害と同様に，高次脳機能障害ではきわめて多く観察され，高次脳機能障害の一つの特徴に挙げられる．言語性の短期記憶の障害の典型は，変性疾患に認められる Logopenic 型進行性失語である．Logopenic 型進行性失語の患者は，非変性疾患に出現する伝導失語と比べて音韻性錯語が比較的少ない中で，きわめて短い復唱能力しか持ち合わせていないことが特徴である[26]．また，視空間性の短期記憶の障害の典型はバリント症候群である．我々は，バリント症候群に認められる視覚性注意障害あるいは背側型同時失認は視空間性短期記憶の障害として捉えることができ，バリント症候群では視空間ワーキングメモリーが極端に低下していること報告した[27]．

Ⅳ 注意障害のリハビリテーション

1 注意障害のリハビリテーションに関するメタアナリシス

Cicerone ら（2011）[28]は注意障害のリハビリテーションに関するメタアナリシスを行っている．2008 年版の彼らの報告によると，最も高い1番目の推奨レベル（practice standards）には，注意障害に対する直接的訓練である Attention Process Training（APT）と注意障害の自覚を促すメタ認知訓練の組み合わせが推奨されている．APT は，数字の抹消を長時間繰り返す注意の持続課題，妨害刺激の中で抹消課題を行う注意の選択課題，ターゲット刺激を転換する注意の転換課題，音読と同時に標的単語数を数える注意の配分課題などがある．課題遂行の自己監視を促したりフィードバックしたりするなどのメタ認知訓練を並行して行うことが勧められている．

注意障害のリハビリテーションの2番目の推奨レベル（practice guidelines）の項目はないが，3番目の推奨レベル（practice options）にはコンピュータによる注意訓練を挙げている．コンピュータによる注意訓練は患者1人で行うのではなく，セラピストの介入下で行うことによって治療効果が明らかになるとされている．

ところで，注意障害のリハビリテーションで1番目に推奨されているメタ認知訓練は，遂行機能障害のリハビリテーションにおいても最も高い推奨レベルとなっている．さらに，遂行機能障害のリハビリテーションにおける2番目の推奨レベル（practice guidelines）は，注意の持続が困難な患者に対して注意の維持を促すゴールマネジメント訓練である．すなわち，遂行機能障害のリハビリテーションと注意障害のリハビリテーションはかなりオーバーラップしている．リハビリテーションの観点からもこの両者は連続的であることが示されている．

2 コンピュータゲームと注意機能

Cicerone らのメタアナリシスが報告された 2008 年以降，コンピュータによる注意障害のリハビリテーションの有効性は次々に報告され，近年はコンピュータゲームと注意機能の関連に関する報告が多い．そもそも注意の維持の研究の端緒となった戦時中のレーダー上の監視は，現在のコン

Ch.5 注意障害

ピュータゲームと類似点が多く，注意の維持機能にコンピュータゲームを利用する試みがなされている[29]．健常者の研究ではコンピュータゲームが視覚性選択的注意のレベルを上げる報告[30]や，コンピュータゲームを行う群は行わない群と比較して注意機能が発達しているという報告[31-34]がなされている．

　コンピュータゲームの注意障害に対するリハビリテーションには，多発性硬化症でのリハビリテーションの効果の報告[35]，高齢者への選択的注意のトレーニングとして利用している報告[36]が挙げられる．さらに，コンピュータゲームは腹側線条体の報酬系を活性化するので動機づけになりうるとの報告[37]もある．コンピュータによる注意障害のリハビリテーションは副作用を今後検討しなくてはならないが，筆者の病院では時にセラピストの下でコンピュータゲームを注意障害のリハビリテーションに利用している．特に若年者はこれらの機器に精通していることや，上記のような動機や意欲の向上の観点などから，効果が期待される．実際の臨床上，急性期を脱したばかりの患者は注意障害だけではなく同時にアパシーを呈することがほとんどである．意欲を向上させる上でも，コンピュータゲームの利用は注意障害のリハビリテーションの一法となるかもしれない．

文 献

1) Cherry C. Some experiments on the reception of speech with one and with two ears. J Acoustic Society of America. 1953; 25: 975-9.

2) Broadbent DE. Perception and communication. Oxford: Pergamon; 1958.

3) Deutsch JA, Deutsch D. Attention: some theoretical considerations. Psychol Rev. 1963; 70: 80-90.

4) Treisman AM. Strategies and models of selective attention. Psychol Rev. 1969; 76: 282-99.

5) 岩崎祥一．注意の理論とその歴史．In：原田悦子，篠原一光，編．注意と安全．京都：北大路書房；2011．p.2-35．

6) Moran J, Desimone R. Selective attention gates visual processing in the extrastriate cortex. Science. 1985; 229: 782-4.

7) Doseburg SM, Roggeveen AB, Kitajo K, et al. Large-scale gamma-band phase synchronization and selective attention. Cereb Cortex. 2008; 18: 386-96.

8) Mackworth NH. The breakdown of vigilance during prolonged visual search. Quaterly J Experimental Psychology. 1948; 1: 6-21.

9) Stroop JR. Studies of interference in serial verbal reactions. J Experimental Psychology. 1935; 18: 643-62.

10) Norman DA, Shallice T. Attention to action: willed and automatic control of behavior. In: Davidson RJ, Schwarts GE, Shapiro D, eds. Consciousness and self-regulation: advances in research and theory. Vol. 4. New York: Plenum Press; 1986. p.1-18.

11) Baddeley AD. Working memory. New York: Oxford University Press; 1986.

12) Baddeley AD. The episodic buffer: a new component of working memory? Trends in Cognitive Science. 2000; 4: 417-23.

13) Atkinson RC, Shiffrin RM. Human memory: a proposed system and its control processes. In: Spence KW, ed. The psychology of learning and motivation. Vol. 2. New York: Academic Press; 1968. p.89-195.

14) Warrington EK, Shallice T. The selective impairment of auditory verbal short-term memory.

Brain. 1969; 92: 885-96.

15) Conway ARA, Conway N, Bunting MF. The cocktail party phenomenon revisited: the importance of working memory capacity. Psychon Bull Rev. 2001; 8: 331-5.

16) Kane MJ, Engle RW. Working-memory capacity and the control of attention: the contributions of goal neglect, response competition, and task set to Stroop interference. J Exp Psychol Gen. 2003; 132: 47-70.

17) Unsworth N, Schrok JC, Engle RW. Working memory capacity and the antisaccade task: Individual differences in voluntary saccade control. J Exp Psychol Learn Mem Cogn. 2004; 30: 1302-21.

18) Vogel EK, McCollough AW, Machizawa MG. Neural measures reveal individual differences in controlling access to working memory. Nature. 2005; 438: 500-3.

19) Poole BJ, Kane MJ. Working memory capacity predicts the executive control of visual search among distractors: the influence of sustained and selective attention. Q J Exp Psychol (Hove). 2009; 62: 1430-54.

20) 日本高次脳機能障害学会 Brain Function Test 委員会. 標準注意検査法・標準意欲評価表. 東京: 新興医学出版社; 2006.

21) 種村 純. 標準注意検査法・標準意欲評価法 CATS の臨床的意義. In: 日本高次脳機能障害学会 教育・研修委員会, 編. 注意と意欲の神経機構. 東京: 新興医学出版会; 2014. p.27-48.

22) Langner RL, Eickhoff SB. Sustaining attention to simple tasks: a meta-analytic review of the neural mechanisms of vigilant attention. Psychol Bull. 2013; 139: 870-900.

23) Ponsford J, Kinsella G. The use of a rating scale of attentional behavior. Neuropsychol Rehabil. 1991; 1: 241-57.

24) 先崎 章, 枝久保達夫, 星 克司, 他. 臨床的注意評価スケールの信頼性と妥当性の検討. 総合リハ. 1997; 25: 567-73.

25) 苧坂満里子. ワーキングメモリー 脳のメモ帳. 東京: 新曜社; 2002.

26) Funayama M, Nakagawa Y, Yamaya Y, et al. Progression of logopenic variant primary progressive aphasia to apraxia and semantic memory deficits. BMC Neurol. 2013; 13: 158.

27) Funayama M, Nakagawa Y, Sunagawa K. Visuospatial working memory is severely impaired in Bálint syndrome patients. Cortex. 2015; 69: 255-64.

28) Cicerone KD, Langenbahn DM, Braden C, et al. Evidence-based cognitive rehabilitation: updated review of the literature from 2003 through 2008. Arch Phys Med rehabil. 2011; 92: 519-30.

29) Szalma JL, Schmidt TN, Teo GWL, et al. Vigilance on the move: video-based measurement of sustained attention. Ergonomics. 2014; 57: 1315-36.

30) Green CS, Bavelier D. Action video game modifies visual selective attention. Nature. 2003; 423: 534-7.

31) Dye MWG, Green CS, Bavelier D. The development of attention skills in action video game players. Neuropsychologia. 2009; 47: 1780-9.

32) Boot WR, Kramer AF, Simons DJ, et al. The effects of video game playing on attention, memory, and executive control. Acta Psychologica. 2008; 129: 387-98.

33) Krishman L, Kang A, Sperling G, et al. Neural strategies for selective attention distinguish

Ch.5 注意障害

fast-action video game players. Brain Topogr. 2013; 26: 83-97.

34) Schubert T, Finke K, Redel P, et al. Video game experience and its influence on visual attention parameters: an investigation using the framework of the theory of visual attention (TVA). Acta Psychologica. 2015; 157: 200-14.

35) Giglio LD, DeLuca F, Prosperini L, et al. A low-cost cognitive rehabilitation with a commercial video game improves sustained attention and executive functions in multiple sclerosis: a pilot study. Neurorehab Neural Repair. 2015; 29: 453-61.

36) Belchior P, Marsiske M, Sisco SM, et al. Video game training to improve selective visual attention in older adults. Comput Human Behav. 2013; 29: 1318-24.

37) Lorenz RC, Gleich T, Gallinat J, et al. Video game training and the reward system. Fron Hum Neurosci. 2015; 9: 1-9.

〔船山道隆, 中島明日佳〕

Chapter 6 遂行機能障害

1 遂行機能障害

はじめに

　遂行機能（executive function）とは，想像力，計画力，実行力，内省力（自己監視能力）などを
うまく発現・制御しながら，目的のある一連の行動を効果的に実現させるための能力であり，実行
機能とも訳される．「問題解決能力」などは，比較的近似の概念といえるかもしれない．脳機能の階
層構造において最上位の水準に位置づけられる機能で，知覚，運動，記憶，言語などのより要素的
な認知機能を統合・制御することで，合目的な行動の実現に寄与している．この用語は局在脳損傷，
特に前頭葉（前頭前野）の損傷による認知・行動上の障害を論じる際には頻繁に使用される．また
局在脳損傷のみならず認知症の診断基準や，統合失調症などの精神障害の評価など，さまざまな疾
患における認知機能障害を論じる際に用いられている[1-3]．

　遂行機能障害を持つ患者は気が散りやすく行動修正に問題があり，社会生活上不適当な振る舞い
をしがちである．新奇かつ複合的で，決まりきったやり方がないような行動がうまくできず，日常
生活活動にまとまりを欠き，非効率で無意味な行動がしばしばみられる．もちろん，運動機能の障
害，感覚器の障害，記憶障害や失語・失行・失認といった認知機能障害を持つ患者でも，目的ある
行動がうまく達成できないことがある．しかしこのような要素的な機能障害がないにもかかわら
ず，遂行機能障害患者では目的に沿った形でうまく行動ができなくなる．しかしさまざまな神経心
理学的側面から構成される様式横断的機能であることから，生じた行動上の障害がうまく捉えられ
ず，臨床上見過ごされることも少なくない．また成立が比較的新しく，定義そのものが不明確で未
だ未解明の部分も多い．本稿では遂行機能（障害）の概念や評価方法を説明し，自験例を簡単に紹
介したい．

I 遂行機能とは

　遂行機能という言葉を，神経心理学の立場から初めて明確に定義したのは Lezak であろう[4,5]．彼
女は遂行機能を構成する4つのコンポーネントとして「意志もしくは目標の設定（volition or goal
formulation）」，「計画の立案（planning）」，「目的ある行動もしくは計画の実行（purposive action or
carrying out activities）」，「効果的に行動すること（effective performance）」を挙げた．

　目標を設定するには，目標を明確化する能力や意図（intention）を形作る能力が必要で，動機づ
け（motivation），自分自身や環境についての認識も必要となる．これらの能力が障害された患者
は，内的・外的な刺激に反応する以外には行動を開始できず，複雑な行動を行うことが可能であっ
ても，指示されなければ実行に移すことができない．

JCOPY 498-22874

Ch.6 遂行機能障害

目標を達成するためには，必要な手段・技能・材料・人物などを決定する能力，よく考えてそれらを評価し選択を下す能力，行動を方向づける枠組みを構成し組織化する能力が必要である．計画を立てるためには，現在の状況や状況の変化，つまり自分自身や取り巻く環境を客観的に捉えなければならないし，その上で必要なものに重きをおきながら，取捨選択しなければならない．また，注意を持続していく能力も必要とされる．

計画を実行するためには，一連の複雑な行動に含まれる各行為を，正しい順序，かつまとまった形で，開始・維持・変換し，中止する能力が必要とされる．これらが障害されると，計画を正しく実行することができず，衝動的な行動が目立つようになる．そのため，言葉に表した自分の意志や行動と実際の行動との間に大きな隔たりを示す患者もみられる．

さらに効果的に行動するために，自分自身の行動を監視，修正し，調節する能力が必要である．障害を持つ患者は，変わった行動やうまくいかないような行動をとることがよくある．自分の誤りに気づかないからかもしれないし，誤りに気づいても，それを修正することができないからかもしれない．これらの能力は自己監視能力（self monitoring），自己修正能力（self correction），自己意識能力（self awareness），行動制御能力（ability to regulate behavior）とも呼ばれる．

Lezak は著書において，遂行機能とは別に観念機能（conceptual function）という概念を提唱している．思考の柔軟性，抽象的思考，推論能力，注意の分配に関与する能力について説明し，それらを調べる方法として概念の形成と変換に関する検査，カテゴリー検査，推論検査を挙げている．これらは最近では遂行機能を検査する方法として理解されていることが多い．

遂行機能の大きな特徴は，認知的階層構造の中でより上位のレベルに位置づけられるということであり，知覚，運動，記憶，言語などのより要素的な認知機能を統合・制御している．遂行機能はこれらの要素的な下位認知システムに依存しているが，どの領域の機能にも属していない．遂行機能障害がある場合にはこれらの下位機能に障害がなくても行動上の障害が生じる．このように遂行機能はさまざまな認知行動様式に関与するという意味で「様式横断的」な認知機能といえる．

II 問診場面における遂行機能障害

遂行機能障害患者は生活上のさまざまな場面において「不適当」で「奇妙」な振る舞いをする．しかし通常の神経心理検査では障害を的確に捉えることが難しいことも多く，知能検査や記憶などの検査上ではほとんど成績低下を示さない患者も少なくない．遂行機能障害に比較的鋭敏と考えられている検査でも成績低下を示さないこともある．そのためまずは臨床的観察から患者の障害を捉え，評価することが重要である．

問診場面では，通常は何気なく行っているが，よく考えてみると状況に応じた複雑な手順を必要とするような事柄について尋ねることで，生活上の問題点を確かめることが有用である．例えば，料理の手順，銀行での手続き，家の掃除などが支障なく効率的に行えているかなどを聞いてみる．仕事をしている患者であれば，仕事の手順や能率について質問する．注意すべき点として，遂行機能障害を持つ患者は，病識に乏しいことがあることを念頭におく必要がある．患者本人に障害のことを聞いても症状がはっきりせず，「特に問題ないと思います」などと答えることも少なくない．その場合，患者の日常をよく知っている家族や介護者からの訴えが重要となる．

日常生活上の問題を聞くだけでなく，決まった解答がないような質問をすることも効果的である．例えば「これから復職に向けてどのように生活していきますか？」とか「今後どんな旅行がしてみたいですか？」などと尋ねてみる．これらに対するアイデアの豊富さ，計画性の確かさ，実現性の高さなどを含めた考え方のプロセスをみることで，障害を評価できる可能性がある．もちろん，プランニングがうまくできても行動がうまく実現するとは限らない．

III 遂行機能障害の評価法

遂行機能障害は，行動の開始困難や自発性の低下，認知・行動の転換障害，行動の維持困難や中断，行動の修正困難などの障害により生じると説明される．これらの障害は従来から「前頭葉機能障害」といわれてきた障害に近似のものであり，神経心理学的検査の中には，この種の障害に鋭敏な検査がある．しかし要素的な障害の検出を目的としたこの種の検査では，検査のどの時点においても取り組むべき明瞭な課題が与えられていたり，課題の開始が施行者の主導で行われ，達成すべき明確な目標も設定されていることが多い．また被検者が時間をかけて行為を組み立てたりすることや，2つ以上の競合する課題に優先順位をつけるといったようなことは，あまり要求されない．一方で遂行機能障害を検出するために，日常生活上の障害を忠実に反映するような自由度の高い課題も考案されているが，逆に被検者の行動や結果を客観的・定量的に評価することが難しく，検査室で施行可能でかつ般化されるような課題を作成することが困難となる．

以下，遂行機能の評価によく利用される検査，遂行機能障害を定量的に評価する試みで開発された検査バッテリーを紹介する．これらの検査は患者に生じた障害のある種の側面を理解する上で有用な手がかりとなるが，必ずしも検査成績が臨床上の遂行機能障害を十分に反映するわけではない．検査ではまったく問題がないにもかかわらず，日常生活上でさまざまな障害を有している患者も少なくないことに留意が必要である．

1 ウィスコンシンカード分類検査（WCST） 図6-1

概念ないしセットの転換障害，反応の柔軟性などを調べるカード分類検査で，前頭葉背外側皮質損傷例に鋭敏といわれている．概念・セットの転換障害とは，いったん抱えられ，操作された一定の概念やこころの構え（セット）から，他の概念やこころの構えに移ることができなくなったり，

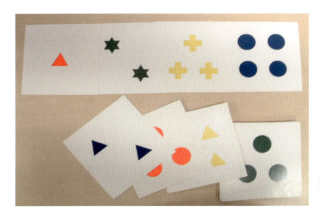

図6-1 ウィスコンシンカード分類検査（WCST）

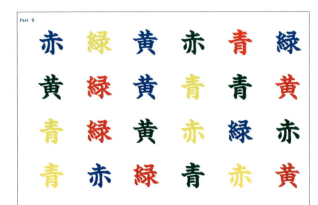

図6-2 修正ストループ課題

移ることが困難になったりするもので，より高次の水準での保続と考えられる．注意の転換に関する能力は遂行機能を構成する重要なコンポーネントであり，遂行機能障害患者ではWCSTの検査成績の低下を認めることが多い．わが国では慶應版WCST（KWCST）がよく利用されている．

2 修正ストループ課題　図6-2

前頭葉損傷患者では，日常的・習慣的な行為や認知傾向を抑えることが難しくなるといった，ステレオタイプな行動の抑制障害が指摘されている．ストループ課題では，例えば緑色で書かれた「赤」という文字を，文字を読まず文字の色を答える，すなわち「みどり」と答えることが要求される．行動の抑制障害に対して鋭敏な検査としてよく知られており，同時的な干渉効果を検討する課題あるいは注意の分配能力を調べる課題でもある．前頭葉損傷例において典型的な成績低下が認められるが，両側上内側部損傷，ことに前帯状回と成績低下との関係などが指摘されている．

3 Verbal Fluency Test

Fluency Test（流暢性の検査）も遂行機能の検査としてしばしば利用される．よく使われているのは語の流暢性の検査（Verbal Fluency Test）で，一定時間内に決められた頭文字やカテゴリーに含まれる語をできるだけ多く挙げてもらう．左側または両側前頭葉損傷患者において，語頭音を与えられたときの流暢性が低下しやすい．語の流暢性以外では，アイデアやデザインなどの流暢性を調べる検査も利用される．

4 遂行機能障害の行動評価バッテリー

種々の問題解決課題を有機的に組み合わせ，より実際的かつ包括的な評価ができるよう作成されたのが遂行機能障害症候群の行動評価（Behavioural Assessment of the Dysexecutive Syndrome：BADS）である．BADSは前頭葉症状の中核である遂行機能障害を症候群として捉え，さまざまな行動面を評価しうる系統的で包括的な検査バッテリーとして，1996年に英国のWilsonらにより開発された[6]．

BADSは6種類の下位検査　表6-1　と1つの質問表から構成されており，下位検査のそれぞれ

表6-1　BADSの下位検査

1. 規則変換カード検査（Rule Shift Card Test）
2. 行為計画検査（Action Program Test）
3. 鍵探し検査（Key Search Test）
4. 時間判断検査（Temporal Judgement Test）
5. 動物園地図検査（Zoo Map Test）
6. 修正6要素検査（Modified Six Element Test）

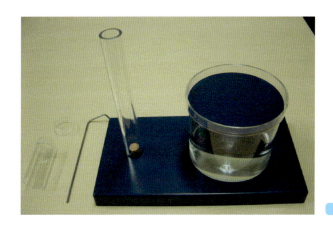

図6-3 行為計画検査（BADS）

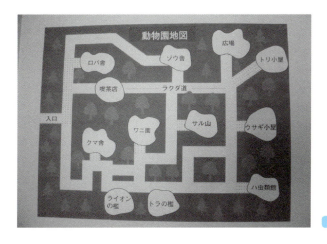

図6-4 動物園地図検査（BADS）

は，遂行機能障害を持つ患者が日常生活上でしばしば体験するような場面に類似した内容で構成されている．規則変換カード検査は，トランプカードを使って，ある規則から別の規則に変換し，カードの色と新しい規則を覚えておく能力を測定する．行為計画検査 図6-3 は水，コルク，ビーカーといった材料を使用して，最終手順から逆向きに手順を計画する能力を調べる．鍵探し検査は白紙に正方形が描かれた用紙を使って，なくした鍵を見つけ出すための道筋を計画し，自分の行動を監視しながら，明確にされていない事柄も考慮する能力が求められる．時間判断検査は，時間に関する常識的な推論ができるかどうかが要求される．動物園地図検査 図6-4 は，規則に従いながら目的を達成するために，行動を修正して，失敗を最小限にする能力を調べる．修正6要素検査は，行動を計画して系統立て，調整する能力が要求される．さらにこれら6つの検査以外に，遂行機能障害の程度を判断するために作成された，DEX（dysexecutive questionnaire）といわれる質問表が用意されている 表6-2 ．DEXは障害による変化を，感情や人格，動機づけ，行動，認知の4種類の範疇に分け質問している．答えは「全くない」から「ほとんどいつも」の5段階の中から選ぶようになっており，細かい言い回しを除けばほとんど同じ質問を，患者と，患者をよく観察し理解している評価者に答えてもらう．

Ch.6 遂行機能障害

表6-2 DEX の質問

1. 単純にはっきり言われないと，他人の言いたいことの意味が理解できない
2. 最初に思いついたことを，何も考えずに行動する
3. 実際には起こり得ないことを，本当にあったかのように信じ，人にその話をする
4. 将来のことを考えたり，計画したりすることができない
5. 物事に夢中になりすぎて度を越してしまう
6. 過去の出来事がごちゃまぜになり，実際にはどういう順番で起きたかわからなくなる
7. 自分の問題点がどの程度なのかよくわからず，将来についても現実的でない
8. ものごとに対して無気力だったり，熱意がなかったりする
9. 人前で他人が困ることを言ったりやったりする
10. いったん何かをしたいと思っても，すぐに興味が薄れてしまう
11. 感情をうまくあらわせられない
12. ごくささいなことに腹をたてる
13. 状況に応じてどう振る舞うべきかを気にかけない
14. 何かをやり始めたり，話し始めると，何度も繰り返してしまう
15. 落ち着きがなく少しの間でもじっとしていられない
16. たとえすべきでないとわかっていることでも，ついやってしまう
17. 言うこととやることが違っている
18. 何かに集中することができず，すぐに気が散ってしまう
19. 物事を決断できなかったり，何をしたいのかを決められなかったりする
20. 自分の行動を他人がどう思っているのか気付かなかったり，関心がなかったりする

表6-3 脳損傷患者における BADS の成績

	健常対照群	前頭葉損傷群	後部脳損傷群	脳損傷群全体
対象 （男性/女性）	31名 （18名/13名）	11名 （9名/2名）	14名 （10名/4名）	25名 （19名/6名）
平均年齢	48.7±15.7歳 （21〜78歳）	57.7±10.3歳 （38〜69歳）	46.4±14.7歳 （17〜64歳）	51.4±13.9歳 （17〜69歳）
WAIS-R　FIQ	未施行	83.9±12.8	87.1±16.1	85.5±14.1
BADS	18.1±2.4	9.5±3.1	13.3±4.1	11.5±4.1

　BADS では，これら6つの下位検査（各検査4点満点）の結果の合計（24点満点）から，遂行機能障害を定量評価する．しかし原版の BADS には日本人にとってなじみの少ない内容からなる課題も含まれていたため，筆者らは Wilson らと相談しながら，その内容を一部改変した日本語版 BADS を翻訳・作成した[7]．日本人の健常者・脳損傷者らに対して行った BADS の結果は 表6-3 に示した通りである．前頭葉損傷患者群は健常群・後部脳損傷群と比べ，有意に BADS 検査の成績低下が認められた．BADS により従来の神経心理学的検査では十分に評価しえなかった，遂行機能障害の定量的評価が可能になることが期待される．

5 他の遂行機能検査

　以上に示した代表的な検査以外にも，遂行機能障害評価のために使用されているいくつかの検査を紹介する．迷路テスト（maze test）は「平面上のスタート地点から，限られたルールに従ってゴールを目指す」検査であり，代表的な Porteus Maze Test や WISC-Ⅲ の下位検査としての迷路課題など

が知られている．どのように評価するかにより必要とされる機能が異なる可能性はあるが，空間学習能力や遂行機能と関わりの深い課題といえる．時に家庭用のゲームとしても使用されるハノイの塔やロンドン塔課題も，遂行機能課題として利用されることが多い．

　臨床上では比較的はっきりとした遂行機能障害が認められているにもかかわらず，定型的な「前頭葉機能検査」ではほとんど成績低下を示さない症例もしばしばみられる．近年このような患者の症状を評価するために，より日常生活場面に近く生態学的妥当性（ecological validity）を有するような課題を机上検査に工夫された検査が考案されている．ティンカートイテストでは与えられたプラスチック棒・円盤などのパーツを利用して，何らかの意味を持つ組み合わせを完成してもらうことが要求される．従来の検査では検出が難しいと考えられる「発散性思考」や「創造性」といった側面をうまく評価することが期待できる．

IV 遂行機能障害と前頭葉

　一般に前頭葉（前頭前野）損傷例において，遂行機能障害の典型的な症候や検査成績の低下が認められることが多く，従来の概念ではいわゆる「前頭前野機能」が「遂行機能」に比較的近いが，必ずしも前頭葉損傷患者に遂行機能障害が認められるわけでない．臨床的に明らかな遂行機能障害を認める患者が，従来の前頭葉機能検査上では異常を認めないこともよくあるし，後部脳損傷例において遂行機能検査成績が低下することもある．これは遂行機能が前頭葉以外の脳領域に関係の深い認知機能にも依拠していることを考えれば，当然といえる．

　遂行機能障害は臨床上の認知・行動的な機能障害を示すための用語であり，局在損傷による障害を定義する「前頭葉機能障害」と直接結びつけて考えることには問題がある．遂行機能とは，障害によって起こる行動上の変化そのものに着目した結果生まれた概念である．しかし行動や他の要素的な認知機能のコントロールという点において，前頭葉との関係を無視することはできない．

　管理機能としての前頭葉機能については，これまでにもさまざまな議論がある．Luria[8]によれば，前頭葉機能は活動のプログラミング，調整，実行を行う1つの系であると見なされている．Shallice[9]らは同様の概念を情報処理モデルから監督系（supervisory attentional system）として捉えている．Baddeleyは自身らが提唱したワーキングメモリーのモデルの中で，Shalliceの唱える監督系は中央実行系（central executive）に近い概念だろうと述べている[10]．

　Baddeleyによれば，ワーキングメモリーは，「言語理解，学習のような複雑な認知作業を行うときに，必要な情報を一時的に保持し，その情報に操作を加えるシステム」と定義される．このシステムでは，中央実行系と従属システム（slave system）が想定されており，中央実行系は従属システムを制御・監視し，目標となる課題を達成するために，注意の制御機構としてその役割を果たしていると説明されている．中央実行系は前頭前野との関連が深く，遂行機能の重要な構成要因であろうと論じられている．

　StussとAlexanderは，遂行機能障害を引き起こす中枢というのは解剖学的・機能的に存在せず，これらの障害は前頭葉の3領域における独立した3種類の注意機能の過程（attentional processes）から説明できると提案している[11]．それぞれの機能と脳領域として，energization—上部内側前頭葉，task-setting—左外側前頭葉，monitoring—右外側前頭葉が示されている．

Ch.6 遂行機能障害

　前頭前野損傷により遂行機能障害が生じることが多いが，前頭前野内における損傷部位により，障害の形式に違いがみられる．背外側損傷例（dorsolateral prefrontal cortex，ブロードマンの8・9・46野）ではワーキングメモリーの障害や前頭葉機能検査で成績の低下があり，思考の柔軟性などに問題が生じる．眼窩部・腹内側部損傷例（orbitofrontal cortex・ventromedial frontal cortex，ブロードマンの10・11・12野）では，言語・知能・記憶検査だけでなく，ワーキングメモリー検査，前頭葉機能検査もあまり成績低下を示さないが，衝動性の亢進や不適切な情動反応などにより社会的行動が障害されやすい．

V 症例呈示

症例1

　41歳，男性，右利き．交通事故により脳挫傷．「受傷後からイライラ感や怒りっぽさが強くなり，子供や妻に暴力をふるってしまう．また集中力がなくなって，簡単なことができなくなってきた」と訴え精神科受診した．頭部MRIでは，右前頭葉腹外側領域に損傷を認めた 図6-5．WAIS-Rでは言語性IQ（VIQ）＝70，動作性IQ（PIQ）＝62，全IQ（FIQ）＝63と全般的な成績低下を認めた．WMS-Rは言語・視覚・一般・注意集中・遅延再生がそれぞれ61，69，59，59，50未満．WCSTでは達成カテゴリー数（CA）＝4，ネルソン型保続数（PEN）＝2，セットの維持困難（DMS）＝1，語の流暢性検査では語頭音＝14/3 min，カテゴリー＝23/3 min，と軽度の成績低下を示した．これらからは，全般性知能の軽度低下，記憶障害，軽度の遂行機

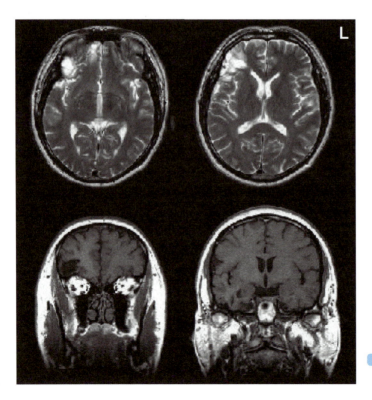

図6-5 症例1の頭部MRI画像

能障害が示唆される．

　本人によれば「料理が得意だったのにうまくできなくなった」「家の中で配置換えをしているが，自分で決められなくて全部妻に聞いてしまう」「戸締まりを頼まれても，途中で終わってしまう」との訴えがあった．また「もともと仕事で家具の組み立てを行っていたが，事故後は組み立てがうまくできなくなった．しかし作業そのものは問題なく行えるので，誰かに付き添ってもらい一つ一つ手順を言ってもらえば組み立てることができる」とのことであった．妻からは，「家を出るときは，ぎりぎりになっても出かける用意をしていなかったり，逆にすごく早い時間から玄関で待っていることもある」と指摘された．さらに，「病院を受診するために電車に乗っていても，ずっと気をつけていないと目的としている駅を通り過ぎてしまう」ため，しばしば診察時間に遅刻した．「例えば郵便局に行こうと思っていても，気をつけていないと通り過ぎてしまう」などの訴えもあった．これら日常生活活動上の障害は，遂行機能障害患者にしばしばみられる形式の行動上の問題といえる．

症例2

　62歳，男性，右利き．自転車を運転中に自動車と接触，急性硬膜外血腫（右前頭部・側頭部）に対して，脳外科病院で血腫除去術を受けた．退院後も生活上の問題が続くため，受傷から1年3カ月後，精神科外来を受診した．頭部MRI上，両側背側前頭葉領域に損傷を認めた　図6-6　．

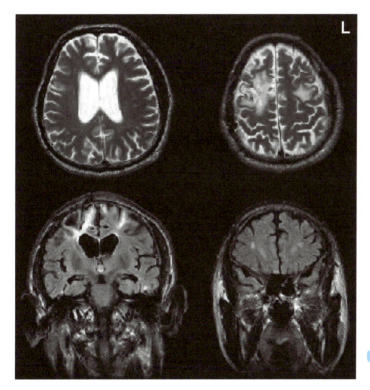

図6-6　症例2の頭部MRI画像

Ch.6 遂行機能障害

神経心理学的検査おいては，WAIS-RのVIQ＝122，PIQ＝97，FIQ＝112，WMS-Rでは言語・視覚・一般・注意集中・遅延再生がそれぞれ109，102，108，125，98，WCSTはCA＝6，PEN＝1，DMS＝0，語流暢性検査は語頭音＝20，カテゴリー＝39であった．またBADSの総得点も22/24であり，すべての検査において検査成績の低下は認められなかった．

　日常生活活動においても，本人の話からは「特に困っていることはない」「以前とかわりない」と障害を示す訴えはなく，全く病識はなかった．しかし同居している妻からは以下のような訴えがあった．「何も自分で決められなくて，何でも私に聞いてくる」「食事に呼んでも部屋に来るだけでじっと座っている．もう一度声をかけると食卓に座る」「食べてと言わないと食べない」「洋服が選べない．暑くても厚着する」「2つからどちらかは選べるが，3つ以上になるとなかなか決められない」「戸締まりしても，所々抜けている」「一日中コンピュータゲームをやっている．やり出したら止まらない」「風呂に入っても，すすぎ残しなど全部終わらないうちに出てきてしまう．しかし入浴時間は以前より長くなっている」．これらの行動上の問題をすべてが「遂行機能障害」とはいえないが，行動上の問題からは遂行機能障害の存在が示唆される．

おわりに

　遂行機能およびその障害について概念や評価方法を前頭葉との関連を述べながら説明した．また遂行機能障害を示した前頭葉損傷患者例を紹介した．遂行機能障害が多くの要素から構成される複雑な認知機能であることを考えると，単純にその神経基盤を論じるのは困難である．しかし損傷の局在によって遂行機能障害のタイプが異なる．これらは遂行機能を構成する要素的な成分の障害の差により生じていると思われ，それぞれの要素に関係する神経基盤から遂行機能の構成成分の局在を考えることは有用であろう．しかし「何々機能に鋭敏な」といわれるような検査を使って遂行機能のある種の側面を評価するだけでは，患者の状態を十分に把握することができない．詳細な臨床的観察は最重要であると思われる．一方で経過やリハビリテーションの効果を客観評価するためには障害の定量化が望まれ，包括的な検査バッテリーを用いた総合的な評価の実現が期待される．

文　献

1) American Psychiatric Association. Diagnostic and statistical manual of mental disorders. 5th ed. Arlington, VA：APA；2013.

2) Lieberman JA, Stroup TS, McEvoy JP, et al. Effectiveness of antipsychotic drugs in patients with chronic schizophrenia. N Engl J Med. 2005；353：1209-23.

3) Hanna-Pladdy B. Dysexecutive syndromes in neurologic disease. J Neurol PhysTher. 2007；31：119-27.

4) Lezak MD. The problem of assessing executive functions. Int J Psychol. 1982；17：281-97.

5) Lezak MD. Neuropsychological assessment. 3rd ed. New York：Oxford Univ Press；1995.

6) Wilson BA, Alderman N, Burgess PW, et al. Behavioural assessment of the dysexecutive syndrome. Bury St. Edmundes：Themes Vally Test Company；1996.

7) 鹿島晴雄，三村　將，監訳．田渕　肇，森山　康，訳．BADS遂行機能障害症候群の行動評

価・日本版. 東京: 新興医学出版; 2003.

8）Luria AR. Higher cortical function in man. Tavistock; 1966.

9）Shallice T. Specific impairments of planning. Philoso Trans R Soc Lond B Biol Sci. 1982; 298: 199-209.

10）Baddeley A. Working memory. Oxford: Clarendon Press; 1986.

11）Stuss DT, Alexander MP. Is there a dysexecutive syndrome? Phil Trans R Soc B. 2007; 362: 901-15.

［田渕　肇, 三村　將］

2 遂行機能障害に対するリハビリテーション

はじめに

前頭葉は背外側面 図6-7 と腹内側面 図6-8 に分けて機能と障害像が論じられている．表6-4 には背外側面前頭前野の機能を示したが，遂行機能は背外側面前頭前野の重要な機能であると考えられている．その障害された症状が遂行機能障害である．背外側前頭前野には，尾状核頭部背外側核，淡蒼球背外側部，それに視床（前腹側核・背内側核）とのネットワークが提唱されている．そのためそれらにおける皮質下病変においても同様な症状が発現する．これらの皮質下のネットワークが複数障害された場合にはアパシー（apathy；自発性低下）となる．

遂行機能障害とは，前頭前野の障害により，後部脳における認知機能は保たれているものの，それらを動員して課題の解決にあたることが困難な病態[1]，あるいは，個々の認知スキルそのものは正常であるが，その認知スキルを用いて行動を開始し，モニターし，さらに行動を調整していくために情報を役立てていく能力の障害[2]と位置づけられている．持続性注意，注意の分配，ワーキングメモリー，展望記憶，思考の発散性，知的能力などが複合的に関与している．遂行機能が障害されることにより，プランニングの障害，戦略の適用ができない，自己制御の障害，抑制が利かない，

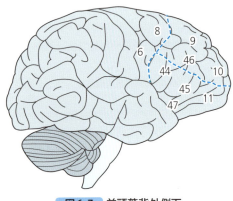

図6-7 前頭葉背外側面

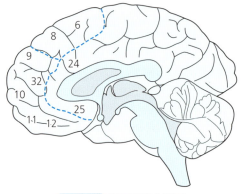

図6-8 前頭葉腹内側面

表6-4 背外側面前頭前野の機能

保持する情報の容量	ワーキングメモリー（作動記憶）：7つまでの数唱（順唱，逆唱）
時間的間隙を結びつけ，評価，行動する，時間軸にそった行動の想起・調整	ゴールと帰結の間には間隙（時間的間隔）がある．これを保持して2つを結びつける 展望記憶（prospective memory）（存在想起，内容想起）
迅速学習（rapid learning）	最も適切な行動とルールの素早い学習．検査法例：慶應版ウィスコンシンカード分類検査（KWCST）

2 遂行機能障害に対するリハビリテーション

表6-5 遂行機能障害

- プランニング（planning）の障害
- 戦略の適用（strategy application）ができない
- 自己制御（self-regulation）ができない
- 抑制（inhibition）が利かない
- ゴール志向的行動（goal-directed behavior）をとれない
- 行動の始動（initiation）ができない
- 自己洞察（insight）ができない

(Tranel D, et al. Development of the concept of "executive function" and its relationship to the frontal lobes. In: Boller F, Grafman J. eds. Handbook of neuropsychology. Amsterdam: Elsevier; 1994. p.125-48[3]）および Stuss DT, et al. Annu Rev Psychol. 2002; 53: 401-33[4]）より)

表6-6 遂行機能障害に対するリハビリテーション

	リハビリテーションプログラム例
持続性注意の訓練	1つの課題に集中させる，attention process training
ワーキングメモリーの訓練	記銘・再生する課題数を次第に増やしていく
発散性思考の訓練	アイデアの流暢性を刺激・賦活化する，語想起課題など
展望記憶の訓練	ミニデイ課題（何時に何をするか記憶し，想起させる課題，存在想起・内容想起）
体系化されたストラテジー訓練プログラム	ゴールマネジメント訓練，問題解決訓練

ゴール志向的行動が困難，行動の開始が困難，さらに自己洞察ができない，という一連の行動の障害が生じる[3,4] 表6-5．遂行機能障害に対するリハビリテーションは，今日までに理論的枠組みに依拠して，メタ認知（自己洞察）のストラテジー訓練と問題解決訓練，さらにゴールマネジメント訓練などが明らかにされている．このような遂行機能にフォーカスをあてた 表6-6 に掲げた訓練方法は，いずれも一般的な認知訓練に比して，遂行機能障害の改善を特異的に改善させることが明らかにされている．

I 遂行機能障害に対する認知リハビリテーションのエビデンス

Cicerone（2011）により高次脳機能障害患者に対する，2003〜2008年までの認知リハビリテーションに関するランダム化比較試験（RCT）論文の systematic review がされている[5]．遂行機能障害に対する認知リハビリテーションの推奨レベルとして高いのは，頭部外傷 TBI 患者に対するメタ認知（自己洞察）のストラテジー訓練（self-monitoring and self-regulation）とされている．1998〜2002年までの review[6]ではメタ認知（自己洞察）のストラテジー訓練は Practice Options とされていたが，その後 RCT 論文が増えたために，高い推奨レベルとなっている．これは Normann-Shaliice の行動制御モデル[7]に依拠した方法論であり，言語を仲介（verbal mediators）として思考と行動のスキーマを変化させる認知リハビリテーションの手法である．言語を用いた自己教示 self-instruction と，新たなスキーマを導入する skill-instruction により，誤った思考のスキーマを変更させるこ

Ch.6 遂行機能障害

表6-7 遂行機能障害に対する認知リハビリテーションの推奨レベル

Intervention	Level of Recommendation
TBI患者に対するメタ認知（自己洞察）のストラテジー訓練（self-monitoring and self-regulation）	Practice Standard（based on well-designed class Ⅰ studies）
デザインされた問題解決ストラテジー訓練と日常生活・行動への適用訓練	Practice Guidelines（based on class Ⅰ; methodological limitation, well-designed class Ⅱ studies）
グループ訓練での介入（group-based intervention）	Practice Options（based on class Ⅱ or class Ⅲ studies）

(Cicerone KD, et al. Arch Phys Med Rehabil. 2011; 92: 519-30)[5]

表6-8 遂行機能障害に対する認知リハビリテーション

リハビリテーションプログラム	推奨レベル
Metacognitive strategy training ・遂行機能障害を補う技術の修得，自己の管理能力の向上を目的とする ・日常生活動作施行中，動作の目的と予測される結果と難しさ，自分の能力で完遂するためにはどの動作を選択すべきか，また必要な介助が尋ねられる	グレードA
Goal management training（GMT） ・現状をstopさせて，評価，何がゴールか目を向ける ・適切なゴールの選択，設定 ・サブゴールの設定，split ・ゴール，サブゴールを記述して留める，手順の確認 ・結果の照合，check	グレードA

(渡邉 修. リハビリテーション医学. 2013; 50: 530-5)[8]

とを目標としている（self-regulation）．続く推奨レベルは，デザインされた問題解決ストラテジー訓練と日常生活・行動への適用訓練である．先行のreview（Cicerone, 2005）でもPractice Guidelinesとされており，持続して支持されている訓練プログラムであるといえる **表6-7** ．

わが国では渡邉による認知リハビリテーションのエビデンスが明らかにされている **表6-8** [8]．そこではメタ認知（自己洞察）のストラテジー訓練Metacognitive strategy trainingとGoal management trainingがレベルAとされている．

脳卒中後遂行機能障害に対する介入のsystematic reviewの中では，working memory training，strategy training，それに外的代償手段のアプローチexternal compensatory approachが支持されている[9]．

Ⅱ 持続性注意・ワーキングメモリーの訓練

妨害刺激を排除して1つの課題に集中できる認知機能である持続性注意は，前頭前野の重要な機能の一つである．また課題遂行時にトップダウンな制御を行い持続させることができるのも，持続性注意に依拠している．遂行機能障害に対するリハビリテーションとしてまず選択されるのが持続性注意訓練である．SohlbergらによるAttention Process Training（APT）はその代表例である[10]．

またワーキングメモリーは前頭前野の重要な機能の一つである．コンピュータを用いたワーキン

2 遂行機能障害に対するリハビリテーション

表6-9 問題解決訓練（problem solving training：PST）

問題解決のプロセス	プログラム
1st stage：問題の分析（problem analysis）	与えられた情報の読解，再読・概観把握，課題の理解のために質問を作る
2nd stage：問題解決志向的活動（solution–directed activity）—発見的手法と推論 heuristics and reasoning	複雑な課題の細分化，解決に向けた仮説形成を援助する
3rd stage：評価と判定（critical evaluation/judgment）	結果の確認を指示し，誤りの指摘をする，誤りの修正を指示する

グメモリーの訓練が，対照群に比して有意に数唱（Ch.5 参照）やPASAT（Ch.2, 5 参照）などにより測定される検査成績を向上させることが報告されている[11]．

III ストラテジー訓練

1 問題解決訓練（problem solving training：PST）[12]

前頭葉障害患者は性急で非体系的アプローチを無意識に選択する特性を有していることを背景にしており，それに対する是正として，課題に対して緩徐に分析・調整を行い，段階的に解決する手法に変更していく認知訓練が問題解決訓練（PST）である．具体的には，複雑な多次元の問題をより操作しやすい部分へと分解することで解決する方法の教示を訓練する．そして日常生活への般化を期待するリハビリテーションの方法論である．

問題解決のプロセスとして，①1st stage：問題の分析（problem analysis）として，与えられた情報の読解，再読・概観把握，課題の理解のために質問を作る，②2nd stage：問題解決志向的活動（solution–directed activity）として，複雑な課題の細分化，解決に向けた仮説形成を援助する，③3rd stage：評価と判定（critical evaluation/judgment）として，結果の確認を指示し，誤りを指摘する，誤りの修正を指示する——といった3つから構成される **表6-9**．6週間の認知訓練プログラムであり，1つのプログラムに25セッションが実施される．このvon Cramon の訓練プログラムでは **表6-10** に示す4つのモジュールから構成されている．目標志向的思考の課題，情報の系統的かつ注意深い比較を行う課題，複数の情報を同時に処理する課題，それに推論（論理的に結論を導き出す）を援助する課題である．6週間の認知訓練プログラム実施後には，遂行機能の評価法として用いた Tower of Hanoi と Planning test において，PST群と対照群としての memory training群との2群間にて有意差が確認されている．

この研究からは遂行機能障害例に対して，一般的な認知訓練や他の認知機能訓練を行うのではなく，遂行機能の改善にフォーカスをあてた認知リハビリテーションが明らかに優れていることを示唆している．治療後のフォローアップのデータが本研究には示されていないものの，PSTの治療成果は日常生活への般化として期待できることが明らかにされている[13, 14]．

2 ゴールマネジメント訓練（goal management training：GMT）[15]

ゴールマネジメント訓練は日常生活上の知的活動を営む上で進められるゴール達成の効果的遂行を可能にすることを目指す認知リハビリテーションの新たな方法論である．ゴールの階層性を明ら

Ch.6 遂行機能障害

表6-10 問題解決訓練 (problem solving training：PST)

4つのモジュール	例
1．目標志向的思考 (generating goal-directed ideas)：代案を考える，代案の正と負の結果を予測して，代案に重みづけする	イタリアの鉄道労働者がストライキをしている時，直ちにドイツに帰らなければならない，どうすればよいか？
2．情報の系統的かつ注意深い比較を行う課題 (systematic and careful comparison of information)	短文を提示，そこから新聞の3行広告の形で適切な情報を書き出す
3．複数の情報を同時に処理する課題 (tasks where multiple information needed to be processed simultaneously)	4人家族が2週間の快適な旅行ツアーを見つける，複数の旅行会社のカタログを比較検討する
4．推論 (論理的に結論を導き出す) を援助する課題 (drawing inferences)	短い推理小説，原告陳述と容疑者の申し立てとの不一致を見出し，犯罪がどのように実行されたのかヒントを発見し事件解決の糸口に結びつける，問題のシーンをイラストとして描く

かにすることを目的し，進められているところのパフォーマンスをモニターするために，現在進行中の行動をいったん中止させる指示を反復して，持続的注意を活性化させて，ゴールを意識させることを援助する手法である．

理論的背景として，右大脳半球の前頭前野-視床-頭頂小葉が果たす持続性注意システム (right frontal-thalamic-parietal sustained attention system)[16]が前頭葉・遂行機能の作動上きわめて重要な役割を担うメカニズムに依拠している．持続性注意システムによりワーキングメモリーを機能させ，高次に序列化されたゴールを内的に活性化し維持することを保障している．仮に持続性注意システムが屈服した場合には，高次に序列化されたゴールに対して，無意識的習慣と環境刺激の妨害が生じて，結果として刺激依存性のゴールから逸脱した行動に陥る．それが注意障害あるいは遂行機能障害として顕在化することになる．

持続性注意システム活性化の一つの手法として，ランダムトーン刺激の効果が明らかにされており，持続性注意障害改善の認知機能補助具となりえることが報告されている[17, 18]．それにより自動的 (惰性的) 反応を中断させて，supervisory attentional control (SAS) の促通を目指す．

GMTはこの理論に依拠して，外的プロンプトを課題遂行中に導入し，自らのキュー (cue) としてプロンプトを内存化させていくことを目的とする．GMTの手法は，ゴールを明らかにするために進行している行動をいったん停止させ，遂行状況をモニターさせ，ゴールを再度喚起する訓練方法である[19]．具体的には日常生活の実例を取り上げ，ゴール達成の失敗と成功を描写させる．実生活上での模擬課題 (例：パーティーの準備をするときに不注意により生じる結果など) を用いて，ゴールの変容を意識させることを実施する．

表6-11 にGMTを構成する7つのセッションの内容を提示した．構成は7セッション，14時間のリハビリテーションのプログラムである．ゴールを明確にする，習慣的行動 (habit) に陥らないために行動をいったん中止する，ワーキングメモリーの感受性を上げるために中止指令を用いる，ワーキングメモリーの活性化のためにゴールを陳述させる，ゴールを競う文脈の中でTo-Doリストの利用により決断力を扱う，分割を要する大きなゴールを明らかにしてゴールの階層化を再構築

2 遂行機能障害に対するリハビリテーション

表6-11 Goal management training（GMT）の構成

セッション	目標
1．ゴール定義，注意散漫・手抜きがもたらす結果を意識させる	・ゴールの明確化，注意障害と手抜きとは何か明確にする ・手抜きの結果を認識させる
2．習慣的行動を中止する	・習慣自動的行動（惰性）とは何か明確にする ・習慣的行動がいかに誤りに繋がるか ・習慣的行動を中止する
3．ワーキングメモリーと現行の認知状況	・ワーキングメモリーを，ゴールをライン上で維持する知的黒板として定義 ・ワーキングメモリーの感受性を上げるために中止指令を用いる ・注意深い調整が現在の行動とゴールに向けた認識を増強する
4．ゴールの陳述	・ゴールからの中断 ・ワーキングメモリーの活性化のためにゴールを陳述する
5．意志決定	・ゴールを競う文脈の中で，To-Doリストを利用して決断力を扱う
6．課題の細分化	・分割を要する大きなゴールを明らかにする ・ゴールの階層化を再構築させる
7．照合する	・誤りの認識 ・行動制御のために中止指令を用いる ・再検証する

させる，各プロセスにおいて誤りを認識させる，行動制御のために中止指令を用いて検証させる，以上の内容を模擬課題の中で教示していく．

　治療の帰結を Sustained Attention to Response Task（SART）[20] の誤謬数と Tower Task の達成スコア[21] を用いて治療前後とフォローアップ時にて評価している．結果は対照群に比して治療後とフォローアップ時にて2つの評価法で有意な改善が得られた．GMTは，ゴールの階層性に対するミスマッチが生じているときに，注意障害に気づかせて，認知のコントロールを復活させることで，問題解決への周到なアプローチを促進する介入である．この7セッションからなるGMTの研究は，注意障害を減少させて，行動の堅実さを増大させ，問題解決のパフォーマンスを向上させることを明らかにしている．

Ⅳ 反復性経頭蓋磁気刺激（rTMS）を用いた neuromodulation による高次脳機能障害の改善

　反復性経頭蓋磁気刺激（repetitive trans-cranial stimulation：rTMS）による中枢神経に対する刺激，あるいは抑制効果を用いた介入がneuromodulationをもたらすとして，高次脳機能障害の領域においても導入されている．

　若年健常者に対して右半球頭頂葉を5 HzのrTMSを用いて刺激することにより，sham群と比較してワーキングメモリーの改善が一過性に得られたことが報告されている[22]．この研究においては刺激部位とは離れた前頭前野における脳血流量の上昇が認められており，前頭-頭頂神経ネットワークの存在に依拠していると説明されている．しかしこの研究においては脳損傷者への施行はされていない．

Ch.6 遂行機能障害

　また慢性期脳卒中後のアパシー（自発性低下）に対して，内側前頭前皮質と背側前帯状回に高頻度（10 Hz）のrTMSを施行することにより，sham群に比してApathy scale日本語版と簡易抑うつ症状尺度において改善が認められたことが報告されている[23]．

　rTMSによる高次脳機能障害領域における適用は，alien hand syndromeにおいても改善が報告されている[24]．高次脳機能障害の改善に向けた今後のrTMSによる介入研究が待たれる．

文　献

1) 加藤元一郎．前頭葉症状の回復とリハビリテーションについて．長野県高次脳機能障害専門セミナー．2010.7.（口演）

2) Baddeley A, Wilson B. Frontal amnesia and the dysexecutive syndrome. Brain Cogn. 1988；7：212-30.

3) Tranel D, Anderson SW, Benton A. Development of the concept of "executive function" and its relationship to the frontal lobes. In：Boller F, Grafman J, eds. Handbook of neuropsychology. Amsterdam：Elsevier；1994. p.125-48.

4) Stuss DT, Levine B. Adult clinical neuropsychology：lessons from studies of the frontal lobes. Annu Rev Psychol. 2002；53：401-33.

5) Cicerone KD, Dahlberg C, Braden C, et al. Evidence-based cognitive rehabilitation：updated review of the literature from 2003 through 2008. Arch Phys Med Rehabil. 2011；92：519-30.

6) Cicerone KD, Dahlberg C, Kalmar K, et al. Evidence-based cognitive rehabilitation：recommendations for clinical practice. Arch Phys Med Rehabil. 2000；81；1596-615.

7) Norman DA, Shallice T. Attention to action：willed and automatic control of behaviour. In：Schwartz GE, Shapiro D, eds. Consciousness and self-regulation. New York：Plenum Press；1986. p.1-18.

8) 渡邉 修．認知リハビリテーションのエビデンス．リハビリテーション医学．2013；50：530-5.

9) Poulin V, Korner-Bitensky N, Dawson DR, et al. Efficacy of executive function interventions after stroke：a systematic review. Top Stroke Rehabil. 2012；19：158-71.

10) Sohlberg MM, Mateer CA. Effectiveness of an attention-training program. J Clin Exp Neuropsychol. 1987；9：117-30.

11) Westerberg H, Jacobaeus H, Hirvikoski T, et al. Computerized working memory training after stroke—a pilot study. Brain Inj. 2007；21：21-9.

12) von Cramon DY, Matthes-von Cramon G. Frontal lobe dysfunctions in patients—therapeutical approaches. In：Wood RL, Fussey I, eds. Cognitive rehabitaion in perspective. London：Taylor & Francis；1990. p.164-79.

13) Rath JF, Simon D, Langenbahn DM, et al. Group treatment of problem-solving deficits in outpatients with traumatic brain injury：a randomized outcome study. Neuropsychol Rehabil. 2003；13：341-488.

14) Rath JF, Langenbahn DM, Simon D, et al. The construct of problem solving in higher level neuropsychological assessment and rehabilitation. Arch Clin Neuropsycho. 2004；19：613-35.

15) Levine B, Schweizer TA, O'Connor C, et al. Rehabilitation of executive functioning in

patients with frontal lobe brain damage with goal management training. Front Hum Neurosci. 2011; 5: 9.

16) Posner MI, Petersen SE. The attention system of the human brain. Annu Rev Neurosci. 1990; 13: 25-42.

17) Manly T, Hawkins K, Evans J, et al. Rehabilitation of executive function: facilitation of effective goal management on complex tasks using periodic auditory alerts. Neuropsychologia. 2002; 40: 271-81.

18) Fish J, Evans JJ, Nimmo M, et al. Rehabilitation of executive dysfunction following brain injury: "content-free" cueing improves everyday prospective memory performance. Neuropsychologia. 2007; 45: 1318-30.

19) Duncan J, Emslie H, Williams P, et al. Intelligence and the frontal lobe: the organization of goal-directed behavior. Cogn Psychol. 1996; 30: 257-303.

20) Robertson IH, Manly T, Andrade J, et al. "Oops!": performance correlates of everyday attentional failures in traumatic brain injured and normalsubjects. Neuropsychologia. 1997; 35: 747-58.

21) Manly T, Hawkins K, Evans J, et al. Rehabilitation of executive function: facilitation of effective goal management on complex tasks using periodic auditory alerts. Neuropsychologia. 2002; 40: 271-81.

22) Yamanaka K, Yamanaga B, Tomioka H, et al. Transcranial magnetic stimulation of the parietal cortex facilitates spatial working memory: near-infrared spectroscopy study. Cereb Cortex. 2010; 20: 1037-45.

23) 佐々木信幸, 安保雅博, 他. 慢性期脳卒中患者の内側前頭前皮質及び背側帯状回への高頻度rTMS. STROKE 2106. 2016. (口演)

24) 原 貴敏, 垣田清人, 児玉万実, 他. 脳卒中後Alien hand syndromeに対する低頻度反復性磁気刺激療法と集中的作業療法. Jpn J Reha Med. 2014; 51: 228-33.

〔原　寛美〕

Chapter 7 失語

1 古典的失語症候群の症候と画像診断

はじめに：古典的失語症候群の意義づけ

　本書の前身である「高次脳機能障害　その概念と画像診断」[1]において松田が指摘しているように，古典的失語症候群は単一の機能障害ではなく複数の機能症状の組み合わせで生じていることが少なくないのみならず，近年では進行性失語の分析が進むにつれ古典分類にあてはめることの難しい症例に遭遇する機会も増えている．

　一方，音韻，統辞，意味そして語彙といった言語学的水準での症候分析により，自発話，呼称，聴覚的理解，復唱，そして読み書きによって行われる旧来の言語診察方法[2]を基にする古典的な分類を凌駕する失語症候群が構築できているかといえば，そのような領域にはまったく到達していないことに加えて，失語症例を議論して病像を把握する際の共通語としての古典分類による失語症候群の有用性は失われていない．特に血管障害においては，比較的均質な臨床像と対応する病変を有している．

　本稿では言語学的水準の理論的背景には拘泥せず，症候群としての失語型の中で病変との対応が比較的固定した失語型から順に血管障害症例を中心に，その症状と病変について説明したいと思う．なお提示する画像所見の水平断は断りのない限り右側が左を示す．

I 比較的限局した病変で症状との対応がほぼ確定的な症候群

1 純粋語啞(pure word dumbness)，純粋失構音(pure anarthria)，純粋発語失行(pure apraxia of speech)

　古典的失語症候群では皮質下性運動失語などと呼ばれていたものの，現在は純粋語啞，純粋失構音そして純粋発語失行との名称が使用されるのが一般的である．

　純粋症例では構音の歪み，音韻から音韻への渡りの悪さ，努力と試行錯誤を伴う探索行動などで特徴づけられる発話異常（アナルトリー）のみを呈し，喚語困難，文法障害，理解障害は一貫して指摘できない一方，軽度の書字障害，特に仮名の錯書が合併することが少なくない．また同じ音韻や単語であっても上手く言えるときと言えないときがあり，上手く言えない場合にも誤り方が一貫しない．

　責任病変については島やブローカ領域とする説もある[3,4]が，左中心前回の中部から下部の損傷が原因であることは確実である[5]　図7-1．

　脳卒中においては通常突然の緘黙で発症し，発話衝動はあってもほとんど何もしゃべれなくなる．それに対して理解は保たれており筆談もできる．徐々に話せるようになるにつれ，上述した特徴的な発語症状が明らかとなる．

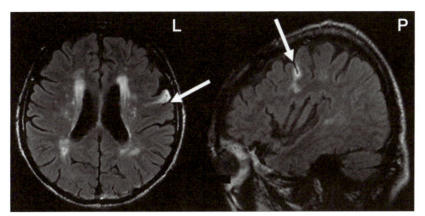

図7-1 純粋語唖症例の頭部MRI/FLAIR画像（左：水平断，右：矢状断）
左中心前回中央から下部に脳梗塞を認める．矢印は中心溝を示す．

発症初期には右の上肢に加えて顔と舌に麻痺を伴うことはあっても，それで構音の異常を説明できるほどに重度であることはない．

また必発ではないものの口部顔面失行を伴うことが多く，書字障害とあわせて麻痺性構音障害との鑑別に有用な場合がある．

2 伝導失語（conduction aphasia）

復唱のみならず自発話，呼称そして音読といった発話面全体にわたる音韻性錯語/錯読（字性錯語/錯読）を特徴とする失語症候群である．とは言え，後述する理由により喚語困難に伴う停滞などが目立たない場合は，普通に話していると大きな異常が感じられないこともある．

自身で音の誤りに気づくため，この音韻性錯語には言い直しを伴うことが多く，徐々に正答に近づく（接近現象）こともあれば成功しないこともある．音韻を意識しないときには目標語が苦もなく出てくる一方，意識すれば意識するほど，音韻性錯語が増えてしまい目標語から遠ざかってしまうことも少なくない．この点において自動性と意図性の乖離が最も目立つ失語症候群であり，自発語では音韻を意識せずに話すことが多いのに対して，復唱と呼称，特に復唱では音韻を意識せざるを得ないことから，自発話に比し復唱と呼称において音韻性錯語が目立つことになる．また音の把持が悪くなる〔一度に把持できる音韻数の減少：言語性短期記憶（short term memory：STM）障害〕ことも復唱障害に関与する．単語の呼称と復唱では目標語の音韻数が多くなるほど誤りが多くなり，語長効果と呼ばれる．文の復唱では文の後半部分を復唱できなくなることが多い．

発話衝動や発話量は保たれ構音にも異常はないため流暢性失語に分類されるものの，喚語困難と音韻性錯語に伴う停滞と言い直しが目立つ場合は聴覚的印象が必ずしも流暢とは言えないこともある．聴覚的理解は音の把持の問題で文レベルでは障害されても単語水準では保たれており，文字言語の理解もほぼ正常ながら，音読と書字では各々音韻性錯読と字性錯書を呈する．

責任病変は周辺領域を含むこともあるが，左の縁上回から上側頭回後部上縁にかけての皮質，皮質下損傷である 図7-2 [6]．古典論ではブローカ領域とウェルニッケ領域を繋ぐ弓状束が重要視されていたが，皮質損傷と弓状束の損傷のいずれが伝導失語の発症により重要であるのかについては

Ch.7 失語

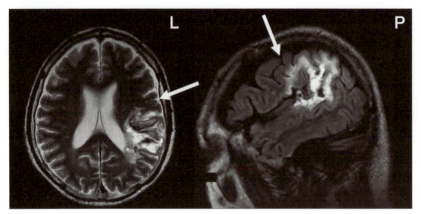

図7-2 伝導失語症例の頭部MRI画像（左：水平断のT2強調画像，右：矢状断のFLAIR画像）
左縁上回から上側頭回後部上縁にかけての皮質/皮質下に脳梗塞を認める．矢印は中心溝を示す．

明確な結論は出されていない．

II 大病変の場合が多く，症状も多因子的な症候群

1 ブローカ失語（Broca's aphasia）

　ブローカ失語は重度の発話障害と相対的に良好な理解によって特徴づけられる失語症候群であるが，発話面の症状が重なる純粋語唖とは異なり，喚語困難，文の構成障害，理解障害そして書字障害など，言語学的水準の異常を伴う．また，発話開始困難や発話衝動の低下などの神経行動学的水準の異常を伴うことが多い．発話はアナルトリーを呈すのみならず発話内容の面でも文が単純化し発話量も少ない．アナルトリーに加えて喚語困難と発話開始困難を伴うため発話は非流暢で中断が多い．ときにジャルゴン様となることもある[7]．復唱も自発話と同様の非流暢性を示すものの，自発語よりは良好である場合がある．また重症例においても，検者の発語に合わせ同じことを同時に発話しようとする同時発話（syllalia）が観察されることもある[8]．呼称も障害される．理解障害は統辞の理解が主に障害されるため文レベルで認められ，単語レベルの理解は保たれることが多い．

　病変はアナルトリーの責任病変である中心前回とその前方領域である中下前頭回後半部，さらに血管支配の関係から島を含むことが多い　図7-3　．またブローカ領野の機能的役割については超皮質性失語の項で述べる．

　なお欧米においては電文体をはじめとする失文法症状が強調されるが，日本語においては典型的な電文体失文法を呈することは少ない．これについては日本語が欧米圏の屈折語と異なり語形変化を伴わず語順が比較的自由な膠着語であることとも関連しているかもしれない．また日本語における典型的な電文体失文法は側性化に異常を持つ患者の右半球病変に多いということが指摘されている[9]．

　原因疾患として最も多い脳梗塞では，病変が大きい場合は急性期において意識障害と右片麻痺を呈し，当初は全失語と判断できるほどの重度の失語症状をきたすが，徐々に理解が回復し，ブローカ失語らしい発話が観察されるようになるのが典型的な経過である．右片麻痺は下肢よりも上肢に

102

1 古典的失語症候群の症候と画像診断

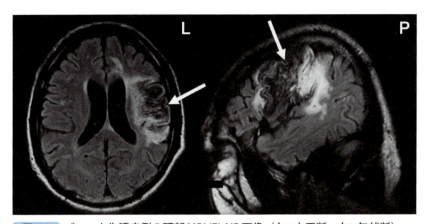

図7-3 ブローカ失語症例の頭部MRI/FLAIR画像（左：水平断，右：矢状断）
左中下前頭回後部，中心前回，中心後回，縁上回そして上側頭回後部上縁に脳梗塞を認める．矢印は中心溝を示す．

強く，装具を使いながらでも歩行が可能となったとしても上肢は廃用となる例も多い．ブローカ失語はローランド動脈と前ローランド動脈の閉塞のみでも生じうるが，左中大脳動脈基幹部や上行枝分岐直後の閉塞に伴う脳梗塞症例では 図7-3 のように中下前頭回，中心前回，島に加えて頭頂葉や側頭葉の前上部にも拡がる病変を呈することも多い．ただし側副血行路の程度や脳塞栓における再開通の時期によっては，病変が比較的限定され麻痺が軽度のこともありうる．

2 ウェルニッケ失語（Wernicke's aphasia）

　構音障害はなく流暢な発話であるものの，多くの錯語が混じり意味不明となることもある．錯語は音韻性錯語と語性錯語（"エンピツ"を"ペン"と答えるなどの言葉の言い間違い）のいずれも認められるが，日本語として実在しない新造語を呈することがウェルニッケ失語の特徴である[1]．新造語が多発して意味不明の発話となる場合は新造語ジャルゴン（語新作ジャルゴン）と呼ばれる[10]．発話量は減少せず発話促進（press of speech）が認められ，病前より発話量が多くなることもある〔語漏（logorrhea）〕．理解は単語レベルから障害されている場合が多く，復唱と呼称の障害も重い．文字言語の障害は音声言語の障害に比例するが，側頭葉下部が損傷を免れている場合などに文字言語が音声言語と比較して相対的に保たれることがある．

　理解障害の原因としては語音認知が悪いという語聾的要因のほか，語音は認知できても意味が把握できないという語義聾的要因の両者が合併している場合が多い[11]．初期には自身の理解障害や異常な発話にも気づかない場合が多い（病態失認的傾向）．高齢者では発話促迫が目立たず単に諒解が悪くボーッとしているだけということもあり，認知症と誤解されることもある．

　病変は狭義のウェルニッケ領野（左上側頭回後半部）を含む後方領域であるが，典型的なウェルニッケ失語の病変はウェルニッケ領野のみならず側頭葉中下部や頭頂葉などの周辺領域にも拡がっていることが多く，少なくとも 図7-4 に示す程度の病変の拡がりが必要である．脳梗塞の場合には左中大脳動脈下行枝閉塞によることが多く，通常，錐体路は保たれるため麻痺は伴わない一方，視放線の損傷に伴って右同名性半盲もしくは四分盲を合併することが多い．

　なお，語音認知のみが障害され発話や文字言語に障害が認められないときは純粋語聾（pure word

Ch.7 失語

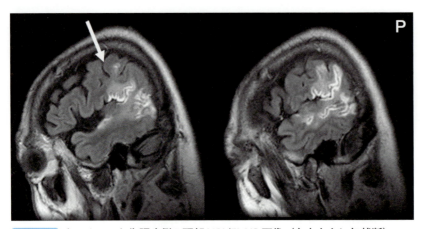

図7-4 ウェルニッケ失語症例の頭部MRI/FLAIR画像（左右ともに矢状断）
ウェルニッケ領野に加え，中心後回後部，縁上回そして中側頭回上部に脳梗塞を認める．矢印は中心溝を示す．

deafness）と診断され，この病態には両側の聴覚皮質とウェルニッケ領野の離断が想定されている．

3 全失語（global aphasia）

　言語表出，理解ともに重度に障害される．注意すべきはまったく無言の状態においては失語の診断は慎重にならざるを得ないということである．全失語であっても何らかの言語表出や発話意欲は観察されることが多い．理解は単語レベルから障害され，ベッドサイドにおける評価では簡単な動作命令や物品の二者択一の指示に応じることも難しい．

　全失語の言語表出にはいくつかのタイプがある．それは短い数種類の常套句，偶発性発話，再帰性発話[10]，1音韻から数音韻の音綴断片，表記不能のジャルゴン[12]などである．

　病変はブローカ領野とウェルニッケ領野を含み大病変であることが多く，血管障害の場合は左中大脳動脈灌流領域の全域梗塞や左大脳半球の大出血で皮質に障害が及ぶ場合が多い．一方，中大脳動脈上行枝の灌流領域のみの損傷でウェルニッケ領野が保たれていても，脳梗塞発症直後においては一過性に全失語となりうる[6]．また右片麻痺も重度となることが一般的ながら，運動皮質と錐体路が損傷を免れると「麻痺のない全失語」も起こりうる[13]．

　最初の再帰性発話の記載としてBrocaが報告した「tan」以外の言葉を発することができなかったTan氏が有名ではあるものの，典型的な再帰性発話を認める時期の失語型はほぼ例外なく全失語である[10]．もちろん，再帰性発話が改善しないまま理解がある程度改善して，全失語からブローカ失語へ移行する例も多い．

III 病巣症状対応が非確定的で，症状の個人差も大きい症候群

1 超皮質性失語（transcortical aphasia）

　他の言語機能に比して相対的に復唱が保たれる失語症候群に対して超皮質性の名称が用いられる．単純に図式化すればブローカ領野からウェルニッケ領野に至る音韻操作を担うシルビウス裂周囲の領域が保たれている場合に超皮質性失語が生じるということになるものの，ブローカ領野（下前頭回三角部後部と弁蓋部/狭義では弁蓋部のみ）の限局損傷症例において超皮質性失語を呈するこ

1 古典的失語症候群の症候と画像診断

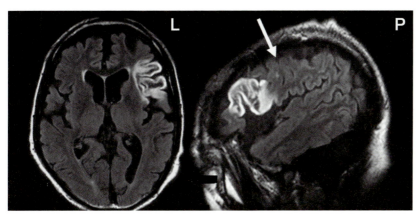

図7-5 超皮質性運動失語症例の頭部MRI/FLAIR画像（左：水平断，右：矢状断）
ブローカ領野に限局した脳梗塞を認める．矢印は中心溝を示す．

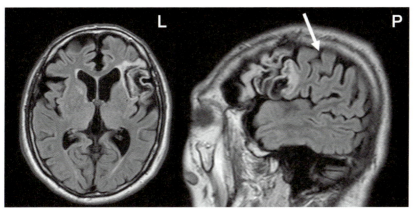

図7-6 超皮質性感覚失語症例の頭部MRI/FLAIR画像（左：水平断，右：矢状断）
ブローカ領野に限局した脳梗塞を認める．矢印は中心溝を示す．

とが知られている[14, 15]．またブローカ失語からの回復期に超皮質性運動失語になったり，ウェルニッケ失語からの回復期に超皮質性感覚失語となることも多く，ブローカ領野損傷に伴う超皮質性失語については超皮質性運動失語 図7-5 となることが多い一方，超皮質性感覚失語 図7-6 となる症例も決して少なくなく，症状と病巣の対応は絶対的なものではないのみならず症状の個人差も大きいといえる．

　超皮質性失語の一般的特徴は，相手の言葉をオウム返しにそのまま繰り返す反響言語的な発話が挙げられる．反響言語については保たれている復唱の機能を障害された自発話に援用しているとの解釈も成り立つが，この考えに批判的な考え方も示されている[16, 17]．

1）超皮質性運動失語（transcortical motor aphasia: TCMA）

　自発話の乏しさや表出の困難さに比して復唱と理解が相対的に保たれるのが最大の特徴である．発話量は少なく発話衝動に乏しく自ら話し出すことは少ない．質問に対する簡単な応答は可能ながら，症例ごとの差異が大きく，何度も促してからようやく発話する場合もある．その場合でも簡単

Ch.7 失語

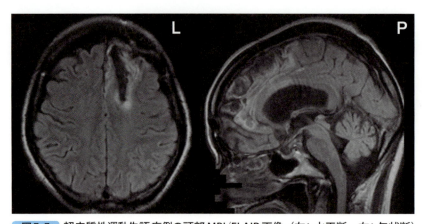

図7-7 超皮質性運動失語症例の頭部MRI/FLAIR画像（左：水平断，右：矢状断）
本症例は脳出血症例である．一部は中前頭回に及ぶものの病変の主座は上前頭回から前頭葉内側面である．

で短い文による反応が多い．質問に対する答えでは相手の言葉を自身の発話に取り込んで応答することが多いものの，相手の言葉をすべてオウム返しするのではなく，前半部のみを取り込むような減弱型反響言語（「今日の調子はどうですか？」に対して「今日の調子は……いいです」といった反応を示す）となる．呼称は自発話に比べて保たれていることが多いものの，動物などのカテゴリーに属する言葉や「あ」で始まる言葉を1分以内に想起するといった語想起課題は非常に難しい．運動失語との名称が使用されてはいても構音面での異常はなく，復唱は自発話に比べると非常に良好である．

　この失語型の臨床症状は症例によって多様であり亜型が存在するため，発症機序については議論がある[18]．責任病変は左前頭葉の内側面（補足運動野/上前頭回）図7-7から背外側部（中下前頭回）図7-5であるが，中心前回は含まれない．内側面の病変では内言語の障害はあまり伴わず発話の乏しさのみが目立つことから，発話衝動性の低下，発話開始困難，そして発話維持の障害が背景にあると想定されることが多い．背外側部の病変では，これらの症状に加えて文構成能力の低下や喚語困難などの言語学的水準の障害がさまざまな形で混在することになる．また上述したように，ブローカ失語の回復過程において復唱のみが良好に改善してTCMAとなることがある．

2）超皮質性感覚失語（transcortical sensory aphasia: TCSA）

　構音障害のない流暢な発話で復唱が良好である一方，単語レベルでの理解障害を呈する．自発話において錯語が多く混じり意味不明のジャルゴンとなってウェルニッケ失語に似ることがあるが，錯語としては語性錯語が多く[19]復唱が良好であることが鑑別点となる．復唱は文レベルでも可能ながら意味理解を伴わないことが多い．相手の質問に対して意味を考えるかのように質問のまま繰り返す反響言語がみられることも多い．呼称障害と文字言語の障害も重いが，意味理解を伴わずに音読だけが可能なことがある（理解なき音読）．

　責任病変は左中大脳動脈と後大脳動脈の分水嶺領域に一致する頭頂後頭葉もしくは側頭頭頂葉の損傷で生じる[20]が，ウェルニッケ失語からの回復過程でなく初期からTCSAを呈する血管障害症例を経験することは少なく，むしろ日常診療ではアルツハイマー病のTCSA症例[21]に遭遇する機会が

1 古典的失語症候群の症候と画像診断

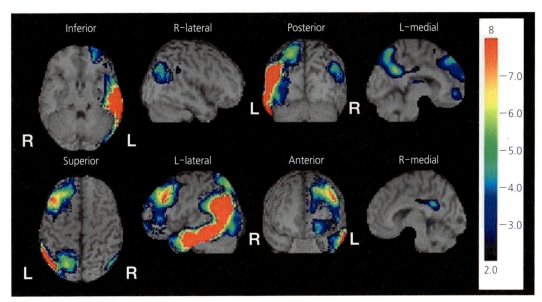

図7-8 超皮質性感覚失語をきたしたアルツハイマー病症例の脳血流シンチ画像

統計画像により血流低下が重度な部分が赤で示される．左前頭葉にも集積低下領域を認めるものの，左頭頂葉/側頭葉に著しい血流低下が認められる．一方，ウェルニッケ領野からブローカ領野にかけての領域は保たれている．RとLは各々右と左を示す．

多い 図7-8 ．一方，上述したように前頭葉病変によってもTCSAを呈することがあるものの，この際の病変はTCMAの責任病変とほとんど重なる．前頭葉と後方領域で生じるTCSAに質的な差異があるのかについては議論が待たれる．

語義失語

語義失語[22]は超皮質性感覚失語に属するものの，その病像が特異なことから個別に記載されることが多い．この失語型は前頭側頭葉変性症の一型である意味性認知症（semantic dementia）[23]において認められる．初診時に「利き手」を尋ねる際，「利き手って何？」との反応を示すように，話し相手の用いる日常的に馴染みのある単語に対して「～って何？」と聞き直す態度が最も特徴的な所見である．文字言語では仮名の読み書きは良好であるのに対して漢字の読み書きでは「海老」を「かいろう」と音読するような類音的錯語や類音的錯書が観察される．初期には語性錯語が認められるが，典型的な語義失語となった時点では錯語が少なくなる[19]．また通常のTCSAにおいては諺の説明はできなくなるのに対して補完は可能（例えば，「猿も」と口頭で示すと「木から落ちる」と回答できる）である一方，語義失語では説明のみならず補完もできない．語義失語症例の頭部MRI画像を 図7-9 に示す．

3）混合型超皮質性失語（mixed transcortical aphasia: MTCA）

発話も理解も重篤に障害される一方，復唱のみが比較的保たれる．復唱は反響言語の形で観察されることが多い．また決まり文句の前半を検者が口頭提示すると後半部分を自動的に補う補完現象が認められることも多い．反響言語も補完現象も意味理解はまったく伴わず，自身の意図を伴わない自動的あるいは強迫的な言語活動である．

Ch.7 失語

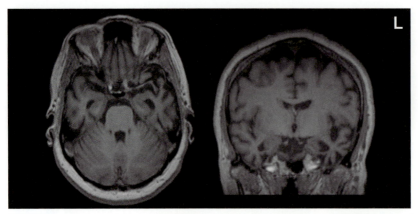

図7-9 語義失語を呈した意味性認知症症例の頭部MRI画像/T1強調画像（左：水平断，右：冠状断）
両側側頭葉に萎縮を認めるが，萎縮は左側優位で葉性萎縮となっている．

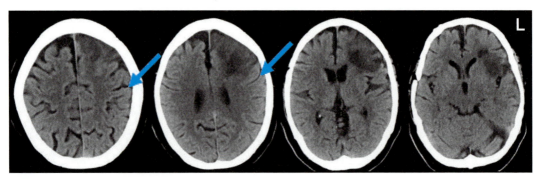

図7-10 混合型超皮質性失語症例の頭部CT画像
脳動脈瘤のクリッピングの既往があり頭部CTのみの撮像ながら，左前頭葉内側面から背外側部にかけ発症間もない脳梗塞を認める．中心前回は損傷を免れている．矢印は中心溝を示す．

　ブローカ領野からウェルニッケ領野に至るシルビウス裂周囲領域が保たれる一方，これを取り囲むような広範な領域が損傷されることによって生じるとされる．これは意図的な発話も理解も不能ながら，音韻操作を担う領域の活動によって支えられる復唱のみは残存するという考え方に基づいており，言語野孤立症候群（isolation of speech area syndrome）と呼ばれることもある[24]．

　Geschwindらが言語野孤立として報告したのは一酸化炭素中毒症例であった[24]が，原因が脳梗塞の場合は左内頸動脈閉塞の急性期にみられることが多い[25]．これは内頸動脈閉塞に伴う脳梗塞ではブローカ領野からウェルニッケ領野に至るシルビウス裂周囲領域を保ちつつ，この領域と他の領域との連絡を遮断する分水嶺領域（前大脳動脈/中大脳動脈/後大脳動脈の各灌流領域の境界領域）や中大脳動脈末梢に梗塞を呈しやすいことと関連している．このことから急性発症のMTCA症例を診察した際には内頸動脈閉塞を疑う必要がある．

　一方，前頭葉内側面の損傷がTCMAの原因となり，前頭葉背外側部の損傷ではTCSAをきたしうることは上述した．このため前頭葉の内側面と背外側部の損傷が同時に生じた場合にはMTCAを呈しうる 図7-10 ．

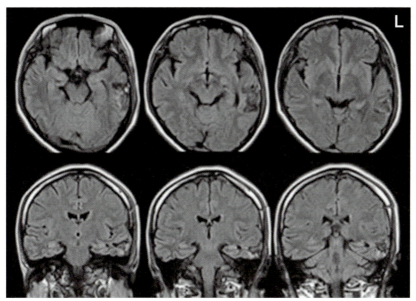

図7-11 健忘失語症例の頭部MRI画像/FLAIR画像（上段：水平断，下段：冠状断）
病変はほぼ左中側頭回後部に限局している．

　なおMTCAの病態機序については，そのすべての臨床症状を言語野孤立のみで説明できるほどには単純ではない．例えば，補完現象は言語野孤立だけでは説明することはできない[17]．

2 健忘失語（amnestic aphasia）

　喚語困難のみを主症状とし他の失語症状をほとんど伴わない場合に本名称が用いられる．多くは名詞が最も障害されやすいことから失名詞失語（anomic aphasia）とも呼ばれる．発語は流暢で文の形も正常であるものの，名詞の部分を指示代名詞，そして「もの」や「こと」で置き換えたり，迂言（例えば，海苔と伝えようとして「黒くて…朝御飯に食べる…」といった反応）で代用したりする．理解障害は伴わない．左半球におけるどの病変であっても起こりうるとも言えるが，他の口頭言語症状を伴わずに喚語困難が独立して起こりうる部位としては，左の角回と側頭葉後下部が挙げられる．角回病変では古典的失読失書が，側頭葉後下部では漢字の失読失書を伴うことが多い[26]．

　図7-11 に軽度ながら漢字の想起困難を伴ってはいたものの，ほぼ左中側頭回後部に限局した静脈洞血栓症による出血性梗塞によって健忘失語を呈した症例を示す[27]．

📖 文　献
1) 松田　実．古典的失語症候群の症候と画像診断．In：高次脳機能障害　その概念と画像診断．東京：中外医学社；2006. p.9-24.
2) 山鳥　重．神経心理学入門．東京：医学書院；1985.
3) Dronkers NF. A new brain region for coordinating speech articulation. Nature. 1996; 384: 159-61.
4) Hillis AE, Work M, Barker PB, et al. Re-examining the brain regions crucial for orchestrating speech articulation. Brain. 2004; 127: 1479-87.

5) Itabashi R, Nishio Y, Kataoka Y, et al. Damage to the left precentral gyrus is associated with apraxia of speech in acute stroke. Stroke. 2016; 47: 31-6.

6) 相馬芳明, 田邉敬貴. 失語の症候学. 東京: 医学書院; 2003.

7) 波多野和夫, 浅野紀美子, 森 宗勧, 他. 非流暢性のジャルゴン失語の症例報告. 精神経誌. 1984; 11: 897-909.

8) 波多野和夫. 失語の画像診断―病変局在をめぐる諸問題. In: 高次脳機能障害 その概念と画像診断. 東京: 中外医学社; 2006. p.25-37.

9) 松田 実, 鈴木則夫, 生天目英比古, 他. 両手利き右半球損傷による流暢性失文法失語. 神経心理学. 1997; 13: 137-44.

10) 波多野和夫. 重度失語の症候学―ジャルゴンとその周辺. 京都: 金芳堂; 1991.

11) Franklin S. Dissociation in auditory word comprehension; evidence from nine fluent aphasic patients. Aphasiology. 1989; 3: 189-207.

12) 松田 実, 鈴木則夫, 生天目英比古, 他. 「未分化ジャルゴン」の再検討. 失語症研究. 1997; 17: 269-77.

13) Tranel D, Biller J, Damasio H, et al. Global aphasia without hemiparesis. Arch Neurol. 1987; 44: 304-8.

14) 田邉敬貴, 大東祥孝. Broca 領野と Broca 失語. 脳と神経. 1982; 34: 797-804.

15) 佐藤睦子, 後藤恒夫, 渡辺一夫. 左前頭葉病変により超皮質性感覚失語と同語反復症を呈した1例. 神経心理学. 1991; 7: 202-8.

16) Brown JW. The problem of repetition: a study of "conduction" aphasia and the "isolation" syndrome. Cortex. 1975; 11: 37-52.

17) 波多野和夫, 山岸 洋, 国立淳子, 他. 「意図と自動症の闘い」(Sitting, 1928)―反響言語のジャクソニズム的側面について. 神経心理学. 1987; 3: 234-43.

18) 榎戸秀昭. 超皮質性運動失語. 精神医学. 1985; 27: 671-7.

19) 松田 実, 鈴木則夫, 水田秀子. 失語症患者の言語表出過程における錯語の意味. 失語症研究. 1999; 19: 170-81.

20) Benson DF, Ardila A. Aphasia: a clinical perspective. New York: Oxford University Press; 1996.

21) Cummings JL, Benson F, Hill MA, et al. Aphasia in dementia of the Alzheimer type. Neurology. 1985; 35: 394-7.

22) 井村恒郎. 失語―日本語における特性―. 精神経誌. 1943; 47: 196-218.

23) Neary D, Snowden JS, Gustafson L, et al. Frontotemporal lobar degeneration: a consensus on clinical diagnostic criteria. Neurology. 1998; 51: 1546-54.

24) Geschwind N, Qaudfasel FA, Segarra JM. Isolation of the speech area. Neuropsychologia. 1968; 6: 327-40.

25) Bogousslavsky J, Regli F, Asssal G. Acute transcortical mixed aphasia; a carotid occlusion syndrome eith pial and watershed infarcts. Brain. 1988; 111: 631-41.

26) 岩田 誠. 左側頭葉後下部と漢字の読み書き. 失語症研究. 1988; 8: 146-52.

27) 渡部宏幸, 古木ひとみ, 原 寛美, 他. 目標語の音想起は困難だがモーラ数想起や長短弁別が可能な健忘失語の一例. 神経心理学. 投稿中.

［飯塚　統, 松田　実］

2 失語の画像診断―病変局在をめぐる諸問題

はじめに

　失語症が脳の器質的な障害によること，そして，病巣部位と言語症候に関係があることが注目されたのは，19世紀半ばにBrocaが「構音の消失は第三前頭回脚部の病変で起きる」と報告したことに遡る．Brocaの報告は今日の視点でみると，2つの点で重要である．1つ目は，Brocaが"構音の消失は"と述べている点である．"失語は"とは述べていないのである．これは，Brocaが言語の障害のうち，少なくとも構音の問題を言語機能の独立した一要素として，個別に障害されうると捉えていたことを示している．2つ目には，"第三前頭回脚部の病変で起きる"と述べていることである．これは，特定の症候が特定の責任病巣を持つという，機能局在を示唆する．このブローカの解釈には一部誤りがあったが[注1]，少なくとも，Brocaが提示したこの2つの基本的な視点は，CTやMRIなどの画像診断によって証明され，今日普遍的な視点としてコンセンサスを得ている．現時点で病巣の局在部位が明らかになっている要素的言語機能障害は，①失構音/発語失行，②音韻性錯語，③語音弁別障害，④単語指示課題障害，⑤喚語障害である[1, 2]．本稿では，これらの要素的言語機能障害および，さまざまな機能が連合して形成される文レベルの理解障害，また，それぞれに関連する脳部位について概説する．

I 言語症候の局在を巡る知見

　MRIなどの画像診断の普及によって，症状発現と同期して，病巣部位を知ることができるようになり，症候-病巣の知見が増えた．しかし，失語症に限ることではないが，症候とその責任病巣を巡って，見解の一致がなかなか得られないことがある．その原因の多くは2つの問題に分類できる．1つ目は，責任病巣を検討する対象患者が均一でないことである．均一でない理由はいくつかありえる．例えば，「症候」の定義が不明確ゆえに，ノミネートされた患者群が不均一であるという事態が起こる．また，発症から年余を経た患者の症候には，代償機能も加わっている可能性があり，発症から間もない患者と同等に扱うのは適切ではない．このように，対象患者群が均一でなければ，その責任病巣が一定しないのは当然である．2つ目は，責任病巣を確定する場合の方法論である．このことは古くは対象患者の病巣の重ね合わせ法が用いられてきたことにより生じた．これは，ある症候を呈した患者の病巣を重ね合わせ，最も多く重なった部位が責任病巣であると解釈する方法である．しかし，同じ症候を呈する患者群に共通する病巣が，すべて責任病巣であるとは限らない．なぜならば，すべての患者で共通して損傷されていた部位というのは，単に損傷されやすい部位ということだけの可能性も否定できないからである．本来は，例えば，Aという部位の損傷でaとい

注1：「構音の消失は第三前頭回脚部の病変で起きる」の誤り
　画像診断の発達によって，"構音の消失"すなわち，今日で言う失構音（anarthrie）あるいは発語失行（apraxia of speech）は"第三前頭回脚部"が責任病巣ではなく，（左）中心前回が責任病巣であることが判明している．

Ch.7 失語

う症候が出現した場合，Aがaの責任病巣であるというには，Aの損傷で必ずaという症候が出現することと，AではないBという部位が損傷されてもaは出現しないということを示さなければならないのである．このような二重乖離の原理は症候-病巣の関係を推測する，基本的な見方である．

　上述の問題が解決されないまま議論がなされた例は少なくない．一つの例が，失構音/発語失行の病巣を巡る論争である．もともと失構音（anarthrie）（症候については後述）はLecoursら[3]が左中心前回損傷を持つ患者で報告してから，多くの報告がそれを支持してきた[1, 4-8]．失構音/発語失行が左中心前回損傷で出現することは，多くの報告で二重乖離の原理を満たしていることで証明されており，また，脳血管障害の臨床に携わっていれば，日常しばしば遭遇する事実にほかならない．しかし，失構音/発語失行の病巣を巡る議論は，まず，「失構音」（anarthrie）と「発語失行」[（注2）]の2つの用語によって，分断されてしまうという誤謬から出発した．すなわち，「失構音（anarthrie）」の病巣としてLecoursら[3]が，左中心前回に病巣があることを報告し，その後多々の報告でコンセンサスが得られてきたにもかかわらず，「発語失行」の病巣を検討したDronkersら[9]は，これまで発語失行の病巣は検討されてことなかったと述べている．Dronkersら[9]は，「発語失行」を呈した患者の病巣を重ね合わせた結果，発語失行の責任病巣は島であると結論した．これに対して，代表的な反論としてHillisら[10]の論考がよく知られている．彼女らはDronkersら[9]の方法論的な誤り，すなわち，①慢性期の症状をもとに症状を評価すると，代償された症候が混在してしまうので適切でないこと，②伝統的な病巣の重ね合わせ法は，単に血管の脆弱性（vulnerability）を示唆するに過ぎないことを指摘し，それらの誤謬を排除して，自ら検討を行った．Hillisら[10]は評価対象として，発症24時間以内という条件をつけ，また病巣診断にMRIを複数の条件（DWI，PWI）で撮影し，重ね合わせではなく1例ずつの検討を行い，その結果，発語失行の責任病巣はブローカ野であるとした．この報告[10]は方法論的に誤っていないようにみえたが，「発語失行の責任病巣はブローカ野である」という結論は前述したようなこれまでの病巣研究の知見と一致しなかった．Hillisらの結果[10]を再確認してみると，その但し書きに，以下のようなことが記載してある．それは，発語失行のある対象患者40名のうち5人はブローカ野に虚血がなく，逆に，発語失行のない患者40名のうちの4人にはブローカ野に虚血があったという記載である．5/40人や4/40人は対象患者の10%程度の値であり，これをどう解釈するかは議論があろうが，これらの患者をどう解釈したかが，従来の臨床報

注2：失構音（anarthrie），発語失行（apraxia of speech）

　失構音は，anarthrie（アナルトリー）という仏語の訳として本邦で用いられている．発語に関する障害の概念としてさまざまな用語があり，それらの用いられかたは時代とともに変遷してきたため，1つの用語でも，どの時代のどの研究者によって用いられたのかによって齟齬があり，混乱の原因でもある．本邦での失構音はLecoursら[3]の記載した用語に依拠している．また，類似の用語として，Darleyら[12]は，apraxia of speech（発語失行）という用語を用いてきた．今日，多くの用語の中で，この2つが国際的にも汎用されている．失構音と発語失行は，詳細な歴史的変遷をみると，完全に一致する概念ではない（詳細は他稿[4, 13]参照）が，臨床場面における症候としてはほぼ同じ現象をさしていることが指摘されている．ただし，1点注意が必要なのは，anarthrie（仏語）に対応する英訳はanarthriaであるが，このanarthriaという用語は"構音不能"と訳されていることがあり，この用語は発語障害の内容（質）ではなく，重症の発語障害を示していることがある点である．米国のあるグループでは，anarthrie（仏語）の概念を認めず，すべての発語の障害を構音障害（dysarthria）とひとまとめに表現している場合もあるので，留意が必要である[14]．しかし，構音障害と失構音は，責任病巣も症候も明確に区別されうる異なった症候であり，今日，米国でもapraxia of speech（発語失行）を用いて，dysarthriaとは明確に区別する動きが主流になってきている．

2 失語の画像診断―病変局在をめぐる諸問題

告と異なった結果をもたらした可能性がある．近年，統計画像VLSM（voxel-based lesion-symptom mapping）を用いた責任病巣の同定方法が用いられているが，その結果では，失構音/発語失行の病巣は，やはり左中心前回であることが証明されている[11]．このように，病巣局在を巡る知見は，さまざまな方法論とその誤りを克服しながら，少しずつ蓄積してきたものである．このような経緯をみると，いかに画像や統計の方法が進歩しても，基本原理（臨床症候を正確に把握すること，そして，二重乖離の原理が踏襲されているかを確認すること）が最重要であることが伺える．

II 要素的言語機能障害とその局在

「はじめに」で述べた①～⑤の要素的言語機能障害は，関連する病巣との対応関係が確立しており，大脳症候学の一翼を担う．すなわち，例えばバビンスキー反射を認めれば錐体路に問題があると判定できると同様に，失構音を認めれば優位半球の中心前回の中～下部（and/orその皮質下）[注3]に問題があると判定できる．症候を正確に診断できれば，病巣の局在・広がりを推定でき，また，逆に画像による病巣局在の診断から，出現しうる症候を推測することも可能であり，これらの知見は日常臨床に有益な情報をもたらす．

1 音の選択・配列と表出に関連する症候

1）失構音（anarthrie）（発語失行 apraxia of speech）

A．症候

失構音は，大脳による構音器官制御の問題で生じる症候である[3]．失構音には，発語の実現に関わる様々な要素（構音の歪み，音の連結不良，アクセント・ピッチ・プロソディーの障害など）が含まれるが，特に，"構音の歪み"と"音の連結不良"が診断に有用な要素である．構音の歪みとは，例えば日本語であれば，日本語の音に対応している文字（仮名など）で表記できないような音になることを指す．音の連結不良は，例えば「ゆきだるま」が「ゆき…だ，る…ま」となるような途切れとして検出される現象である．ただし，"構音の歪み"と"音の連結不良"の程度は，病巣によってバリエーションがある．"構音の歪み"が前景に立つ場合には，病巣は左中心前回の中でもブロードマン4野を中心に存在し，"音の連結不良"が顕著な場合には，病巣は4野のみならず6野にも広がっていることが報告されている[4][注4]．

B．病巣

失構音は左中心前回の中～下部（ただし，下端1センチ程度は関係がない[5]）（and/orその皮質下）

注3: and/orその皮質下
　本稿では，責任病巣の部位として，皮質部位を中心に記載しているが，脳血管障害およびその他の多くの脳損傷では，皮質部位のみに限局した損傷はきわめて稀であり，その皮質下の神経線維の通り道である白質部位も同時に損傷されていることが一般的である．したがって，責任病巣の記載としては，厳密には，皮質部位のみの場合，あるいは，皮質部位の損傷に白質部位の損傷が加わっている場合の両者がありえる．このような状況を「and/orその皮質下」と表現している．
注4: 中心前回とブロードマン4野・6野
　ブロードマンの細胞構築地図は，脳回と必ずしも一致していない．中心前回に関しては，4野と6野の境界がちょうど中心前回を上下斜めに縦断しているため，中心前回の上方部位はブロードマン4野であるが，下方に向かうに従って，前方部位から6野が広くなり，下端ではほぼ6野になっている．

JCOPY 498-22874

113

Ch.7 失語

a 病巣部位

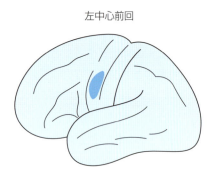

左中心前回

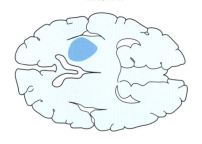

左線条体

b MRI (axial view) 上の病巣部位

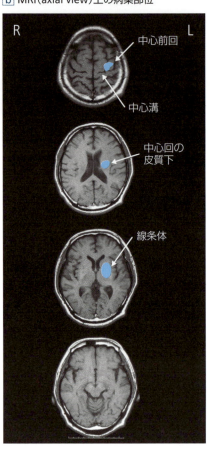

図7-12 失構音/発語失行の病巣

の損傷で認められる[3,4,6-8] 図7-12．この部位に限局した病巣があれば，失語症を伴わない失構音のみを呈し，これは純粋失構音（pure anarthrie），純粋発語失行（pure apraxia of speech），純粋語唖（pure dumbness）などと称されている．ただし，脳血管障害において，この左中心前回に病巣が限局することは少なく，近傍の左中～下前頭回などにも拡がることが多い．この場合には，失構音の他に，喚語障害（後述）やさまざまな程度の理解障害（後述）を伴い，ブローカ失語になる．すなわちブローカ失語は，その要素的言語機能障害として失構音を含む症候群といえる．また，失構音を生じるその他の責任病巣として線条体（被殻，尾状核）がある．ただし，線条体の損傷で生じる失構音には，中心前回（and/orその皮質下）の損傷による失構音にはない特徴がある．それは自発話に比較して，復唱や音読で構音の問題が軽減するという特徴である[15]．これは，線条体損傷による失構音の障害メカニズムが，中心前回損傷による失構音と異なり，発語のフィードバック障害を背景にしていることによると考えられている[16]．

C. 鑑別とポイント

失構音は，構音障害（dysarthria）との異同がしばしば問題になる．鑑別のポイントの一つは，構音障害では歪む音・歪み方などがほぼ一定であるのに対し，失構音は歪む音・歪み方，また音の途

2 失語の画像診断―病変局在をめぐる諸問題

切れ方が変動する点である．もちろん，構音障害でも失構音でも，言いやすい音の並びと言いにくい音の並びがあり，その意味で，いずれにも一定の変動は存在する．しかし，失構音の変動とは，そのような一定の変動の範囲を越え，以下の3つの視点でそれぞれ変動すると特徴づけられる．1つ目は，どの音が歪んだり途切れたりするのかの変動（whichの変動），2つ目は，どのような状況でその障害が生じるのかの変動（whenの変動），すなわち自由会話で出現するのか，復唱などの課題で出現するのかなどの変動，3つ目は，どのように音が歪むのかの変動（howの変動），例えば「ru」という音が「ryu」に近い音になってしまうのか，あるいは「gu」に近い音になるのかなどの変動である．

失構音のさまざまな要素のうち，特に"構音の歪み"と"音の連結不良"の2つの要素は，どちらの障害が前景に立つかという大まかな聴覚印象で，ⓐ"構音の歪み"＞"音の連結不良"のパターンと，逆にⓑ"構音の歪み"＜"音の連結不良"のパターンがありえる．一般に，構音障害ではⓐのパターンがみられ，失構音では病巣によってⓐのパターンもⓑのパターンもありえる．したがって，もしⓑのパターンがあれば失構音と診断しやすい．ただし，構音障害の中でも失調性の構音障害は，構音の歪みよりもアクセントやプロソディー障害が目立ち，慎重に鑑別する必要がある．この場合の鑑別のポイントとしては，失調性構音障害では，複数の音がリズムよく渡らないので，例えば「りんご」であれば，「りぃ〜ん〜〜〜ごぉ〜〜」などのように，音の引き延ばしが前景に立ちやすい．一方，失構音では，引き延ばすのではなく，逆に「り，ん…，ご」などのように音が切れてしまう，音の繋がり不全がみられる．またアクセントやプロソディーに関して，失構音では，平坦になることが多いが，失調性構音障害ではさまざまなバリエーションがありえる．

D．症例提示

以下に，失構音/発語失行を呈した患者を提示する．

> **症例1** 53歳　右利き男性
> 主訴：しゃべりにくい
> 現病歴：胆石にて某病院に入院し，手術後4日目の朝起きたらしゃべりにくくなっていた．MRIで脳梗塞を認め，専門科のある病院に転院となった．
> 神経学的所見：意識清明．脳神経系・運動系・感覚系・協調運動系，すべて問題なし．

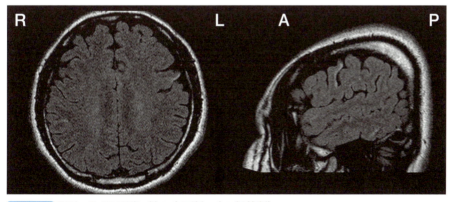

図7-13　MRI　FLAIR画像（左：水平断，右：矢状断）

Ch.7 失語

> 神経心理学的所見：発語については，構音の歪みはごく軽度であったが，たどたどしく，音の連結不良が顕著で，状況による変動もあり，失構音と判断された．聴覚的理解は，単語・文いずれも良好で，復唱，呼称にもまったく問題を認めなかった．発症4日目に施行したWAB失語症検査（Western Aphasia Battery）で，ⅡB．単語の聴覚的理解：60/60，ⅡC．経時的命令：80/80，Ⅲ．復唱：100/100，ⅣA．物品呼称：60/60，ⅣB．語想起：19個/分であった．以上より，純粋失構音と診断した．
>
> 画像所見：左中心前回中部の後壁側に限局した梗塞巣を認めた 図7-13 ．

2）音韻性錯語（phonemic paraphasia）

A．症候

錯語とは"言い間違え"のことである．この言い間違えは，言語の構造上，どのレベルに誤りが生じたかによってさまざまに分類されている．例えば，単語レベルでの言い間違えは語性錯語と称され，音のレベルでの誤りは音韻性錯語と称されている[注5]．これらの錯語のうち，音韻性錯語は責任病巣が明らかで，局在徴候として有用な症候である．

音韻性錯語の具体的な症候は，例えば「オホーツク海」というところを「オコーツク海」などと言ってしまう反応である．重度になると，「ココークツタイ」のように，多くの音を誤り，もともと言おうと意図していた単語が推測できなくなる．このような場合には，音韻性ジャルゴンと称される．音韻性錯語と音韻性ジャルゴンの区別は，もともと言おうと意図した単語が推定できれば音韻性錯語，推定できない場合には音韻性ジャルゴンとされており，より具体的には，目標語と50%以上の音韻的類似性があれば音韻性錯語，類似性が50%なければジャルゴンと判定するとされている[17]．したがって，音韻性錯語と音韻性ジャルゴンの用語は，重症度をもとにした区分であり，症候としては連続性があるといえる．障害がこの音韻性錯語の症候にほぼ限られているような患者では，音の誤りに気づき，訂正を試みる．先の「オホーツク海」の例では，「オコ…オコー，オク…いや，オホーク…オコークツ」などの反応を示す．この現象は接近行為と称されているが，何度訂正しても正答に至るとは限らず，むしろ訂正すればするほど目標語から離れてしまうことさえある．この音の誤りは，書字においても同様に出現する．すなわち，「オホークツ海」「オコツーク海」などと書いてしまうのである．これは音韻性錯書と称されている．このことは，音韻性錯語が発語の問題ではなく，書字にも共通する音韻の選択・配列レベルの問題であることを示唆する．音韻性錯

注5：音韻性錯語，音素性錯語，音節性錯語，字性錯語

音の誤りを表現する用語として，音韻性錯語，音素性錯語，音節性錯語，字性錯語などの用語がある．これらは，その音の誤りをどう解釈するかという立場の相違であり，指し示す現象は同じである．例えば，「トマト（tomato）」を「コマト（komato）」と言い間違えた場合，[t]という音素が[k]という音素に入れ替わったと解釈すれば音素性錯語という用語になり，「to」という音節が[ko]という音節に入れ替わったと解釈すれば音節性錯語という用語になり，[ト]という一字が，[コ]という一字に入れ替わったと解釈すれば字性錯語という用語になる．本稿では，これらの立場を包括して，いずれも音韻（phonemics）の障害であるという総称として，音韻性錯語の用語を用いた．

a 病巣部位

左上側頭回後部〜縁上回〜中心後回

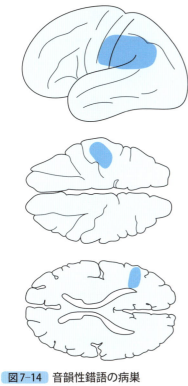

図7-14 音韻性錯語の病巣
（失構音を伴わない場合）

b MRI（axial view）上の病巣部位

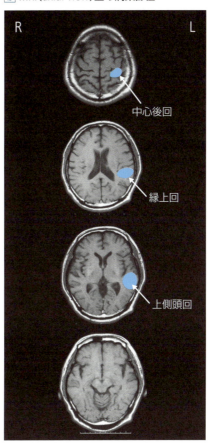

書は，日本語の場合には，表音文字である仮名において顕在化しやすい．

B．病巣

　音韻性錯語の責任病巣は，左上側頭回後部〜縁上回〜中心後回（and/orその皮質下）であり，この領域のどこが損傷されても，音韻性錯語が出現する[18]．図7-14．

C．鑑別とポイント

　ここで取り上げている音韻性錯語は「1）失構音」で述べた失構音を伴わない患者における音韻性錯語である．左中心前回損傷による失構音を呈する患者にも音韻性錯語が認められることがあるが，その障害メカニズムは，ここで取り上げている"失構音を伴わない音韻性錯語"とは同一ではない[4]．左中心前回損傷による失構音では，音が歪んだ結果，その音が元の音よりも別の音に近く聞こえる場合があり，これが音韻性錯語と感知される場合があると推測されている．また，詳細な言語学的な分析・弁別素性の検討からも，両者の音韻性錯語は，その誤り内容が異なることが報告されている．すなわち，"失構音を認める患者における音韻性錯語"には，"失構音を伴わない音韻性錯語"の障害メカニズム（音の選択・配列の問題）による音韻性錯語と，"失構音による音の歪みに由来する音韻性錯語"の両者が混在している可能性があるといえる．したがって，臨床的には"失

Ch.7 失語

構音を伴わない音韻性錯語"と"失構音を認める患者における音韻性錯語"は区別する方が有益である．

D．症例提示

以下に，音韻性錯語を呈した患者を提示する．

> **症例2** 71歳　右利き男性
>
> 主訴：うまく話せない．
>
> 現病歴：1週間程前から動悸があったが，市販薬を飲んで様子をみていた．その後，朝起きたら，言葉が出にくく，様子をみても改善がなかったため，午後から病院受診し，脳梗塞を指摘され入院した．
>
> 神経学的所見：意識清明．脳神経系・運動系・感覚系・協調運動系：異常なし．
>
> 神経心理学的所見：発語に関して，構音の歪みや音の連結不良などはなく，失構音は認めなかったが，音韻性錯語を認めた．理解は単語レベルでは問題なかったが，文レベルで低下し，視覚性呼称や語想起はいずれも良好であった．復唱では音韻性錯語が認められたが，自己修正して正答に至ることが多く，5語文以上でも可能であった．発症11日目に施行したWAB失語症検査では，ⅡB．単語の聴覚的理解：60/60，ⅡC．経時的命令：52/80，Ⅲ．復唱：92/100，ⅣA．物品呼称：60/60，ⅣB．語想起：16個/分であった．以上より，軽度の伝導失語と考えた．
>
> 画像所見：病巣は左中心後回から一部頭頂間溝を超える部位に認められた 図7-15．
>
>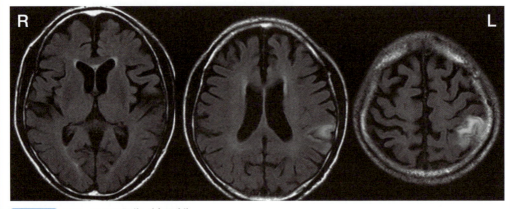
>
> **図7-15** MRI　FLAIR画像（水平断）

2 言語の弁別・認知およびそれらの反応に関連する症候

1）語音弁別障害（word deafness）

A．症候

音は聞こえるが，言語音の違いを弁別・認知できない症候は，語音弁別障害と総称される．語音弁別障害があると，言われたことを聞きなおすことが多く，難聴と間違われることが多いが，聴力検査では問題がないか，あってもそれが原因と考えられない程度に軽度であることから鑑別でき

2 失語の画像診断—病変局在をめぐる諸問題

a 病巣部位

左上側頭回後部

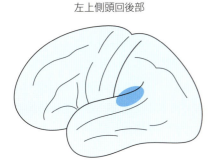

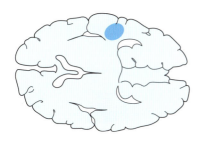

b MRI（axial view）上の病巣部位

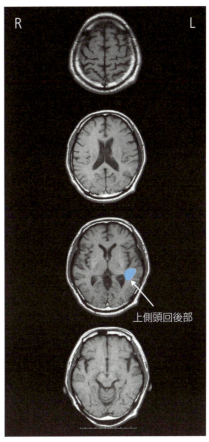

上側頭回後部

図7-16 語音弁別障害の病巣

る．聴覚的理解の検査では，理解障害があるかのようにみえるが，理解そのものに問題がないことは，文字の提示で理解がよいことで鑑別できる．

B．病巣

語音弁別障害は，左上側頭回後部（and/orその皮質下）の損傷で出現する 図7-16 ．

C．鑑別とポイント

語音弁別障害は，ピッチや長さなどの音響的解析過程，提示された音と獲得した母語の音の照合過程など，さらに細分化して考えることができるとされている[19]．脳血管障害の場合，脳血管の灌流域の分布から，その病巣が左上側頭回後部のみに限局することは稀である．多くは，近傍の左縁上回，左角回，左上～中側頭回後部などに拡がる梗塞巣となるため，語音弁別障害は伝導失語やウェルニッケ失語に合併することが多い．語音弁別障害が伝導失語に合併すると，一見，聴覚的理解が不良にみえるので注意が必要である．この場合には，文字言語では理解は良好であることや，語の想起自体には問題がないことで鑑別できる．また，ウェルニッケ失語にこの症候が合併した場合，伝導失語に合併した場合と異なる点は，文字による理解が聴覚的理解に比較して良好であっても，障害が皆無でないことと，語の想起自体に問題がある（喚語障害がある）点である．

Ch.7 失語

2) 単語指示課題障害

A. 症候

　単語を聴覚的あるいは視覚的に提示し，それに該当する対象を選択するという課題で障害される症候である．このような課題は単語指示課題と称され，単語の意味理解の評価に用いられることが多い．ただし，この課題で障害を認めても，それが必ずしも単語そのものの理解障害によるとは限らない点に留意する必要がある．提示された単語に該当する対象を選択するという課題は，①単語の意味システムへのアクセスの問題，②単語の意味システムそのもの（獲得した辞書）の問題，③提示された単語の意味を理解し，該当する対象を選択肢から選んで指差す反応までの一連の処理過程の問題などで低下しうるのである．したがって，単語指示課題で低下を認めた場合，これら①〜③のどこに問題があるのかを吟味する必要がある．鑑別は詳細な検査を行うことで可能である[20, 21]．

B. 病巣

　上述①による低下は左側頭葉後部(左上〜中側頭回後部のウェルニッケ領域と称されている領域)の損傷で生じる．②による低下は，左側頭葉の広範な機能低下をきたす変性疾患〔前頭側頭葉変性症（fronto-temporal lobar degeneration：FTLD）のうち，意味性認知症と称される一群〕やヘルペス脳炎などで多く報告されており，言語に関係する意味システムは左側頭葉の中でも，特に前方部位と関連が深いことが示唆されている．この症候を呈する一群は語義失語と称されている．③による低下は左中前頭回を中心とした領域の損傷で出現する[20, 21]．①〜③の病巣を 図7-17 に示した．図の①の領域（左上〜中側頭回後部）から，②の領域（左側頭葉前方）に向かって矢印が記載してあるが，これは，単語指示課題における障害は，この間の領域の損傷でも出現しうることを示している．ただし，それには個人差や，意味カテゴリーによる差異などバリエーションがある．

C. 鑑別とポイント

　提示された単語を患者が反復（復唱）できるかをみることで，語音弁別のレベルでの問題がないかを確認できる．もし，文字提示を行う場合には，漢字や仮名の読みに問題がないか，また，漢字と仮名で乖離がないかを検討することも必要である．

3 語の喚起（回収）に関連する症候

　語を喚起（回収）できない症候は，喚語障害とも称される．これは失構音や音韻性錯語のために正しい単語の表出に至らないという現象を指すのではなく，単語自体が想起できない現象を指す．ただし，単語を想起するにもさまざまな方法がある．ここでは，一般的に単語を喚起する際に用いる，物品呼称に代表される視覚性呼称障害と，語頭音や意味カテゴリーなどを手がかりに語を想起する語列挙について記載する．

1) 視覚性呼称障害（物品呼称障害）

A. 症候

　一般的な物品呼称，すなわち視覚的に提示した対象を呼称する課題を視覚性呼称課題という．この課題で，単語が想起できない場合が視覚性呼称障害である．

B. 病巣

　視覚性呼称障害は，①左下側頭回の後部（and/orその皮質下），あるいは②左角回（and/orその皮質下），あるいは③左下前頭回（and/orその皮質下）の病巣で出現する 図7-18 ．ただし，左側

120

2 失語の画像診断—病変局在をめぐる諸問題

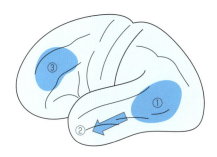

a 病巣部位

①左上～中側頭回後部
　（ウェルニッケ領域）
②左側頭葉前方
③左中前頭回

＊矢印は，これより前方（側頭葉中部～前方部）の病巣でも障害が出現しうることを示している

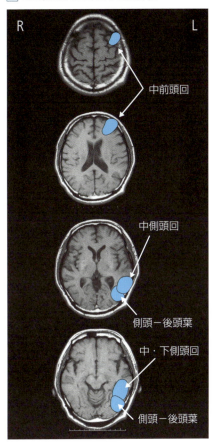

b MRI（axial view）上の病巣部位

図7-17　単語指示課題障害の病巣

頭葉の病巣に関しては，単語の意味カテゴリーや入力モダリティーによる差異があり，病巣によって障害内容や重症度にバリエーションがありえる（図7-18 の左半球模式図で，側頭葉の前方に向けて矢印で記載した）．

C．鑑別とポイント

　視覚性呼称では，視覚という入力方法（入力モダリティー）を通して，対象を認知し，その名称を喚起するが，触覚入力を通して（対象を触って）の呼称は触覚性呼称，聴覚を通して（対象の音を聞いて）の呼称は聴覚性呼称と称されており，入力モダリティーによって呼称能力が区別されている．これは，入力モダリティーによって呼称能力に乖離が生じることが報告されているからである．視覚性のモダリティーのときのみ呼称できない場合は視覚性失名辞，触覚モダリティーのときのみの障害は触覚性失名辞，聴覚モダリティーのときのみの障害は聴覚性失名辞と称される．詳細は他稿を参照されたいが[22-24]，このような障害は，モダリティー特異性のある障害と総称される．したがって，呼称課題においては，どの入力で対象を提示するかを明確にしておく必要がある．通常の失語症では，どのモダリティーから対象の情報を入力しても，すなわち，対象を見ても，触っても，その音を聞いても，同様に単語を喚起することができないことが一般的である．したがって，

Ch.7 失語

a 病巣部位

①左下側頭回後部
②左角回
③左下前頭回

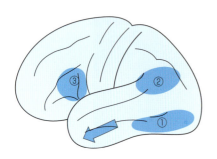

＊矢印は，これより前方（側頭葉中部〜前方部）の病巣でも障害が出現しうることを示している

b MRI(axial view)上の病巣部位

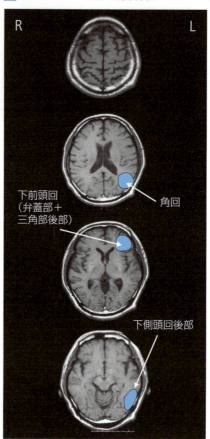

図7-18 喚語障害の病巣

　標準的な失語症の検査では，絵カードや実物を提示しての呼称課題（視覚性呼称課題）のみを施行し，そこで喚語障害の有無を判断する形式になっている．ただし，稀に，ここで述べたような，視覚性呼称，触覚性呼称，聴覚性呼称の能力が乖離することがあるので，留意が必要である．また，検査の場合には，入力モダリティーは1つずつ個別に検討する必要がある．すなわち，視覚モダリティーによる呼称検査の場合には，見るだけで呼称してもらい，触覚モダリティーによる呼称検査の場合には，閉眼で（すなわち，視覚入力を遮断して）触るだけで呼称してもらうということである．なぜならば，ある1つの入力モダリティーで，呼称能力に障害がある場合，他の障害がない入力モダリティーを併用しても，障害がある入力モダリティーからの影響を受けてしまい，呼称能力が低下することが知られているからである．また，特定のモダリティー入力の時にのみ，呼称能力が低下していれば，その入力モダリティーにおける失認がないかなどの鑑別を行う必要もある．

　失構音や音韻性錯語が重度で，語が喚起されているのか否かを判定できないこともある．このような場合には，書字で表現できるか，また，指折りなどを用いて，その単語のモーラ数だけでも想起できるかなど確認することも必要である．

D. 症例提示

以下に，喚語障害を呈した患者を2例提示する．

症例3 58歳 右利き男性

主訴：右側がよく見えない，自動車の自損事故を起こした．

現病歴：雪道を運転中，自損事故を起こした．同日，自宅の駐車場でも自動車の右側をぶつけた．車を降りて，右側を歩いている人が見えないことに気づき，病院を受診した．

神経学的所見：意識は清明．脳神経系：右同名半盲を認めた．運動系・感覚系・協調運動系：異常なし．

神経心理学的所見：発語に構音の歪みや音の連結不良などなく，また音韻性錯語も認めなかった．聴覚的理解は，単語でも文でも問題なく，復唱も良好であった．喚語は視覚性呼称障害，語列挙障害を認めた．WAB失語症検査では，ⅡB. 単語の聴覚的認知：60/60，ⅡC. 継時的命令：75/80，Ⅲ. 復唱：100/100，ⅣA. 物品呼称：32/60，ⅣB. 語列挙：9個/分であった．以上より，本例は，喚語障害のみを呈する健忘失語と判断された．

画像所見：左側頭葉から後頭葉にかけての皮質下を中心に梗塞巣を認めた 図7-19 ．

本例は，口頭言語では，健忘失語を呈したが，その他，文字言語に関して特徴的な症状を呈していた．読みでは，自分で書いた文字でも読めないことが多く，小学校1～2年生の教育漢字の音読は漢字13/47，仮名3/23と低下していた一方で，SL（schreibendes lesen：なぞり読み）では，それぞれ28/47，12/23であった．以上より純粋失読が合併していると考えられた．また，書字に関しては漢字においてのみ，軽度の文字想起障害を認めた．純粋失読と漢字の想起障害の合併は，左側頭葉後下部～後頭葉損傷を示唆する所見である．

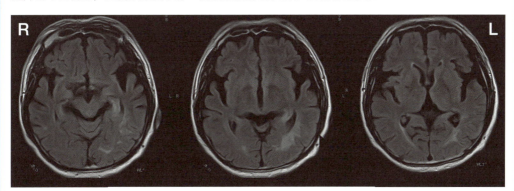

図7-19 MRI FLAIR画像（水平断）

症例4 59歳 右利き女性[25]

主訴：言葉がでにくい．

現病歴：朝，起床したところ，言葉が出なかった．

神経学的所見：意識清明．脳神経系・運動系・感覚系・協調運動系：問題なし．

神経心理学的所見：自発話には，構音の歪みや音の連結不良，音韻性錯語いずれも認めなかっ

た．聴覚的理解は，単語レベルでは問題なかったが，文レベルでは低下していた．喚語に関しては，視覚性呼称障害および語列挙障害の両者が認められた．復唱は良好であった．発症5日目に施行したWAB失語症検査では，ⅡA. "はい" "いいえ"で答える問題：60/60，ⅡB. 単語の聴覚的認知：60/60，ⅡC. 継時的命令：66/80，Ⅲ. 復唱：100/100，ⅣA. 物品呼称：28/60，ⅣB. 語列挙：11個/分であった．本例は，失構音や音韻性錯語がなく復唱も良好であるという点で超皮質性失語や健忘失語に類似していたが，単語レベルの理解に問題がない点で，超皮質性感覚失語には分類できず，発語量の低下がない点で超皮質性運動失語にも分類できず，また文レベルでの理解障害がある点で健忘失語にも分類できず，古典的な失語症分類のどれにも当てはまらなかった．このような症候は，相馬らの提唱するブローカ領域失語[25, 26](注6)に一致すると考えられた．

画像所見：左下前頭回（含：ブローカ領域）およびその皮質下にほぼ限局した病巣が認められた 図7-20．

本例の病巣は，ブローカ野近傍にほぼ限局していたが，この病巣がさらに前方・上方に大きく拡がると単語指示課題の障害も加わるため 図7-17，失語型としては，超皮質性感覚失語となる．超皮質性感覚失語は，従来，左下側頭回の後方の損傷で出現されることが知られていたが，今日，前頭葉損傷によって出現することもコンセンサスが得られている[25, 27]．

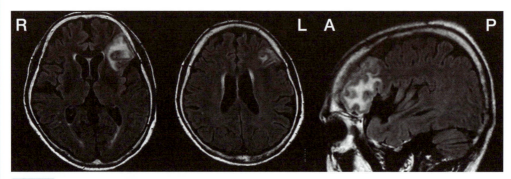

図7-20 MRI　FLAIR画像（左：水平断，右：矢状断）

2）語列挙障害

A．症候

自発的に語を喚起することに困難がある症候である．すなわち，自発話や，意味カテゴリー・語頭音などの規定に基づいて語を想起する能力が低下している症候である．

注6：ブローカ領域失語
　ブローカ野（左下前頭回の弁蓋部後半と三角部）にほぼ限局した病巣で出現する失語型．発話は流暢で，失構音/発語失行や音韻性錯語を認めず，復唱も良好である．理解は，単語レベルでは良好であるが，文レベルで低下を示す．また，喚語障害も示す．以上の特徴より，流暢性失語に分類されるが，超皮質性感覚失語とは単語レベルでの理解障害がないという点で異なり，健忘失語とは文レベルでの理解障害があるという点で異なる．

a 病巣部位   b MRI(axial view)上の病巣部位

左前頭葉内側面（左補足運動野）

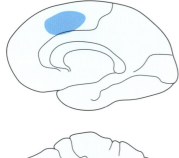

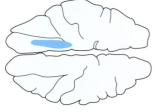

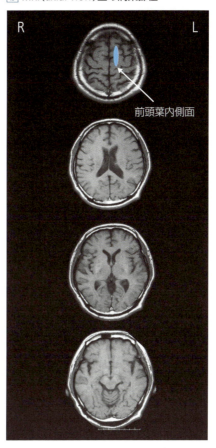

図7-21 語列挙障害≫視覚性呼称障害の特異なパターンを示す病巣

B. 病巣

　一般に視覚性呼称障害があると，語の列挙能力もほぼ同等に低下するので，1）で述べた視覚性呼称障害の病巣は，語列挙障害の病巣と共通して，喚語障害の病巣と総称することができる 図7-18 ．ただし，視覚性呼称障害がないか，あるいはきわめて軽微であるのに，語列挙のみが重度に障害されているという特異な乖離パターンを示す場合がある．このパターンは，左前頭葉内側面損傷の場合のみでみられるパターンなので，局在徴候として有用である．前頭葉内側面の中でも，特に補足運動野が重要とされている[28] 図7-21．

C. 鑑別とポイント

　語列挙障害の中でも，例えば動物名を挙げるというような意味カテゴリーからの語列挙と，「か」で始まる語を挙げるような語頭音からの語列挙の能力は，症例により乖離する．左側頭葉前方損傷で，意味カテゴリーからの語列挙が大きく低下しているのに，語頭音からの語列挙が低下しない例が報告されている[29]．

D. 症例提示

　以下に，語列挙と視覚性呼称に乖離を示した症例を提示する．

Ch.7 失語

症例5 69歳　右利き男性

主訴：右足が動きにくい，しゃべりにくい．

現病歴：仕事中，右足が動かない，話せないことに気づき，病院に救急搬入され，脳内出血と診断され，入院した．

神経学的所見：意識は清明．脳神経系：問題なし．運動系：軽度の右下肢麻痺を認めた．感覚系・協調運動系：問題なし．

神経心理学的所見：発語に言い淀み，吃音が認められたが，構音の歪みや音の連結不良はなく，失構音は認めなかった．また，音韻性錯語も認めなかった．言語の理解は，単語・文，いずれも良好で，物品呼称にも問題はなかったが，語列挙で低下を示した．WAB失語症検査では，ⅡB．単語の聴覚的理解：60/60，ⅡC．経時的命令：80/80，Ⅲ．復唱：95/100，ⅣA．物品呼称：60/60，ⅣB．語想起：11個/分であった．語想起に関しては，語頭音条件（例：「か」で始まる語を挙げる）課題では，4個/3分（標準値：65〜74歳，31.8±8.7個/3分）と低下を示した．以上より，失語型としては超皮質性運動失語と考えた．また，呼称の中でも，視覚性呼称と語列挙で乖離を認めたことから，超皮質性運動失語の中でも，補足運動野失語[30]と考えた．

画像所見：左前頭葉内側面に出血巣を認めた　図7-22．

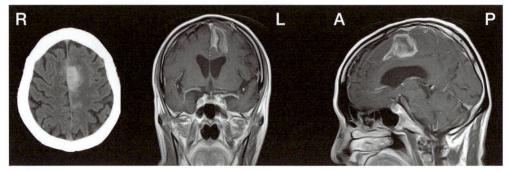

図7-22　CT（左）およびMRI　T1WI画像（左：水平断，中央：冠状断，右：矢状断）

4 文の理解およびその反応に関連する障害

A．症候

　文の指示に従って動作する，あるいは，提示された文の内容に該当する状況画などを選択することに問題がある場合，"文理解"の障害を疑うことができる．しかし，このような場面で障害がある場合に，その原因は多々ある．文の指示に従って動作する，あるいは文の内容に該当する状況画を選択するには，①単語自体の理解，②経時的に次々と処理を進める能力，③一定の言語情報を把持する能力，④文法的に文を理解する能力などが必要であると推測される．①は単語指示課題の項で述べた．②は，単語の経時的な処理の重要性が指摘されているが[31]，この逐次の情報処理には，情報処理における一定以上の速度が重要であると推測される．③は，言語を単純に把持する能力とし

2 失語の画像診断─病変局在をめぐる諸問題

て，言語性短期記憶（short term memory：STM）が古くから検討されてきた．この能力の評価は，文の復唱，数唱，複数単語を提示してそれを指さす課題（単語指示スパン課題）などで評価されてきたが，これらの課題間でも成績に乖離がありうるため，それぞれの課題で評価している能力は必ずしも同じではないことが推測されている．また例えば，数唱にしても，提示の時間間隔によって把持可能な桁数が異なり[32]，言語性短期記憶には，さまざまな要因が関わっていることが示唆されている．また，単純に把持するだけでなく，それを操作することも必要となる．これは，複数の作業を同時にこなす能力でもあり，ワーキングメモリー（作動記憶，working memory）にも関係する．④は文法の能力としてまとめられることが多いが，これも単一の能力ではなく，さまざまな能力に分離されうる．例えば，文法的な正しさを判定するための能力（統語構造の解析：parsing）と，実際に文の意味を理解する能力（意味役割の付与：mapping）は乖離することが知られている[33]．さらに，文法にも，語順・助詞・態の理解など，さまざまな要素がある[34]．日本語の場合には語順よりも助詞の理解が重要であるが，欧米語では語順が重要である場合もある．

B．病巣

①は単語指示課題障害で述べた．②は特定の責任病巣は同定されていない．③に関しては，単純な言語音の把持は，言語性 STM が関与しており，これは従来，上側頭回から中心前回まで至る皮質下の線維構造，すなわち弓状束が関与していることが推測されている[35]．また，ワーキングメモリーの中央遂行系（central executive）の機能も関与すると推測され，これには左中前頭回が関与していることが示唆されている．④に関しては，ブローカ領域が損傷されると，文の理解のみならず文の産生能力も障害され，ブローカ領域が文に特異的な処理に関与していることが示唆されている．しかしブローカ領域のみならず，側頭葉の後方領域損傷でも文の理解や産生に障害が生じうることが知られており，文の理解には，前頭葉のみならず，後方領域も関与している可能性が推測される．これらの部位が，それぞれ文理解に果たす役割についてはいくつかの知見があるが[36]，まだ十分解明されていない．

C．鑑別とポイント

A．症候の②で述べた，経時的に語を処理する能力に関しては，例えば，単語指示課題などを，一定以上の速さで，また，多数の処理を連続して行いえるかを調べることで推測できる．③の言語把持力は，数唱，無意味音把持，複数単語の指示スパンなどの課題である程度評価できる．さらに，提示の速度や，入力を聴覚のみならず，視覚（文字）入力にするなどの工夫も有用である．④の文法的な要素に関しては，日本語文の理解においては，助詞の理解と語順の理解がポイントとなる．助詞の理解を評価するには，例えば「鉛筆で櫛に触ってください」のような，〜で，〜に，の関係を理解しないとできないような課題を課す．この場合，注意すべきは，可逆文[注7]を用いるということである．また，助詞を理解していなくても語順のみから意味を推測できないように，「鉛筆で櫛に触ってください」のみならず，「櫛に鉛筆で触ってください」のように語順を入れ替えた文を混在

注7：可逆文

可逆文とは，その文に出てくる複数の単語を入れ替えても，意味として成り立つ文を指す．例えば，「櫛で鉛筆に触る」という文は，櫛と鉛筆を入れ替えて「鉛筆で櫛に触る」でも，意味として成り立つ．一方，例えば，「鉛筆で紙に書く」のような文は，鉛筆と紙を入れかえると，意味として成り立たなくなり，このような文は非可逆文という．

Ch.7 失語

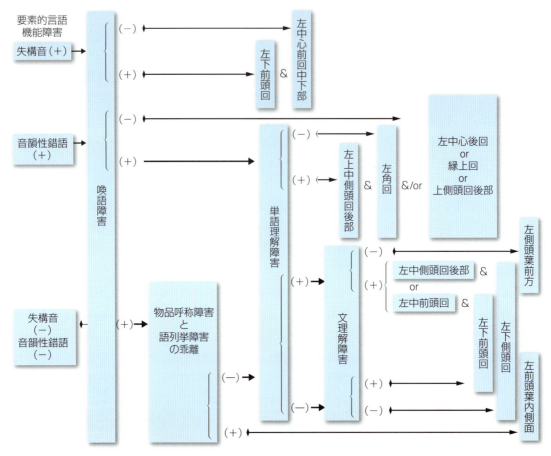

図7-23 代表的な要素的言語機能障害と病巣の関係

させて提示する必要もある．また，①〜④のほかに，基本となる持続性の注意機能も重要である．注意を持続できない場合には，当然，すべての課題で低下する．そのような疑いがある場合には，非言語性の注意課題（視空間性の注意課題）などを行い，注意全般の障害と鑑別する必要もある．

おわりに：症候学と画像診断

　神経心理学の進歩は，症候と病巣の対応関係という視点を主軸としてきた面がある．本稿では，画像診断，病巣の局在とともに，症候について多くの紙面を割いた．画像診断の方法はどんどん進歩しているが，それに見合う症候学の確立なくしては，その進歩を真に臨床に生かすことができないからである．

　最後に，代表的な要素的言語機能障害と病巣の関係をフローチャートで示した[2]．症候の判断が誤りなくできれば，病巣を推定することが可能である　図7-23．

2 失語の画像診断—病変局在をめぐる諸問題

📖 文 献

1) 大槻美佳. 言語機能の局在地図. 高次脳機能障害研究. 2007; 27: 231-43.
2) 大槻美佳. 言語障害, せん妄, うつ病性障害/アパシー, 認知症への対応. In: 豊田一則, 編著. 脳梗塞診療読本. 東京: 中外医学社; 2014. p.243-64.
3) Lecours AR, Lhermitte F. The "pure form" of the phonetic disintegration syndrome (pure anarthria): anatomo-clinical report of a historical case. Brain Lang. 1976; 3: 88-113.
4) 大槻美佳. Anarthrie の症候学. 神経心理学. 2005; 21: 172-82.
5) 杉下守弘. 発語失行. 失語症研究. 1994; 129: 33-7.
6) Tonkonogy J, Goodgrass H. Language function, foot of third frontal gyrus, and rolandic operculum. Arch Neurol. 1981; 38: 486-90.
7) 田邉敬貴, 大東祥孝. Broca 領野と Broca 失語. 脳神経. 1982; 34: 797-804.
8) 松田 実, 鈴木則夫, 長浜康弘, 他. 純粋語唖は中心前回症候群である: 10例の神経放射線学的・症候学的分析. 神経心理学. 2005; 21: 183-90.
9) Dronkers NF. A new brain region for coordinating speech articulation. Nature. 1996; 384: 159-61.
10) Hillis AE, Work M, Barker PB, et al. Re-examining the brain regions crucial for orchestrating speech articulation. Brain. 2004; 127: 1479-87.
11) Itabashi R, Nishio Y, Kataoka Y, et al. Damage to the left precentral gyrus is associated with apraxia of speech in acute stroke. Stroke. 2016; 47: 31-6.
12) Darley F, Aronson A, Brown J. Motor speech disorders. Saunders; 1975.
13) 大東祥孝. 「アナルトリーの責任病巣」再考. 神経心理学. 2005; 21: 146-56.
14) 大槻美佳. Albert 教授の講演を拝聴して. 神経心理学. 2009; 25: 274-80.
15) 相馬芳明. 脳血管障害からみた失語症の責任病巣. 臨床神経. 1997; 37: 1117-9.
16) 高倉祐樹, 大槻美佳. 復唱・音読で構音の明瞭化を示した皮質下性失語の1例. In: 田川晧一, 橋本洋一郎, 稲富裕一郎, 編. 脳卒中症候学. 東京: 西村書店; 2016. p.452-6.
17) Laine M, Martin N. Anomia; theoretical and clinical aspects. Psychology Press; 2006.
18) 大槻美佳. 伝導失語の診断. In: 日本高次脳機能障害学会教育・研修委員会, 編. 伝導失語. 東京: 新興医学出版社; 2012. p.3-24,
19) 小嶋知幸. 失語症の源流を訪ねて—言語聴覚士のカルテから—. 東京: 金原出版; 2014.
20) 大槻美佳, 相馬芳明, 青木賢樹, 他. 単語指示課題における前頭葉損傷と後方領域損傷の相違—超皮質性感覚失語の検討—. 脳神経. 1998; 50: 995-1002.
21) 大槻美佳. 前頭葉と理解障害. 高次脳機能障害研究. 2016; 36: 244-54.
22) 大槻美佳, 相馬芳明. 様態特異性失名辞の諸問題. In: 濱中淑彦, 監修. 波多野和夫, 藤田郁代, 編. 失語症臨床ハンドブック. 東京: 金剛出版; 1999. p.238-48.
23) 大槻美佳. 脳における言語の表象と処理. In: 安西祐一郎, 今井むつみ, 入來篤史, 編. 言語と身体性. 岩波講座コミュニケーションの認知科学1. 東京: 岩波書店; 2014. p.93-121.
24) 大槻美佳. 言語の神経心理学. 神経心理学. 2016; 32: 104-19.
25) 大槻美佳. Broca 領域失語と前頭葉性超皮質性感覚失語. 超皮質性失語. 東京: 新興医学出版社; 2016. p.123-49.
26) 相馬芳明, 大槻美佳, 吉村菜穂子, 他. Broca 領域損傷による流暢性失語. 神経内科. 1994; 41: 385-91.
27) Otsuki M, Soma Y, Koyama A, et al. Transcortical sensory aphasia following left frontal

infarction. J Neurol. 1998; 245: 69-76.

28) 大槻美佳, 相馬芳明, 青木賢樹, 他. 補足運動野と運動前野の喚語機能の比較―超皮質性運動失語の語列挙と視覚性呼称の検討―. 脳神経. 1998; 50: 243-8.

29) 大槻美佳, 相馬芳明, 成冨博章. 言語表出のダイナミズム. 神経心理学. 2003; 19: 64-74.

30) Benson DF. Aphasia. In: Heilman KM, Valenstein E, eds. Clinical neuropsychology. 3rd ed. Oxford University Press; 1993.

31) 山崎勝也, 関野とも子, 古木 忍. 文の聴理解に影響を及ぼす因子について―SLTA「口頭命令に従う」の分析を通して―. 高次脳機能研究. 2014; 34: 350-62.

32) 高倉祐樹, 大槻美佳. 言語性短期記憶 (short-term memory: STM) について. In: 日本高次脳機能障害学会教育・研修委員会, 編. 伝導失語. 東京: 新興医学出版社; 2012. p.97-130.

33) Linebarger MC, Schwartz MF, Saffran EM. Sensitivity to grammatical structure in so-called agrammatic aphasics. Cognition. 1983; 13: 361-92.

34) 藤田郁代. 統語障害の治療. In: 浜中淑彦, 波多野和夫, 藤田郁代, 編. 失語症臨床ハンドブック. 東京: 金剛出版, 1999. p.599-610.

35) 相馬芳明. 音韻性 (構音性) ループの神経基盤. 失語症研究. 1997; 17: 149-54.

36) 藤田郁代. 失語症における統語理解からみた言葉の仕組み. 神経心理学. 2016; 32: 144-54.

［大槻美佳］

3 読字書字障害

I 非失語性失読・失書の分類

　本稿で扱うのは失語に伴う読字書字障害ではなく，失語がないにもかかわらず（孤立性に），読字または書字の障害を呈するものである．**表7-1** に筆者が提唱する病巣局在に基づいた失読・失書の分類[1]を示す．非失語性の失読・失書は，まず一次性と二次性に大別される．一次性とは，その部位の損傷により直接，失読または失書を引き起こす病巣によるものをいう．二次性とは，ある部位の損傷により生じた高次機能障害に付随して起こる失読または失書をいう．一次性失読・失書は，さらに純粋失読（失書を伴わない失読），失読失書（失書を伴う失読），純粋失書（失読を伴わない失書）に分けられる．これは伝統的な神経学の分類に沿ったものである．以下に一次性失読・失書

表7-1 病巣局在に基づいた失読・失書の分類

Ⅰ．失語性失読・失書：ブローカ失語，ウェルニッケ失語，伝導失語，超皮質性失語，全失語

Ⅱ．一次性非失語性失読・失書
　　1．純粋失読
　　　　A．古典型（脳梁膨大部型）：後頭葉内側（一次視覚野，または視放線，外側膝状体）＋脳梁膨大部（または脳梁放線）**図7-25**
　　　　B．非古典型（非脳梁膨大部型）
　　　　　　紡錘状回型：紡錘状回中部（37野）**図7-26**
　　　　　　後頭葉後部型：紡錘状回後部・下後頭回（18/19野）**図7-27**
　　2．失読失書
　　　　角回型：角回・外側後頭回（39/19野）**図7-29**
　　　　側頭葉後下部型：紡錘状回中部・下側頭回後部（37野）**図7-30**
　　3．純粋失書
　　　　中側頭回後部（21/37野）**図7-31**
　　　　角回（39野）**図7-28**
　　　　縁上回（40野）**図7-32**
　　　　上頭頂小葉（頭頂間溝，7野）**図7-33**
　　　　中前頭回後部（6野）**図7-34**

Ⅲ．二次性非失語性失読・失書
　　1．失読
　　　　同名半盲性失読
　　　　無視性失読
　　　　脳梁性失読
　　　　視床性失読
　　2．失書
　　　　無視性失書（空間性失書）
　　　　脳梁性失書
　　　　構成失書？
　　　　視床性失書

（櫻井靖久．臨床神経学．2011; 51: 567-75）[1]

Ch.7 失語

を中心に，その特徴を述べる．なお，より包括的な文献は櫻井[1]を参照されたい．

II 純粋失読

　純粋失読は以下のような特徴を備えた読みの障害である．すなわち，①文字，単語とも程度の差はあるが読めない．形の似た字に読み誤ることがあり（例：「ら」→「ち」），文字・単語の視覚認知レベルの障害と考えられている．重症例ではまったく読めないことがあり，全失読（global alexia）という．②患者は自分の書いたものも読めない．③一文字ずつ読み進み〔逐字読み（letter-by-letter reading）という〕，さらに文字数が多くなるほど時間を要し，また読み誤りも多くなる〔語長効果あるいは文字数効果（word length effect）という〕．④読めない文字を手でなぞると，読みに成功することがある〔運動覚促通（kinesthetic facilitation）という〕，⑤完全には読めなくとも，意味の類似した語に読み誤ることがあり（例：「寒」→「ふゆ」），部分的な意味理解に至っていることがうかがえる．⑥読みに比べて書字は保たれるが，漢字の想起困難に基づく失書を伴う．なお欧米では純粋失読と逐字読みは同義と考えられているが，厳密には両者は異なる．後述する角回性失読失書でも側頭葉後下部型の失読失書でも逐字読みがみられることがあるので，逐字読みは症状名と考えた方がよい．

1 古典型（脳梁膨大部型）純粋失読

　純粋失読は病巣の観点から，脳梁膨大部を病変に含むものと含まないものとに大別される．脳梁膨大部病変を含むものは古典型とも呼ばれ，古くはDejerineの症例にみられるが，純粋失読において脳梁膨大部の役割を重視したのはGeschwindである．このタイプの純粋失読は脳梁膨大部以外に，左の後頭葉内側（一次視覚野）の損傷が必須となる．したがって，右の同名性半盲を合併している．患者の左半球の後頭葉には視覚情報は達しないので，右半球に達した視覚情報が脳梁膨大部を伝わって初めて視覚認知が成立する．言語機能は通常左半球に局在しているので，文字の視覚情報が脳梁を伝わって左半球に達しなければ，それ以降の言語処理ができなくなり，読めないという状況になる　図7-24 ．これは脳梁線維の離断により視覚情報の伝達が阻害されたと考えるもので，高次脳機能障害を白質線維の離断で説明するいわゆる離断症候群の典型である．この説の難点は，

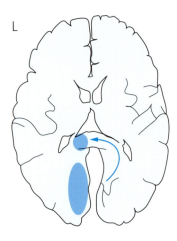

図7-24 脳梁膨大部型純粋失読における文字の視覚処理の流れ
左半球の後頭葉内側（一次視覚野を含む）が損傷されているため，視覚情報は右半球の一次視覚野から脳梁膨大部を伝わって左半球に入ったものしか使えない（矢印）．しかし脳梁膨大部も損傷されていると，この視覚情報が左半球の言語関連領域に伝わらないため，文字の知覚は右半球で成立するが，読めない．
（櫻井靖久．「読めない」が主訴の患者さんをどのように診断したらよいかを教えてください．In：河村 満，編．高次脳機能障害Q&A 症候編．東京：新興医学出版社；2011：p.53-5）[2]

3 読字書字障害

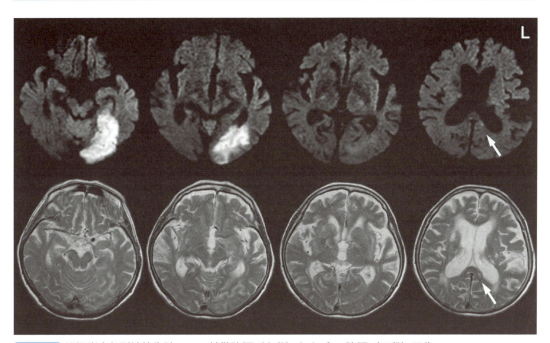

図7-25 脳梁膨大部型純粋失読のMRI拡散強調（上段）およびT2強調（下段）画像
89歳，女性．脳梗塞．漢字，仮名，数字いずれもそれぞれ漢字，仮名，数字であることはわかるが，読めず，全失読の状態であった．なぞり読みも無効であった．左後頭葉内側（舌状回），外側後頭回，紡錘状回，海馬傍回に高信号がみられる．左脳梁膨大部（矢印）にもスリット状の高信号がみられる．

視覚情報の離断のみで上記の③逐字読み，および⑤部分理解を説明するのが困難であるという点である．

　脳梁膨大部型の純粋失読は，実はあまり多くない．脳梁膨大部を病変に持っていても，後頭葉の内側・外側を含む広汎な領域が梗塞に陥っていることがほとんどである[3]　図7-25．これは脳梁膨大部を栄養する後傍脳梁動脈が後大脳動脈の皮質枝から分枝するという解剖学的特性による．脳梁膨大部の代わりにその延長である脳梁放線が損傷されても，あるいは後頭葉内側の一次視覚野の代わりに，同様に右同名性半盲をきたす外側膝状体や視放線[4]が損傷されても，純粋失読が起こりうる．

2 非古典型（非脳梁膨大部型）純粋失読

　脳梁膨大部を病変に含まないものをいう．これは，角回に文字・単語の視覚イメージが貯蔵されていると考えたDejerineの説に沿って，左角回に至る白質線維の離断で，失読を説明しようとするものである．この説を唱えたGreenblatt[5]は下角回性失読，後頭葉型失読に細分類している．ところが，1980年代後半から実用化されたPETや90年代後半から登場した機能的MRIで，後下側頭皮質（37野）が視覚性語形領域（visual word form area）[6]と呼ばれ，単語の視覚認知に重要な働きを担っていることが明らかにされてきた．Cohenら[7]は，この視覚性語形領域そのものの損傷か，ここからの入出力線維の損傷で純粋失読が出現すると考えた．しかし後述するように，純粋失読が生じるのは入力線維の損傷のみで（彼ら自身も視覚性語形領域への入力線維の損傷例[8]を報告している），後下側頭皮質そのものの損傷では逐字読みを伴う失読失書になる．一方，わが国ではこの部位近傍の損傷で漢字に選択的な失読失書（側頭葉後下部型の失読失書）[9]が出現することが，つとに知

Ch.7 失語

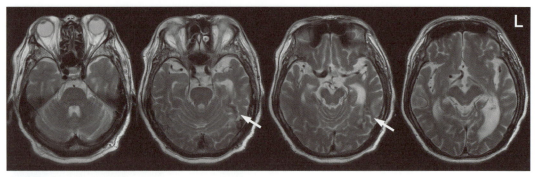

図7-26 紡錘状回型純粋失読のMRI T2強調画像
76歳，男性．脳出血，発症7年後の画像．右上同名性四分盲，漢字に著明な失読，漢字の想起困難による失書を呈した．左紡錘状回中部にヘモジデリン沈着を伴う高信号（矢印）を認める．（Sakurai Y, et al. J Neurol Sci. 2006; 247: 81-92）[11]

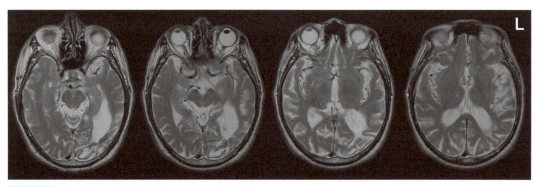

図7-27 後頭葉後部型純粋失読のMRI T2強調画像
82歳，男性．脳出血，発症5年後の画像．右下同名性四分盲，仮名にほぼ選択的な失読，軽度の漢字の想起困難を呈した．左後頭葉外側の中下後頭回皮質下にヘモジデリン沈着を伴う高信号を認める．
（櫻井靖久．CASE 29．仮名文字が読めない．In: 鈴木匡子，編．症例で学ぶ高次脳機能障害―病巣部位からのアプローチ．東京: 中外医学社; 2014. p.180-4 より改変引用）[14]

られていた．これに関し，筆者らは漢字・仮名の音読のPETによる賦活研究[10]の結果から，単語・文字の形態情報が紡錘状回中部・下側頭回（37野）に神経ネットワークの形で貯蔵されており，この部位の損傷で漢字に選択的な失読失書が出現すると考えた．また，この部位のすぐ内側の紡錘状回中部（37野）を含む病変で漢字に著明な純粋失読が発症した症例を報告し[11]（紡錘状回型純粋失読，図7-26），これは視覚情報が後下側頭皮質に至る前で離断されたためであり，認知心理学的には後下側頭皮質に存在する単語・文字の形態情報へのアクセスが阻害されたためと考えた[11,12]．

2001年に筆者らは仮名にほぼ選択的な純粋失読の症例を報告した[13]．当初，角回性失読失書ではと考えたが，病変は角回にはなく，より後方の中・下後頭回，紡錘状回後部の皮質下にあった 図7-27 ．筆者らはこれを後頭葉後部型純粋失読と呼んだ．その後，同様に仮名の純粋失読を呈した例を5例追加し，6例に共通する病巣を検討したところ，紡錘状回後部・下後頭回（18/19野）であることが明らかになった[15]．表7-2 に紡錘状回型純粋失読と後頭葉後部型純粋失読を比較したものを示す．紡錘状回型は漢字に著明な失読であり，漢字1文字でも2文字熟語でも読みが困難

3 読字書字障害

表7-2 紡錘状回型純粋失読と後頭葉後部型純粋失読

	紡錘状回型	後頭葉後部型
読みの特徴	漢字に著明，単語の失読	仮名に選択的，文字の失読
読みやすさに影響する因子	複雑さ，心像性（漢字）	語彙性（仮名）
逐字読み	あり（仮名非単語）	あり
逐語読み	あり（仮名単語）	なし
合併症	右上四分盲	右同名性半盲，右下四分盲
要素的視覚認知	正常	軽度低下

(Sakurai Y, et al. J Neurol Sci. 2006；247：81-92 を改変)[11]

であることから，欧米では単語の失読に相当すると考えた．後頭葉後部型は仮名に選択的な失読であり，仮名1文字読みに時間を要し，また特に非単語において読みの障害が著しい（語彙性効果）ことから，欧米では文字の失読に相当すると考えた．すなわち文字の視覚認知が障害されており，これは要素的な視覚認知（例：円と楕円の弁別など）のレベルでの障害も関与していると考えられた．紡錘状回型はまだ症例数が少なく，症候の特徴をつかむには程遠いが，特徴的な読み方として，逐語読み（word-by-word reading）が挙げられる．これは逐字読みと対比されるもので，逐字読みが1文字1文字ずつ読むのに対し，逐語読みは単語ごとにあるいは句ごとに区切って文章を読むものである．単語全体の形を認知できないために，部分的な意味情報を利用して，全体読み（whole-word reading）の欠陥を代償しようとするやり方〔語彙性捕捉（lexical capture）という〕であろう．

Ⅲ 角回性失読失書

角回は，Dejerine がかつて文字・単語の視覚イメージの貯蔵されている場所と考えた部位であるが，角回の損傷で失読失書が果たして起こるのかどうか今でも疑問である．筆者らは，角回（39野）の皮質・皮質下損傷で漢字の失書をきたした例を報告し[12] **図7-28**，角回からその後方の外側後頭回（19野）を含む病変で漢字の失書に加えて仮名の失読をきたした例を報告した[16] **図7-29**．角回性失読失書の特徴として，漢字の失書と仮名の失読が挙げられている[18]．欧米では，漢字の失書に対応する語彙性失書（例外的なつづりの語に選択的な失書）が角回の損傷で生ずることが明らかにされている．筆者は角回の限局性損傷で読みの障害は出ないと考えている[12]．

角回・外側後頭回（39/19野）病変による失読で特徴的なのは，以下の2点である．①仮名単語，非単語を逐字読みする．仮名1文字読みもわずかながら障害され，要素的な視覚認知は低下していた．したがって，文字の視覚認知から文字→音韻変換に至る過程の障害と考えられる．また，②仮名音読の誤りのほとんどは，音韻性エラー（錯読），音韻性・視覚性エラー（視覚的に似た文字への1文字置換．例：「あおい」→「おおい」）であったが，一部，仮名文字列の文字どうしを相互に転置する誤り（例：「まなつ」→「なまつ」）がみられた．これは文字の音韻情報を継時的に処理することができないことを示している．一方，失書で漢字の想起困難以外に特徴的なのは，平仮名文字列の文字表記を片仮名表記に誤る（例：「いきる」→「イキる」）ことであった．平仮名と片仮名は音価が同じで，字体が異なるという点でアルファベットの異書体（大文字と小文字）に似ている．欧米では大文字と小文字を混同して書くものを異書性失書（allographic agraphia）と呼ぶが，同様に平

Ch.7 失語

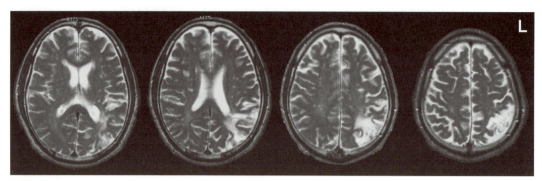

図7-28　角回病変による純粋失書のMRI T2強調画像
61歳，男性．脳梗塞．語健忘で発症．Gerstmann症候群，失名辞，言語性短期記憶障害がみられた．左角回から縁上回後部に限局した高信号を認める．（Sakurai Y, et al. J Neurol Sci. 2000; 178: 42-51）[12]

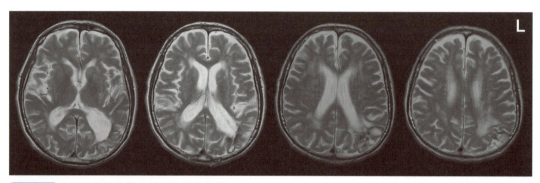

図7-29　角回性失読失書のMRI T2強調画像
69歳，男性．脳出血，発症7年後の画像．右下同名性四分盲，仮名の錯読，漢字の失書，失名辞，言語性短期記憶障害，失算を呈した．左角回とその後方の外側後頭回にヘモジデリン沈着を伴う高信号を認める．
（櫻井靖久．CAESE 24．言葉が出ない．In: 鈴木匡子，編．症例で学ぶ高次脳機能障害―病巣部位からのアプローチ．東京: 中外医学社; 2014. p.148-52より改変引用）[17]

仮名・片仮名どうしの混同を日本語における異書性失書と呼んでよいであろう．

IV 側頭葉後下部型失読失書

　漢字の読み書きが優位に侵される．漢字1文字，2文字熟語とも障害される．読みに比べ，書字の障害の方が重度で，後まで残存する．このため漢字の純粋失書と呼ばれることがある（後述）．仮名読みも障害され，逐字読みを呈する．ただし，なぞり読みはたぶん役に立たない．純粋失読に似て，2文字熟語が読めないのに，意味は理解していることがある．一方，漢字の失書は文字想起困難に基づくものがほとんどである．筆者らの検討では，漢字読みに影響するのは，画数，使用頻度，親密度で[11]，漢字書字に影響するのは画数，親密度であった[19]．欧米でこの側頭葉後下部型の漢字の失読失書に相当するものは，後下側頭皮質病変による，逐字読みを伴う語彙性失書（語彙性失書は，上述の通り，漢字の失書に相当）として報告されている[20]．

　病巣は中・下側頭回，紡錘状回（37野）にわたるが，筆者らが行った前述のPETによる賦活研

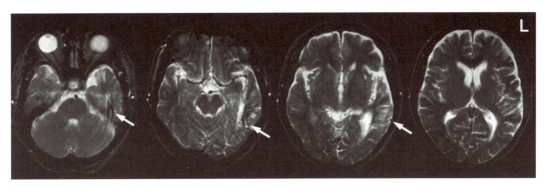

図7-30 側頭葉後下部型の失読失書のMRI T2強調画像
77歳，男性．脳出血，発症7年後の画像．漢字に著明な失読失書，仮名の逐次読み，失名辞を認めた．左紡錘状回中部・下側頭回後部にヘモジデリン沈着を伴う高信号を認める．ヘモジデリン沈着は中頭蓋窩の紡錘状回前部にまで及び，線状の高信号が海馬傍回の外側に沿って側頭葉の前部にまで達している．
(Sakurai Y, et al. J Neurol Sci. 2000; 178: 42-51)[12]

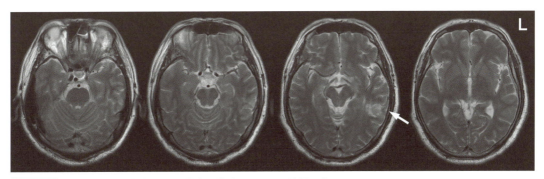

図7-31 中側頭回後部病変による漢字の失書のMRI T2強調画像
54歳，男性．脳梗塞．漢字の想起困難による失書を呈した．左中・下側頭回後部に限局した高信号を認める．

究[10]で，後頭側頭溝をまたぐ紡錘状回中部・下側頭回後部が漢字単語の音読みで賦活された部位であることから，ここが最も漢字読みに重要な領域と考えられる．ここはCohenら[7]のいう視覚性語形領域とほぼ一致する．

なお側頭葉後下部型の失読失書には，物品の呼称障害（失名辞）を伴うことが多い．重篤な失名辞を合併している場合，病巣が紡錘状回・下側頭回から前方の中側頭回前部1/3の皮質下にまで達しているか 図7-30 ，海馬傍回に向かっているかのいずれかであり，側頭葉内の連合線維の離断が失名辞の成立に関係していると考えられた[21]．

V 中側頭回後部病変による漢字の失書

左中・下側頭回後部病変により漢字の失書が出現する[19] 図7-31 ．発症当初は仮名の失読もわずかにみられるが，最終的に漢字の純粋失書に収束する．病巣が側頭葉後下部型の失読失書に近いため，側頭葉後下部型の漢字の失読失書の本質は漢字の純粋失読であると主張する研究[22]もある．しかし，両者は病巣局在が異なり，区別されるべきものである．漢字の失書のエラーは，文字想起困

Ch.7 失語

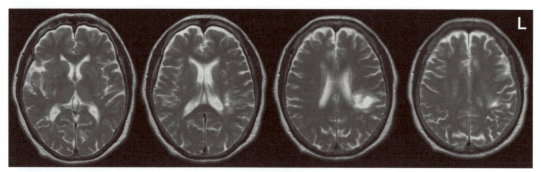

図7-32 縁上回病変による仮名の失書のMRI T2強調画像
77歳，女性．脳梗塞．軽度の一過性右片麻痺，右膝以下の異常感覚，漢字の想起困難，仮名の錯書，軽度の仮名の錯読，失算，言語性短期記憶障害で発症した．縁上回前部皮質下梗塞であるが，側頭頭頂移行部（側脳室三角部周囲，左端）は損傷を免れており，伝導失語にはならなかった．(Sakurai Y, et al. J Neurol Sci. 2010; 288: 25-33より引用)[16]

難による無反応か，部分的に想起される部分反応が大半を占める．書字の成績に影響するのは，画数，使用頻度，親密度であった[19]．

VI 縁上回病変による仮名の失書

　縁上回を含む側頭・頭頂移行部の皮質・皮質下病変で伝導失語が出現することはよく知られている．縁上回皮質の損傷のみでは伝導失語は起こらず，純粋失書，失算，言語性短期記憶障害が出現する[16]　図7-32．縁上回性純粋失書は，伝導失語の書字障害に似て，一文字の置換を特徴とする仮名の音韻性錯書〔欧米でいう音韻性失書（phonological agraphia）〕が特徴であるが，漢字の想起困難に基づく失書もみられる．また症例によっては，仮名読み，特に仮名非単語読みが障害されることもあり〔非単語に選択的な読みの障害を音韻性失読（phonological dyslexia）という〕，厳密には純粋失書といえないものもある．
　仮名読み障害の特徴として，角回性失読失書と同様，転置の誤り（例：「とくい」→「くとい」）がみられる．この事実は，角回から縁上回にかけての病変では音韻情報を継時的に処理することが破綻していることを示唆している．さらに仮名の錯書の特徴として，仮名文字相互の順序を取り違える転置の誤り（例：「ふしんせつ」→「ふんしせつ」）もみられる．この事実は，縁上回で音韻情報の継時的な貯蔵・取り出しがなされており，その損傷でこのような転置の読み書きエラーが出現することを示唆している．

VII 上頭頂小葉（頭頂間溝）病変による失行性失書

　左上頭頂小葉または頭頂間溝周辺領域の損傷で失行性失書が起こる[23]　図7-33．失行性失書とは，以下の①〜④の特徴を備えた失書をいう[23]．すなわち，①運動感覚機能が保たれているにもかかわらず，判読しがたい，くずれた字を書く．②字形のくずれは写字で幾分改善する．③口頭で文字あるいは単語のつづりを言ったり，文字チップやワープロで文字，単語をつづったりすることは可能である．④筆順を間違える．④は筆者が付け加えたものである．文字の視覚的イメージは保たれているのに，それを手の書字運動に変換する過程が障害されると考えられている．

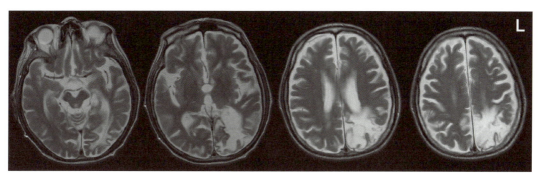

図7-33 頭頂間溝周辺領域の病変による失行性失書のMRI画像

64歳,男性.脳梗塞の再発,発症6年後の画像.左後頭葉に初回脳梗塞を発症,この時右同名半盲,一過性の失読が出現した.その3年後に左頭頂葉に再梗塞を起こした.今度は,漢字・仮名の想起困難,失行性失書,言語性短期記憶障害,失算,左上1/4視空間における右手の視覚運動失調を認めた.2回目の梗塞は上頭頂小葉,角回,楔前部に拡がっていた.(Sakurai Y, et al. Behav Neurol. 2007; 18: 99-114)[23]

　認知神経心理学的には,頭頂間溝領域に文字・単語の運動覚情報が蓄えられており〔書記素領域(graphemic area)と呼ぶ〕,運動覚パターンが前頭葉運動前野・運動野の手の領域に伝わり,ここで書字運動に関わる筋を動かす運動系列パターンに変換されて,書字が実現すると考えられている.失行性失書はこの書字運動領域自体の損傷か,ここから前頭葉の手の運動を支配する領域に至る出力経路の障害[24]で起こる.しかし実際は,文字のイメージが思い浮かばないことも多く,思い浮かべられても,イメージ自体が不安定になっている.そのため患者は紙面に書く前に空書したり,途中まで書いて中断し,また最初から書いたりする,いわば試行錯誤的なエラーを繰り返す.最終的に正答しても,違うように感じ,また書き直したりする.

　頭頂葉性純粋失書として報告されているものは,上頭頂小葉を主病巣としているものが多いが,必ずしも失行性失書という評価にはなっていない.その理由は,病変が縁上回,角回に及んでおり,それぞれの病変の特徴が混在しているからと考えられる.

VIII 中前頭回後部病変による純粋失書

　左中前頭回後部(いわゆるExner's area)の病変で仮名の錯書を中心とした純粋失書が出現する[25,26].仮名の錯書の多くは音韻性錯書(文字の置換)や文字の省略であるが,病変が下前頭回にまで及ぶと仮名文字の想起困難も現れる[27] 図7-34 .また前頭葉病変を反映して,仮名の錯書に保続性の誤り(同じ字画,文字を繰り返し書く)や助詞の脱落(失文法)もみられる.漢字の文字想起困難に基づく失書もみられる.筆者らが報告した漢字に著明な失書の症例[27]は,中前頭回後部から中心前回前半(6野)の限局性梗塞であった.同様の中心前回病変で漢字の失書に相当する語彙性失書が欧米からも報告されている[28].また字形のくずれを伴う例も報告されている[29,30].頭頂葉性純粋失書に似て,言語性即時記憶障害,失算を合併することがある[26,27].

　左中前頭回後部と下前頭回弁蓋部(44野),中心前回下部の梗塞で失書を伴わずにタイピングの障害をきたした症例[31]が報告されている.書字とタイピングとでは,最終的な手指の筋活動は異なるものの,かなりの部分が共通していると思われる.

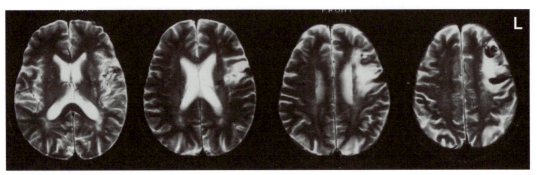

図7-34　前頭葉性純粋失書のMRI画像
69歳，男性．出血性脳梗塞．一過性の超皮質性運動失語の後に，仮名の想起困難・錯書，失算がみられた．左中・下前頭回後部（眼窩部，中心前回前半を含む）に低信号を伴う高信号を認める．中前頭回の高信号は中前頭回前部1/3まで達している．（Sakurai Y, et al. Neurology. 1997; 49: 946-52)[27]

IX　二次性非失語性失読・失書

　二次性の失読のうち，視床性失読は理論的には考えうるが，報告はほとんどない．表7-1で構成失書に疑問符を付けたのは，構成障害によるものかどうか疑問であるからである．また表に挙げたもの以外に，左前頭葉内側の補足運動野を含む病変でも失書を生じた例が報告されているが，失語性かどうか不明なので，ここには載せていない．

1　無視性失書（空間性失書）

　空間性失書はもともとHécaenら[32]により提唱された症候であり，以下のような特徴を持つ．①字画が余分に加わる．②文字列が右肩上がりか，右肩下がりになる．③書かれたものが紙面の右側に寄っている．④単語を構成する文字の間に空白が入り，単語としてのまとまりがなくなる．これは，半側空間無視の書字症状（無視性失書）とほとんど一致する．実際，Ardilaら[33]は空間性失書が半側空間無視，構成障害の両者と相関することを見出している．問題は，構成障害（見本を見ての積木，描画が困難なもの）で説明できる部分がどの程度あるのかということであろう．構成障害によると考えられる，文字や語の配置の乱れを特徴とする書字障害は古くから構成失書と呼ばれてきたが，欧米では空間性失書と同義と考える研究者もいる．

2　視床性失書

　視床の限局性病巣で失書を生ずることが知られている．視床から大脳皮質に投射している線維を介して，皮質機能が二次的に低下したためと考えられる．これまで前背側核（anterodorsal nucleus: AD），背内側核（dorsomedial nucleus: DM），外側腹側核（ventral lateral nucleus: VL），後外側腹側核（ventral posterolateral nucleus: VPL）の病巣が報告されている．筆者らはVL/VPL核の損傷で，漢字の想起困難に基づく失書，字形の乱れ，小字症をきたした2例を報告した[34]．SPECTで中心前回，縁上回前部の局所脳血流の低下を認めたことから，基底核，視床，運動前野・感覚運動野をめぐる運動回路（いわゆる運動ループ）の異常を考えた．

3 読字書字障害

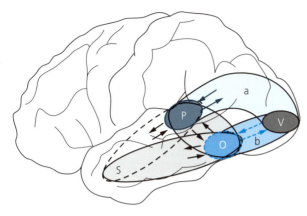

図7-35 読字の認知心理学的モデル
P: 音韻情報, O: 形態情報, S: 意味情報, V: 一次視覚野, a: 音韻経路（背側路, V→P）, b: 形態経路（腹側路, V→O）. (Sakurai Y. Behav Neurol. 2004; 15: 35-50 より改変)[35]

X 読字・書字の認知心理学的モデル

1 読字の認知心理学的モデル

図7-35 に筆者が考える読みの認知心理学的モデル[35]を示す．岩田の読みの2重回路説[36]に基づき，認知機能と解剖学的部位との対応がつくように敷衍したものである．ここでaとあるのは，一次視覚野から外側後頭回を通って角回の皮質下を経由し，上側頭回後部に達する背側路で，文字を継時的に音に変える役割を担っている（音韻経路）．一方，bとあるのは，一次視覚野から，後頭葉腹側の紡錘状回を経由して後頭側頭溝周辺領域（紡錘状回中部・下側頭回，後下側頭皮質，側頭葉後下部）に達する腹側路で，文字または単語全体の形を認知する役割を担っている（形態経路）．背側路の終点である上側頭回後部にはPで示した単語の音韻情報（単語の聴覚イメージ，認知心理学でいう音韻入力語彙と同義）が蓄えられ，腹側路の終点である紡錘状回・下側頭回にはOで示した単語の形態情報（単語の視覚イメージ，認知心理学でいう視覚入力語彙と同義）が蓄えられている．さらにSで表される意味情報（意味記憶と同義）と形態情報Oが紡錘状回・下側頭回で交わっており，音韻情報（P）と意味情報（S）が上側頭回後部で交わっている（P→Sを破線で示したのは，読字の際にはO→Sの結合が優位になるため）．

文字読みに対して背側路と腹側路とは並行して働いているわけではなく，腹側路が主体となっていると考えられる．すなわち，未知の単語の読みに背側路，腹側路ともに関わるが，その単語を何度も見るに従って，腹側路の終点である紡錘状回・下側頭回に意味と結びついた単語全体の形態情報が貯蔵され，最終的に腹側路が主体となって単語の読みが成立すると考えられる．このように2つの経路が単語の親密度に応じて，並行処理から腹側路中心処理に関与の度合いを変えていくので，筆者はこれを重みづけられた二重回路説（weighted dual-route hypothesis）[10]と呼んだ．

漢字読みと仮名読みとで損傷部位により差が出るのは，仮名は音韻経路，形態経路の両方で処理され，漢字は主に形態経路で処理されるからと考えられる．すなわち，形態処理の終点（O）の損傷で漢字の失読失書が出現する．その終点に入る手前のところが離断されると，漢字に著明な純粋失読が出現する．背側の音韻経路の出発点直後のところが損傷されると仮名1文字の視覚認知，または書記素（つづりの最小単位）→音素変換が困難になり，仮名の純粋失読が出現する．この場合，

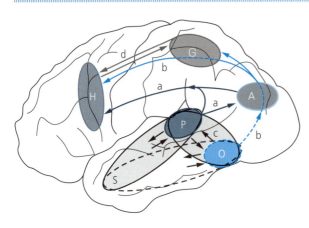

図7-36 書字の認知心理学的モデル
P：音韻情報，O：形態情報，S：意味情報，A：角回・外側後頭回，G：運動覚領域，H：運動野・運動前野の手の運動を支配する領域　a：書字における音韻経路（P→H，およびP→A→H），b：書字における形態経路（O→Aの皮質下→Gの皮質下→H，およびO→Aの皮質下→G→(d)→H），c：ウェルニッケ野と後下側頭皮質との相互作用，d：運動覚領域と手の領域との相互作用．（Sakurai Y, et al. Behav Neurol. 2007; 18: 99-114より改変）[23]

腹側路は機能しているので，仮名単語は語全体の読み方で読むことが可能である．しかし，非単語は単語全体としてのまとまった語形が存在しないので，この形態経路が利用されず，読みが著しく障害されることになる．一次視覚野から背側・腹側に向かう経路がともに出発点近くで損傷されると，仮名1文字の視覚認知が高度に障害され，仮名単語・非単語ともに読みが困難になる．

2 書字の認知心理学的モデル

図7-36 は書字の2重回路説[23]を示したものである．文字または単語の音韻系列を伝える音韻経路（a）と文字または単語の視覚イメージを伝える形態経路（b）が2重経路をなしている．音韻経路は一次聴覚野からウェルニッケ野に至り，ここで単語の聴覚イメージ（P，音韻入力語彙）との照合がなされ，そのまま弓状束に入るか，角回・外側後頭回まで達して，ここで音素・書記素変換がなされ，形態経路に入る．他方，上側頭回後部の単語の聴覚イメージ（P）は後下側頭皮質（紡錘状回・下側頭回，視覚性語形領域，37野）に蓄えられている単語の形態イメージ（O）と双方向性に結合しており（c），単語の聴覚情報はこの下側頭皮質で形態情報に変換され，形態経路に入る．形態経路は下側頭皮質から出発し，角回の皮質下を通って，上頭頂小葉（頭頂間溝）に達した後で，運動覚イメージの存在する書記素領域（G）に入るか（間接路），直接中前頭回後部の手の領域（H）に向かうか（直接路）のいずれかに分かれる．後下側頭皮質由来の形態情報は，直接路経由でそのまま前頭葉に運ばれるか，間接路に入り，書記素領域で運動覚情報に変換され，前頭葉に達する．

音韻経路の障害で仮名の継時的処理が破綻し，仮名の錯書が出る．形態経路の直接路の障害では文字の視覚イメージが伝わらないことによる失書が出る．字画の複雑な漢字は多分仮名よりこの形態経路への依存度が高いので，漢字の想起困難がより目立つタイプの失書が出る．音韻経路と2つの形態経路は運動野・運動前野の手の領域（H）に達し，ここで音韻情報，文字・単語の視覚イメージ，運動覚情報が統合され，手指の筋活動を支配する運動野のニューロンに情報が伝えられて，書字運動を起こす．

おわりに

以上述べた失読失書の分類は筆者の独断がかなり入っている．今後，多数例での検証が望まれる．

3 読字書字障害

文献

1) 櫻井靖久. 非失語性失読および失書の局在診断. 臨床神経学. 2011; 51: 567-75.

2) 櫻井靖久. 「読めない」が主訴の患者さんをどのように診断したらよいかを教えてください. In: 河村 満, 編. 高次脳機能障害Q & A 症候編. 東京: 新興医学出版社; 2011: p.53-5.

3) 櫻井靖久. CASE 32. 焦点が合わない. 右側が見えない. In: 鈴木匡子, 編. 症例で学ぶ高次脳機能障害—病巣部位からのアプローチ. 東京: 中外医学社; 2014. p.198-202.

4) Maeshima S, Osawa A, Sujino K, et al. Pure alexia caused by separate lesions of the splenium and optic radiation. J Neurol. 2011; 258: 223-6.

5) Greenblatt SH. Localization of lesions in alexia. In: Kertesz A, ed. Localizations in neuropsychology. New York: Academic Press; 1983. p.323-56.

6) Cohen L, Dehaene S, Naccache L, et al. The visual word form area: spatial and temporal characterization of an initial stage of reading in normal subjects and posterior split-brain patients. Brain. 2000; 123: 291-307.

7) Cohen L, Martinaud O, Lemer C, et al. Visual word recognition in the left and right hemispheres: anatomical and functional correlates of peripheral alexias. Cereb Cortex. 2003; 13: 1313-33.

8) Epelbaum S, Pinel P, Gaillard R, et al. Pure alexia as a disconnection syndrome: new diffusion imaging evidence for an old concept. Cortex. 2008; 44: 962-74.

9) 岩田 誠. 左側頭葉後下部と漢字の読み書き. 失語症研究. 1988; 8: 146-52.

10) Sakurai Y, Momose T, Iwata M, et al. Different cortical activity in reading of Kanji words, Kana words and Kana nonwords. Brain Res Cogn Brain Res. 2000; 9: 111-5.

11) Sakurai Y, Yagishita A, Goto Y, et al. Fusiform type alexia: pure alexia for words in contrast to posterior occipital type pure alexia for letters. J Neurol Sci. 2006; 247: 81-92.

12) Sakurai Y, Takeuchi S, Takada T, et al. Alexia caused by a fusiform or posterior inferior temporal lesion. J Neurol Sci. 2000; 178: 42-51.

13) Sakurai Y, Ichikawa Y, Mannen T. Pure alexia from a posterior occipital lesion. Neurology. 2001; 56: 778-81.

14) 櫻井靖久. CASE 29. 仮名文字が読めない. In: 鈴木匡子, 編. 症例で学ぶ高次脳機能障害—病巣部位からのアプローチ. 東京: 中外医学社; 2014. p.180-4.

15) Sakurai Y, Terao Y, Ichikawa Y, et al. Pure alexia for kana. Characterization of alexia with lesions of the inferior occipital cortex. J Neurol Sci. 2008; 268: 48-59.

16) Sakurai Y, Asami M, Mannen T. Alexia and agraphia with lesions of the angular and supramarginal gyri: evidence for the disruption of sequential processing. J Neurol Sci. 2010; 288: 25-33.

17) 櫻井靖久. CAESE 24. 言葉が出ない. In: 鈴木匡子, 編. 症例で学ぶ高次脳機能障害—病巣部位からのアプローチ. 東京: 中外医学社; 2014. p.148-52.

18) 河村 満. 純粋失読・純粋失書・失読失書の病態. 神経心理学. 1990; 6: 16-24.

19) Sakurai Y, Mimura I, Mannen T. Agraphia for kanji resulting from a left posterior middle temporal gyrus lesion. Behav Neurol. 2008; 19: 93-106.

20) Rapcsak SZ, Beeson PM. The role of left posterior inferior temporal cortex in spelling. Neurology. 2004; 62: 2221-9.

21) Sakurai Y, Sakai K, Sakuta M, et al. Naming difficulties in alexia with agraphia for kanji after

Ch.7 失語

a left posterior inferior temporal lesion. J Neurol Neurosurg Psychiatry. 1994; 57: 609-13.

22) Soma Y, Sugishita M, Kitamura K, et al. Lexical agraphia in the Japanese language. Pure agraphia for Kanji due to left posteroinferior temporal lesions. Brain. 1989; 112: 1549-61.

23) Sakurai Y, Onuma Y, Nakazawa G, et al. Parietal dysgraphia: Characterization of abnormal writing stroke sequences, character formation and character recall. Behav Neurol. 2007; 18: 99-114.

24) Otsuki M, Soma Y, Arai T, et al. Pure apraxic agraphia with abnormal writing stroke sequences: report of a Japanese patient with a left superior parietal haemorrhage. J Neurol Neurosurg Psychiatry. 1999; 66: 233-7.

25) 阿部和夫, 横山律子, 依藤史郎. 左中前頭回後部の梗塞による仮名失書. 神経心理学. 1993; 9: 196-201.

26) Tohgi H, Saitoh K, Takahashi S, et al. Agraphia and acalculia after a left prefrontal (F1, F2) infarction. J Neurol Neurosurg Psychiatry. 1995; 58: 629-32.

27) Sakurai Y, Matsumura K, Iwatsubo T, et al. Frontal pure agraphia for kanji or kana: dissociation between morphology and phonology. Neurology. 1997; 49: 946-52.

28) Rapcsak SZ, Arthur SA, Rubens AB. Lexical agraphia from focal lesion of the left precentral gyrus. Neurology. 1988; 38: 119-23.

29) Anderson SW, Damasio AR, Damasio H. Troubled letters but not numbers. Domain specific cognitive impairments following focal damage in frontal cortex. Brain. 1990; 113: 749-66.

30) 毛束真知子, 岸田修司, 河村 満. 左中前頭回脚部病変による右一側性失書. 失語症研究. 1999; 19: 261-7.

31) Otsuki M, Soma Y, Arihiro S, et al. Dystypia: isolated typing impairment without aphasia, apraxia or visuospatial impairment. Eur Neurol. 2002; 47: 136-40.

32) Hécaen H, Albert M. Human neuropsychology. New York: Wiley; 1978.

33) Ardila A, Rosselli M. Spatial agraphia. Brain Cogn. 1993; 22: 137-47.

34) Sakurai Y, Yoshida Y, Sato K, et al. Isolated thalamic agraphia with impaired grapheme formation and micrographia. J Neurol. 2011; 258: 1528-37.

35) Sakurai Y. Varieties of alexia from fusiform, posterior inferior temporal and posterior occipital gyrus lesions. Behav Neurol. 2004; 15: 35-50.

36) Iwata M. Kanji versus Kana. Neuropsychological correlates of the Japanese writing system. Trends Neurosci. 1984; 7: 290-3.

［櫻井靖久］

Chapter 8 失行

はじめに

　行為・動作障害は，行為・動作機能そのものが障害されて生じる場合（すなわち失行）と，それ以外の神経障害（多くは行為・動作以外の高次脳機能障害）によって生じる場合がある．本稿では最初に行為・動作障害を広く紹介するが，そこでは失行のみでなく，失行以外の行為・動作障害も含めてみていく．これは失行を理解するには失行以外の高次脳機能障害による行為・動作障害も知っておく必要があるためである．そして次に（上肢）失行を機能ごとに紹介する．そしてその後，臨床評価時の症状判定上の実践的な留意点を示した上で，最後に，画像が提示された場面を想定して，「画像から想定できる症状，鑑別を要する症状を想定し，確認する作業」をシミュレートすることにする．

I 「機能区分および関連する脳部位」と行為・動作障害

1 脳機能区分

　まず行為・動作の視点から高次脳機能を分類してみる．すなわち行為・動作に関わる高次脳機能を理解するには，高次脳機能を，①感覚情報の入力，②感覚情報の認知的処理，③行為・動作の決定・組織化，④行為・動作の出力（運動能力），⑤脳機能の統制，制御，一体化作業の5つに区分するとわかりやすい（ 図8-1 の①～⑤の番号と対応）． 図8-1 に示すように，最初に感覚情報が大脳に入力されると，その情報を分析することにより，我々は，外界からの言語，対象，あるいは状況を理解することができる（②）．こうした状況を踏まえた上で，行為・動作が決定・組織化され（③），その指令は行為・動作の出力（運動能力）として関連する身体部位へ投射されていく（④）．そしてこれらの高次脳機能が円滑に進むように，脳機能全体（行為・動作に限らず）の統制，制御，一体化作業が行われている（⑤）．注意機能やいわゆる"遂行機能"もここに含まれる．

　また情報の流れとしては，①から②を経て③へ至る経路以外にも①から直接③へ至る経路がある（矢印①*）．例えば，対象物のある動作において，対象物の位置を把握するのに必要な対象物の視覚的位置情報などは，②の認知的処理を経ずに，①*の経路から直接利用されているといわれている[1]．

　これら①～⑤の機能のどこに問題が生じても，行為・動作の障害をきたしうる．このうち③の障害による行為・動作障害のみが，失行と呼ばれる．すなわち失行は「動作がおかしい」という他覚的に観察される現象のみで規定されているのではなく，その症状を引き起こした，障害メカニズムによって規定される概念である．

　本稿では最初に述べたとおり，失行に限定せずに，①～⑤の各機能障害によって引き起こされる行為・動作障害とその責任病巣をみていく．ただし⑤のうち注意やいわゆる"遂行機能"の障害による行為・動作障害については，別の章で詳しく述べられるので，本稿では触れないことにする．

Ch.8 失行

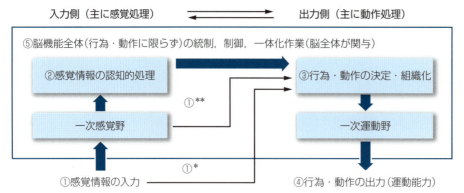

図 8-1 感覚情報の取り込み，感覚情報の認知的処理，行為・動作の決定・組織化と行為・動作の出力（運動能力）ならびに脳機能の統制，制御，一体化作業の関係図

実線枠内が中枢神経系での処理．矢印は各種脳内情報の流れを示す．矢印①*と①**については本文を参照のこと．

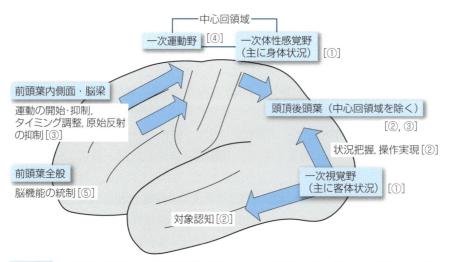

図 8-2 大脳の各領域と大まかな役割分担（図内の［数字］は，図 8-1 の番号と同じ）

2 「機能区分および関連する脳部位」と行為・動作障害

次に脳機能区分に脳部位の情報を加えて，相互の対応をみることにする．視覚情報は，主として後頭極近傍にある一次視覚野へ，一方体性感覚情報は，頭頂葉の中心後回に位置する一次体性感覚野にそれぞれまず入力される．この一次野から連合野に向けて情報処理は展開され，その中で②感覚情報の認知的処理が遂行される．さらにその後，③行為・動作の決定・組織化がなされ，最終的には出力情報として，一次運動野から全身に向けて投射される〔④行為・動作の出力（運動能力）〕．ただし感覚情報には一次感覚野を経由せずに直接行為・動作の組織化に利用される流れ（図8-1 の矢印①*），あるいは一次野に到達しても，ほとんど処理されることのないまま行為・動作の組織化に向かい利用される流れ（図8-1 の矢印①**）がある．図8-2 に大脳の各領域とおおまかな役割分担を示した．

Ch.8 失行

③行為・動作の決定・組織化に関しては，対象物に関する情報だけではなく，動作主である手の情報も必要である．自分の手の状況，対象物と手との距離，位置関係などの情報がなければ動作を的確に行うことができないが，こうした情報を知るために手に関する感覚情報が用いられている．この対象物と動作主に関する情報のうち，対象物に関する主な情報としてはまず視覚的情報が挙げられる（例えば把持前の場合）．動作主である手の情報としては体性感覚情報が挙げられる．この両者の感覚情報の入力（①）を同時に処理するには，その両者の入力部位に挟まれた，頭頂後頭領域を利用することが合理的であろう．事実，頭頂後頭葉領域は感覚情報の入力（①*，①**や②），行為・動作の決定・組織化（③）のいずれの障害をもきたしうる脳領域である　図8-2．

また行為・動作では，両手を使う場合がある．左右手で同じ動き，異なる動きを同期して行うには，左右手に関する情報交換を両半球間で行うことが不可欠となる．こうした情報交換に大きく寄与している脳領域は脳梁である．あるいは行為・動作では，一連の動作を適切なタイミングで切り替えて，まとまりのある動作全体の円滑な「つながり」を保つことが必要である．まとまりのある動作全体の円滑な「つながり」を保つ作業は，一次運動野〔行為・動作の出力（運動能力）〕近傍で行うのが合理的であろう．事実こうした作業は一次運動野近傍で，かつ脳梁に隣接した前頭葉内側面で行われていると考えられる．

以上，「頭頂後頭葉」と「脳梁や前頭葉内側面」の2領域が，行為・動作の組織化の障害（失行）の責任病巣と考えられている　図8-2．

一方，②感覚情報の認知的処理や，⑤脳機能の統制，制御，一体化作業は，脳のさまざまな部位によって担われている．そのためどの脳部位が損傷された場合でも，各部位の機能に応じた動作障害の有無を検討する必要がある．

1）感覚情報の入力障害による動作障害

①感覚情報は，②感覚情報の認知的処理がなされた後に，③行為・動作の組織化に寄与するか，あるいは　図8-1　の矢印①*もしくは①**の経路を経て直接，③行為・動作の組織化に利用される．②の過程における障害では，例えば，視覚の場合は，見えない，あるいは見えにくいといった状況に則した反応（行為・動作上の異常）がみられると考えられる．もう一つの　図8-1　矢印①*や①**の経路を通る情報にはさまざまなものがある．例えば対象物の視覚的位置情報の計測値などがある．この経路の感覚情報が利用できなくなると，行為・動作に空間的なずれが生じたり，目的を完結できないことがある．あるいはそうした障害の中で，目的の完結を優先させると，その結果，本来不要な，しかし障害を代償するような動きや姿位が付加されることもある．

①対象物に関する位置情報の利用障害による注視下到達動作時のずれ

（optische Ataxie; 視覚性失調あるいは，視覚性運動失調）

対象物を注視した状態で，到達動作を行った際に，対象物に関する位置情報（これは眼位や頭位から得ることができるとされる[2,3]）の利用障害によって，手が対象物の位置からずれる現象が知られていて，これはoptische Ataxieと称されている．これは，　図8-1　矢印①*の経路の問題によって生じるとされている．したがって通常の動作肢の体性感覚や，対象物の認知に関しての，すなわち，　図8-1　の②の機能を検査しても，異常はみられない点に特徴がある．

［責任病巣］両側頭頂後頭葉領域の損傷によって両手に出現するとされる．

Ch.8 失行

②対象物に関する位置情報の利用障害による周辺視下到達動作時のずれ
（ataxie optique；視覚性運動失調）

　右あるいは左の周辺視野に提示された対象物を注視せずに（すなわち直接には見ないで）到達動作を行った際に，対象物に関する位置情報（網膜上に投影された視覚情報）の利用障害（　図8-1　矢印①**）によって，手が対象物の位置からずれる現象が知られていて，これはataxie optiqueと称される．この場合も，②への情報の流れは保たれているので，　図8-1　の②の機能（動作肢に関する体性感覚や，視覚認知）の検査をしても，異常はみられない点に特徴がある．

　［責任病巣］右頭頂葉損傷で，左視野での左右両四肢に，左頭頂葉損傷で右視野，右手に出現するといわれている[3]．

③動作肢の状況情報の利用障害による（注視下および周辺視下）到達動作時のずれ（症状名なし）

　到達動作を組織化するには，注視下，周辺視下のいずれの到達動作でも動作肢の状況情報が必要である．この情報は，　図8-1　の矢印①**の経路を経て利用されている．すなわち　図8-1　の動作肢の状況情報を伝達している矢印①**の経路の障害によって，到達動作時に，手が対象物の位置からずれる現象が生じる．一次体性感覚野までの情報伝達と一次体性感覚野は保たれているので，通常の体性感覚検査では，体性感覚は保たれると判定される．この利用障害を疑った際には，ここに示す3つの条件下での到達動作を比較し，同じ動作肢で常に障害がみられれば，確定できる．3つの到達動作とは，注視下，周辺視下での到達動作と，拇指探し試験である．拇指探し試験とは，ataxie optiqueの課題での標的を，自身の対側拇指に置き換えて，閉眼下で到達動作を行わせる試験である．具体的には，被検者は閉眼し，一側の親指を検者によって受動的に動かされた後，一定の姿位に固定される．その固定した親指を，閉眼したまま他方の手で触るという手順で行う．

　［責任病巣］動作障害肢の対側半球，頭頂葉損傷時にみられる．

④把持動作時の不適切さ（把持動作時の手形と把手形状のミスマッチ）

　対象物を把持する際に，把手の形状と，把持するための手姿位の角度，開き具合などが適合しない現象を指す．これは，手の形状形成時に必要な，対象物の視覚情報処理の問題で生じるとされる．この障害には，例えば，把手の形状情報を，把持しようとする手の形状に翻訳する機能の問題も想定され，単純な，対象物の視覚情報の利用障害のみに帰することはできない可能性も示唆される．感覚情報に依存度の高い処理という意味で，便宜的に「感覚情報の利用障害による動作障害」に分類した．

　［責任病巣］ずれの生じている手の対側半球頭頂葉損傷時にみられる[4]．

⑤体性感覚障害による（把持後）動作の拙劣化

　体性感覚がある程度以上に障害されると，対象物の触知の障害のために，対象物の状況がつかめなくなり，操作が拙劣になる．これが体性感覚障害による動作の拙劣化である．例えばコインをひっくり返すような動作が拙劣になると考えられる．対象物操作時のみを観察していると，後述する大脳性の拙劣症と区別がつかず一見，行為・動作の出力（運動能力）（④）に障害があるようにみえる．しかし体性感覚障害による拙劣化の場合は，対象物のない動作，すなわち指分離動作を検査で確認すると，良好である．この点で，大脳性の拙劣症と区別できる．この障害の一例は画像とともに後に示す．

148

[責任病巣] 末梢性でも，中枢性でも，どの部位の損傷でも，重篤な体性感覚障害をきたせば，その感覚障害のある肢に対象物操作の拙劣化が生じうる．

2) 感覚情報の認知的処理の障害による動作障害

行為・動作機能そのものの障害ではないが，対象認知や記憶，理解などの機能障害によって，行為・動作が影響を受ける場合がある．ここでは対象誤認による，対象物の誤使用や，構成障害を紹介するが，その他にも，言語的な指示命令が理解できない，あるいは半側空間無視による，左右一側空間への行為・動作の偏倚がある．

①対象誤認による，対象物の誤使用

変性疾患である意味性認知症などで，対象物を誤認した際に，本人が誤ってこれだと認識した物品として扱う場合がこれにあたる．しかし脳血管障害などで生じた失認では，積極的な誤使用はむしろ生じにくい．脳血管障害の場合は，何かわからないと当惑することが多いという印象が筆者にはある．

[責任病巣] 意味性認知症では，多くは両側側頭極に限局性の萎縮を認める．

②構成障害

対象物を空間的に配置する際に正しく遂行できない病態とされる．立方体の模写，検者が示した手指の姿位パターンを，自身の手で再現するような，（構成）行為の障害である．

[責任病巣] 多くの場合，右あるいは左頭頂葉損傷で両手に出現する．また脳梁損傷時に右手に出現するともいわれている．

3) 行為・動作の決定・組織化障害による行為・動作障害（失行）

失行に関連する脳部位は，頭頂後頭葉領域と，脳梁および前頭葉内側面領域である（もちろん，この領域損傷時には，③行為・動作の組織化障害による行為・動作障害（失行）だけでなく，①②（場合によっては⑤）による行為動作障害もありうる）．この動作機能については次の失行の項で述べる．

4) 行為・動作の出力（運動能力）障害による動作障害（不随意運動や小脳性の失調などは除く）

①麻痺

麻痺は，すべての運動能力が損なわれる病態である．特に筋力と，手指の独立した運動を可能にする「指分離能」の両側面が障害される．麻痺が，各種動作に影響するかどうかは，麻痺の程度による．

[責任病巣] 一次運動野，錐体路の障害，あるいは下位の運動神経の障害によって生じる．

②大脳性の拙劣症（肢節運動失行）

大脳性の拙劣症（肢節運動失行）は，筋力の低下は認めないが，指を分離して動かすための能力の障害により，指分離（指を順次折る動作）が困難で，場合によっては（シャベルのように）指が並んで同じ動きをする．さらにその運動能力の障害のために，対象把持後の対象操作にも拙劣化がみられる．失行には含めないが，大脳損傷時にのみ，かつ中心回領域の障害でみられる症候である．中心前回損傷による大脳性の拙劣症は，感覚障害を伴わないが，中心後回損傷による大脳性の拙劣症では，複合（皮質性）感覚障害を伴う．

[責任病巣] 中心前回，中心後回損傷時に対側上（下）肢に生じる．

Ch.8 失行

5）脳機能全体（行為・動作に限らず）の統制，制御，一体化作業障害による行為・動作障害

①自発性の低下，注意の転導性の亢進，考え不精，気分障害，環境依存症候群やいわゆる遂行機能障害

　自発性の低下によって活動が減少する，注意の転導性の亢進に伴って辺りをキョロキョロ見渡す，あまり考えることなく，いい加減な回答をする，気分が沈んで行動が減ったり，あるいは怒りっぽくなるなどは，断片的な観察のみだと，失行にみえることがある．また環境依存症候群では，外界の状況に依存して，影響されて，行為・動作を思わず行ってしまう．環境依存症候群には，眼前の他者の姿勢や動作を真似てしまう「模倣行動」と，眼前に置かれた物品を用途に合うように扱ってしまう「利用行動」がある[5]．「真似たくなる」あるいは「使いたくなる」という欲求に基づく行動を抑制できないために生じる，いわゆる脱抑制による症状ともいえる．これらの症状は，人としての動作全体の統制を欠く状況を招く．

　［責任病巣］前頭葉損傷時，あるいは前頭葉に萎縮のみられる変性疾患で観察される．

II 失行

1 行為・動作機能の区分

　行為・動作の決定・組織化（ 図8-1 の③)に関する機能は大きく3つに区分できる 表8-1 ．すなわち汎用的動作機能，特定の動作機能，動作の枠組みの形成や制御の機能の3つである[2]．

　汎用的動作機能とは，動作の対象や動作を行っている文脈によらず，普遍的に用いられる汎用的な動作に関する機能である．汎用的動作機能は，対象物のない動作機能と，対象物のある動作機能からなる．前者は，例えばグーパーや，指折り動作などを支えている．後者は，到達動作（注視下および周辺視下），把持動作と対象物把持後の対象物操作を支えている．この対象物把持後の対象物操作は把持した対象物の向きを変えたり，離したりといった普遍的動作をさす．こうした汎用的動作を組織化するための機能は，原則，使用肢対側大脳半球，特に頭頂後頭葉領域に想定される．

表8-1　行為・動作機能の区分

汎用的動作機能	対象物のない動作機能	（指折動作など）
	対象物のある動作機能	把持前 　到達動作 　把持動作 把持後 　対象操作
特定の動作機能	対象物のない動作機能	パントマイム動作
	対象物のある動作機能	道具毎の各使用動作
動作の枠組みの形成や制御の機能		（すべての動作）

　特定の動作機能とは，特殊な能力を必要とすると考えられる動作を支える機能である．その機能は一側半球のみに局在し，左右どちらの肢を用いて行う場合でも，同じ機能が作動すると推測される．この特定の動作機能にも対象物のない動作機能と対象物のある動作機能がある．前者の動作としては，パントマイム動作がある．パントマイム動作は「道具は把持しないままで道具使用動作を再現（パントマイム）」する，あるいは「おいでおいで」などの信号動作を指示された命令下で再現する動作である．後者の動作には，道具を実際に使っての道具の使用動作がある．どちらの機能についてもその局在部位としては左半球の，特に頭頂葉領域が有力視されている[6]．

　動作の枠組みの形成や制御の機能とは，各手の役割決定や，一連の動作の切り替えを行い，まとまりのある動作全体の「つながり」を保つための枠組みの形成や制御を指す．既述の通りこの機能

Ch.8 失行

に，脳梁と前頭葉内側面領域が重要な役割を担っていると考えられる．

次に行為・動作機能の区分ごとにその障害を述べていくが，このうち汎用的動作機能は，半球内でかなり強固に構築されているため，その障害の出現は稀である．むしろこれら到達動作，把持動作，汎用的対象操作では，先に述べたような感覚情報の利用障害による，動作の適正化の障害（ずれや拙劣化）が多い．そのため，汎用的動作機能そのものが障害されて生じる行為・動作障害については他書を参照していただくこととし[7]，ここでは触れない．

2 失行

1）特定の動作機能の障害

①使用失行（観念失行）

単一道具を把持しての，道具固有の使用動作の実現障害である．道具は，「手に持って，対象物に対して機械的関係（物理的関係）を利用して作用を及ぼす器具」とここでは定義する．道具の使用には，道具を把持することで得られる体性感覚情報が，重要な役割を果たしている可能性があり，そのため，使用失行（観念失行）は，その体性感覚を利用した機能が障害されたために生じると推測されている[6]．ほとんどの場合，使用失行は，次に述べるパントマイム失行を併発している．

　　［責任病巣］左半球損傷時に両手に出現する．左半球内での病巣部位としては，頭頂葉領域が重要
　　　　　　　視されているが，その責任病巣は未だ確定していない．

②パントマイム失行（観念運動失行）

上記道具使用動作を，道具を把持せずに指示に従ってパントマイムとして行う際の，またおいでおいでなどの信号動作を指示に従って行う際の再現障害である．指示には言語での指示（例えば「歯ブラシを持ったつもりで歯を磨く動作をしてください」などの教示）あるいは，動作を検者がやって見せて，再現させる模倣での指示がある．ここでの誤り方には主に2つのパターンがある．一つは，命じられた動作を意図していることは，その動きから推測されるが，例えば歯ブラシのパントマイムでは，頬の高さまで手を挙げるが，頬をたたく動作になってしまうなど，動作の運動表現を誤る場合である．もう一つの誤りパターンは，歯ブラシであれば，自分の指を1本立てて，歯ブラシに見たてて動作を行うような誤り方である．これはBPTあるいはBPO（body parts as tool/object）と呼ばれる誤り方で，健常者でも，一定の割合でみられるとされている．しかし健常者の場合には，歯ブラシを持った姿位をとって動作を再現するように繰り返し指示すると，正しい動作を再現できる．こうした指示を理解していても修正できない場合に，障害ありと判断できる．多くの場合，道具の使用失行（観念失行）は伴わずにみられる．

　　［責任病巣］左半球損傷時に両手に出現する．左半球内での病巣部位としては，頭頂葉領域が重要
　　　　　　　視されているが，その責任病巣については未だ確定していない．また脳梁損傷時にも
　　　　　　　左手に出現しうるが，脳梁のどの部分が損傷されて生じるのか，その責任病巣につい
　　　　　　　ては未だ決着していない．

2）動作の枠組みの形成や制御の機能の障害

①運動無視

運動無視は，日常動作で，一側肢を用いない，あるいは両側の動作時に一側上肢（または下肢）の運動が減少ないし消失する現象である．一見すると，一側肢に重篤な麻痺があって，そのために

Ch.8 失行

健肢を代償的に多用しているように観察される．ところが麻痺の検査をしてみると，予想以上に運動出力（能力）が保たれていることが判明する．障害は日常動作で顕著であり，言語などで励ましながら動作を行わせると，動作は飛躍的に改善するという成績の解離がその特徴である．

[責任病巣] 左右一側の前頭葉内側面，特に補足運動野領域の損傷により，対側の上肢（または下肢）に出現する．

②間欠性運動開始困難

汎用的動作，特定の動作を行っている際に，その運動の節目（例えば，つかむ，移動するなど）ごとに，次の動作をしようと思っても，止まってしまう症状が，突然，間欠的に起こる現象である．本人もその非意図的に生じる停止に戸惑っていることが多い．停止した動作は，また急に解除されたりする．解除されているときの動きは，ごく自然であり，そのことから行為・動作の出力（運動能力）機能自体には障害はないと推察される．

[責任病巣] 左右一側半球補足運動野損傷により，対側の上肢(または下肢)に出現するとされる．

③拮抗失行

右手の随意的動作に誘発されて生じる，意思から離れて生じる左手の異常動作である．左手は常に動き続けるわけではなく，ときに意思に反して，動こうとしない場合もある．左手の異常な動きに対し，本人はその意思で動かすことのできる右手を用いて応酬するために，左右手の動きは交錯し拮抗することが多い．また本人は右手で，勝手に動く左手を抑え込もうとして，左右手が拮抗する場面もみられる．

[責任病巣] 脳梁損傷により，左上（下）肢に出現する．把握反射などの病的反射は伴わずにも生じる．

④道具の強迫的使用

道具あるいは物品に触る，あるいは見ることによって利き手である右手でその道具や物品を，意思から離れて操作してしまう障害である．本人にとっても勝手に動くこの動作の障害は，不都合であり，そのため本人は，左手や体幹などを用いて，右手を制するように努力する．そのため道具の強迫的使用でも左右手は拮抗する．ただし意思に反するのは，ここでは右手である．次に触れる把握反射あるいは本能性把握反射を必ず伴うとされる．

[責任病巣] 左前頭葉内側面と脳梁が同時に損傷された際に，右上（下）肢に出現する．

補1：他の原因による行為・動作・運動障害：原始反射，不随意運動，協調運動障害

ここまで説明してきた原因以外にも行為・動作・運動障害をきたす病態がある．原始反射，不随意運動，協調運動障害である．原始反射には，把握反射，本能性把握などがあり，原始反射は，前頭葉内側面が損傷された半球の対側肢に出現する．体性感覚あるいは視覚的刺激に基づいて，本人の意思によらず出現する．不随意運動には多くの種類があるが，頻度などからいうと振戦が重要である．不随意運動の多くは大脳基底核損傷と関連しているとされる．なお本来不随意運動に分類されないが，筋緊張異常が本態であるために，筋緊張の均衡が保たれるまで姿位が変位していくジストニアも鑑別が必要である．このほか，小脳損傷時には協調運動障害がみられる．

補2：いわゆる "他人の手徴候" という概念について

"他人の手徴候" という用語は複数の意味で用いられているが，その中で，自身の手が勝手に動く

152

Ch.8 失行

という現象をさして"他人の手徴候"と呼ばれることがある．しかし随伴症状の記載が不十分なものも多く，過去の報告例の再分析は多くの例で不能である．おそらく複数の症状が混在し，なかには拮抗失行，道具の強迫的使用，ジストニアなども含まれている可能性がある．非常に便利な用語，概念であり，使いやすいが，症候の分類に混乱を招きかねないので使用を避けることをお勧めする．

Ⅲ 症状判定のポイントと画像の見かた

1 症状判定のポイント

　冒頭で指摘したように，行為・動作障害は，行為・動作機能そのものが障害されて生じる場合と，それ以外の神経障害（多くは行為・動作以外の高次脳機能）によって生じる場合がある．両者に共通して，臨床場面での障害判定の手がかりとなる簡便な確認事項が2つある．一つは，特定の動作に選択的に生じる障害という点に特徴があるのか，あるいは特定の動作というよりも，さまざまな動作時にみられ，その障害のされ方，誤り方の法則に特徴があるのかという違いの確認である．もう一つは，障害が両側肢（四肢あるいは体幹）に出現するのか，あるいは左右一側肢に出現するのかである（ただし一部例外として，視野ごとに障害が出現する場合がある）．この2つの確認事項は，これまでに用いてきた「機能区分および関連する脳部位」や「行為・動作機能の区分」に呼応する事項である．したがって，この2つの事項を確認しておくことで，症状判定に誤りがあるか，ないかの大筋の判断ができる．ただこの確認を妨げるのが，麻痺の存在である．もし一側肢に強い麻痺がみられる場合には，その麻痺が麻痺肢に生じているはずの他の症候を覆い隠してしまう．こうした事態を考慮する必要があるのは，両側性障害をきたす障害の判定の場合である． 図8-1 で示した①感覚情報の入力や④行為・動作の出力は原則一側性に障害されるのであまり問題にはならない．これら以外の行為・動作障害（②や⑤）で，すでに両側で生じることがわかっている障害については，麻痺のない対側肢の症状のみで判定することになる．また失行（③）で問題になるのは左半球損傷による右麻痺の場合であり，かつ同じく左半球損傷による，特定の動作の障害 表8-1 の有無を判定する場合である．麻痺がなければ，特定の動作は左半球損傷時に左右両肢に出現する．しかし右手に麻痺があると，麻痺のない左手にその動作障害がないかどうかだけをみて判断することになる．ただし，パントマイム失行の場合は，左半球損傷による両肢に出現する場合のほかに，脳梁損傷によって左一側手に出現するタイプがある．そのため左半球損傷による両肢のパントマイム失行とするには，「左半球損傷により右手が麻痺し，かつ脳梁損傷により左一側手のパントマイム失行が生じている可能性」を鑑別する必要がある．それには，左半球損傷とは別に脳梁損傷がないかどうかを画像検査の結果で確認する作業が必要である．

　もし教科書的に両側性に出現するとされている症状が，眼前の症例では一側性に出現していると判断した場合には，現在推定している症候とは異なる症候である可能性も，再度検討する余地がある．逆に一側性に出現するとされている症候が，両側性に出現している場合には，左右両半球の別々の損傷によって，左右肢に同じ症候が偶然生じた可能性を確認する必要がある．どの動作に障害が及んでいるのか，どのような誤り方がみられるのかに関してもできるだけ，明確化すると判定の精度は上がると考えられる．行為・動作に障害がみられる場合には，障害されていることにのみ焦点を当てるのではなく，どの動作ならできるのか，というように「できる動作」を確認すること

Ch.8 失行

表8-2 ベッドサイドの評価手順の例

動作の評価
1. 上肢のバレー徴候確認
2. 握力
3. 順次指折り動作
4. 検者の指を掌に触れたときの反応（原始反射の確認）
5. 手指姿位パターンの模倣（さらに必要ならネクタイなどを結ぶ）
6. グーパー片手と交互変換動作
7. 対象への到達動作，把持動作（注視下，周辺視下）
8. 両手を協調して行う動作（マッチを擦る，タオルを絞る，ナイフとフォークの使用など）
9. 単一の道具使用課題（把持後の動作）
   このときの，観察手と反対の手の動きの観察（勝手に動くことはないか）
10. 複数物品の系列的な操作（使用手の頻度に不自然な点はないか）
11. パントマイム＝道具の使用動作（把持せずに）/信号動作（いずれも言語命令と模倣命令）
12. 立方体模写（などの複数パーツからなる物や図形の描画）

背景・周辺症状の確認のための評価
13. 対象物が何か理解しているかどうかの確認（必要に応じて呼称や説明をさせる）
14. 系列描画やgo-no go（two one tapping）など（保続の有無）
15. 感覚系，運動系（腱反射など），協調運動系に関する神経学的所見

日常生活場面での動作遂行の様子情報

（中川賀嗣. 臨床精神医学. 2015; 44（増刊号）: 209-20を一部改変）[8]

も極めて重要である．

　また，病棟や自宅，施設での日常動作を観察することで，障害に気づくことがある．その場合には，その障害を確認するために，改めて，課題を実施して確認することを強く推奨する．日常の観察のみで済ませると，場合によっては症候を間違えることがある．

　なお行為・動作障害を評価するにあたっては，どの障害を評価する場合でも神経学的所見全般，とりわけ麻痺と感覚障害の検査は必須である．また到達や把持などの障害は，手すりのつかみ損ないなどによる転倒，怪我に繋がる可能性があるが，短時間の日常観察だけでは気づきにくい．到達や把持などの障害については，あえて検査を実施して，その有無を確認しておくことが重要である．行為・動作障害を判定するのに必要な事項を入れ込んだベッドサイドの評価手順は 表8-2 [8]に示したので，必要に応じて参照されたい．

2 画像の見かた

　実際の臨床場面では，「症状を判定し，次に病巣との関係を確認する作業」を行い，次に逆の作業すなわち，「病巣から，疑わしい症状を想定し，その後，当該症状の有無を確認する作業」を行うという双方向性の作業を行うことで，評価の信頼性を高めることが多い．前者の作業についてはここまで述べてきた．ここでは後者の作業を念頭において，実際の脳画像を見ていくことにする．本来ならば失行の代表である使用失行（観念失行）やパントマイム失行（観念運動失行）について提示するところではあるが，この2つの失行では，その責任病巣は確定されていないので，これら以外の行為・動作障害について紹介する．提示する画像はすべて向かって右が左脳である．なお症例3では，発語失行や音韻性錯語などの言語症状を認めたが，これら言語症状については省略する．ただし，理解障害はごく軽度であり，以下の評価にはまったく影響しなかった．

Ch.8 失行

症例1 非失行性の行為・動作障害[9] 図8-3

図8-3 から損傷部位を特定してみていただきたい．図8-3 のMRI画像では，左中心後回（c, dのスライス），右中心後回（cのスライス）に異常信号域を認め，かつ左右半球の脳室周囲に散在性の異常信号が認められる（中心回は，一般的な同定方法[10]を用いて同定した）．

左中心後回の損傷からその存在の可能性がある行為・動作障害は，右手の大脳性の拙劣症（肢節運動失行），体性感覚由来の拙劣化である．大脳性の拙劣症（肢節運動失行）か，体性感覚障害由来の拙劣化かの鑑別として，指分離課題を実施して判定する．また体性感覚由来の拙劣化の場合は，体性感覚障害は必発であり，大脳性の拙劣症（肢節運動失行）の場合にも体性感覚障害を伴う場合があるので，体性感覚障害の有無についても確認する．中心後回損傷で生じる体性感覚障害は主に複合（体性）感覚障害であるので，要素的感覚のみでなく複合（皮質性）感覚についても評価が必要である．なお，どの行為・動作障害を疑った場合でも，左半球の損傷が疑われる場合には，使用失行（観念失行）やパントマイム失行（観念運動失行）は必ず鑑別が必要となるので確認する．

また，右中心後回の損傷から，左手にも右手と同様の手順での左手の症状の有無の確認が必要である．

［評価結果］右手に軽度片麻痺，体性感覚障害〔表在覚，深部覚と動きの感覚の障害，複合（皮質性）感覚障害のすべてが低下〕を認めた．麻痺に関しては，日常的な動作のうち，指分離

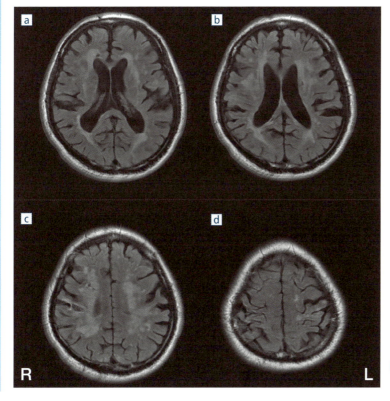

図8-3 症例1のMRI, FLAIR画像

Ch.8 失行

を必要とせず，かつ対象物操作を要さない動作（指を同期させて同じ動き，例えばグーパーなどの動作）は保たれていた．こうした動作は機敏であり，筋力低下を思わせるような徴候はまったく認められなかった．そのためこの軽度の麻痺は，日常的な動作に影響を与えるものではないと判断できた．それに対し，例えば，クリップつまみなどで拙劣さを認め，かつ指分離動作課題を行わせても指分離は不良であった．このことから大脳性の拙劣症（肢節運動失行）ありと判断した．ただし，体性感覚障害を認めることから，体性感覚由来の拙劣化を合併している可能性も考えられる．しかし大脳性の拙劣症（肢節運動失行）が前景に立つために，その有無は判定不能であった．

　一方，左手では，クリップつまみなどで拙劣さを認めるが，指折り動作において指分離は良好であり，そのことから左手の動作の拙劣さは，体性感覚由来の拙劣化と考えられた．感覚は，表在覚や複合（皮質性）感覚に障害を認めたが，深部覚や動きの知覚は保たれていた．

　【コメント】　本例は右手に麻痺および体性感覚障害があり，麻痺と大脳性の拙劣症の鑑別，また大脳性の拙劣症と体性感覚由来の拙劣化との鑑別が重要であった．左右手ともに体性感覚障害を呈していたが，これのみで体性感覚障害由来の拙劣化と決めつけずに，必要な検査課題を実施することが重要である．

症例2　非失行性の行為・動作障害[11]　図8-4

　図8-4　から損傷部位を特定してみていただきたい．本例のCT画像　図8-4　では，右上頭頂小葉から頭頂間溝を越えて一部角回に及ぶ病巣を認めた．右半球損傷であり，通常通りの側性化であれば，使用失行やパントマイム失行は生じない．ここで特に確認が必要な症候としては，左視野のataxie optique，動作肢の状況情報の利用障害による，左手の到達動作および把持動作の障害が挙げられる．損傷部位が一側性であるため，その可能性自体は高くはないが，ataxie optiqueのための検査結果と比較するために，optische Ataxieの評価も必要である．また，行為・動作に影響する非失行性の高次脳機能障害としては，半側空間無視，構成障害が挙げられる．

　【評価結果】　（右半球損傷により）左不全片麻痺に加えて，左視野でのataxie optiqueを認めた．さらに左手の複合（皮質性）感覚の障害がみられ，そのために左手が動作主の際にもずれが生じた．拇指探し試験でも左手動作時にずれが生じた．交互系列描画で間代性保続あり．そのほか本例では体幹動作にも異常がみられたが，これについては既報告を参照されたい[11]．非失行性の高次脳機能障害として，半側空間無視を認めた．

　【コメント】　症例1と同様に，本例でも左手に軽度の麻痺を認めている．そのため，この麻痺によって周辺視下での到達動作時にずれが生じた可能性を除外する必要がある．本例では注視下での到達動作が，ずれることなく可能であったことが重要と考えられる．すなわち，これは周辺視下での動作時でも，動作主の運動能力が同等に保たれていることの傍証となる．このことから周辺視下でのずれは，動作主の麻痺によるものではないと判断できる．

Ch.8 失行

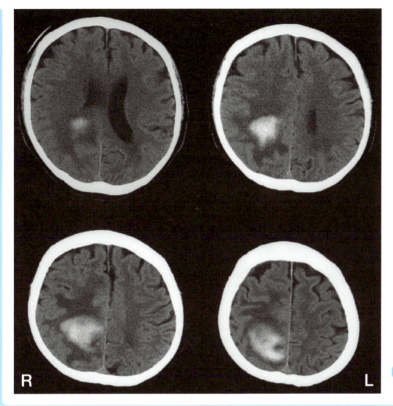

図8-4 症例2のCT画像

症例3 失行性の行為・動作障害[12]　図8-5

　図8-5 から損傷部位を特定してみていただきたい．本例のMRI画像では，右被殻，左中心前回，左右側脳室周囲皮質下白質および脳梁幹全域に病巣を認める．
　ここで確認すべき主な症候は，左中心前回病巣については，麻痺，大脳性の拙劣症が考えられ，この麻痺や大脳性拙劣症と鑑別が必要な「体性感覚障害性の拙劣化」を否定するために，体性感覚障害の確認が必要である．左半球損傷が認められるので，使用失行（観念失行），パントマイム失行（観念運動失行）を確認する．なお血管障害の場合，脳梁と前頭葉内側面は同時に障害されることが多い．そのため一方が障害されていることが明確な場合には，両方ともに障害されている可能性を想定して評価する必要がある．本例では前頭葉内側面の損傷は目立たなかったが，脳梁損傷があるので，両者に関わる障害の確認が必要である．これらの損傷と関連して確認すべき症候は，左右両方の原始反射，運動無視，間欠性運動開始困難，そして左手一側性のパントマイム失行，拮抗失行（左手），道具の強迫的使用（右手）である．
　また失行以外の高次脳機能障害での障害として，左右側脳室周囲皮質下白質病巣と関連して構成障害，半側空間無視を，脳梁や前頭葉内側面損傷と関連して，精神的な活動全般の減少，発話の減少，吃などを確認しておく．なお必ずしも所見が得られるわけではないが，脳梁が離断されていることを確認するために，左右半球間での感覚情報等の移送障害などについても確

認することは有用である．

[評価結果]　右側には軽度の不全片麻痺を認め，左手に軽度の拮抗失行を認めた．また左手にごく軽度の体性感覚障害を認めた．拮抗失行症状としては，言語の検査中，右手で選択肢を指示しつつ，左手でページをめくろうとしていた．別の場面も詳細に観察すると，右手は，検査に応えるために，選択肢を指示しようとしながら，さらに左手の上から左手の動きを押さえ込んでいるのがうかがえた．この押さえ込んでいる様子から，左手の動きが本人の意思によるものでないことがうかがえた．そのほか構成障害を認めた．

[コメント]　本例の脳梁離断症状としては拮抗失行のみであったが，より重篤な例では，右手の道具の強迫的使用（原始反射を伴う）かつ，左手のパントマイム失行といった合併パターンをとることもある．

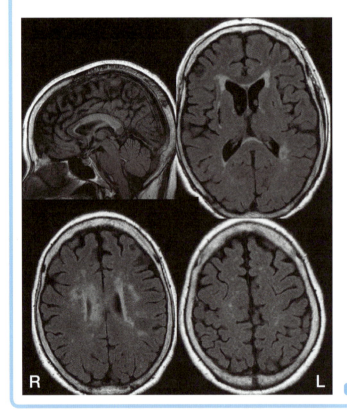

図8-5　症例3のMRI，FLAIR画像

文献
1) 中川賀嗣．失行と行為・動作障害の検査．神経心理学．2014; 30: 116-24.
2) 中川賀嗣．感覚はどこまで動作制御に関与しているのか―その可能性―．神経心理学．2016; 32: 181-93.
3) 小早川睦貴，河村 満．視覚性運動失調(ataxie optique)とBálint症候群．Clin Neurosci. 2009; 27: 432-5.
4) 村田 哲，前田和孝．運動と認知を結ぶ手．神経心理学．2013; 29: 61-70.

Ch.8 失行

5) 石合純夫. 高次脳機能障害学. 第2版. 東京: 医歯薬出版; 2012.

6) 中川賀嗣. 観念運動失行. Clin Neurosci. 2013; 31: 822-7.

7) 中川賀嗣. 臨床失行症学. 高次脳機能研究. 2010; 30: 10-8.

8) 中川賀嗣. 高次動作性障害（失行）. 臨床精神医学. 2015; 44（増刊号）: 209-20.

9) 中川賀嗣. Case 20 右手に力が入らない. 左手も動かしづらい. In: 鈴木匡子, 編. 症例で学ぶ高次脳機能障害—病巣部位からのアプローチ. 東京: 中外医学社; 2015. p.119-128.

10) 高橋昭喜, 編著. 脳MRI 1. 正常解剖. 第2版. 東京: 秀潤社; 2005.

11) 中川賀嗣, 大槻美佳, 阿久津由紀子, 石田義則. イスからイスへの移乗動作に重篤な障害を呈した1例. 臨床神経心理. 2008; 19: 49-63.

12) 中川賀嗣, 大槻美佳, 田島康敬, 松本昭久. 左手一側性に観察された随意動作の障害について. 神経心理学. 2008; 24: 311.

［中川賀嗣］

Chapter 9 失認

1 視覚性失認

I 視覚性失認とは？

「失認」は，①要素的感覚の障害，②知能の低下，③注意の障害，④失語による呼称障害，⑤刺激に対する知識（意味記憶）のなさの，いずれにも帰することのできない対象認識の障害と定義される[1]．しかも，⑥その障害は特定の種類の感覚に限ったもので，他の感覚を通せばその対象が何であるかわかる．このような障害が視覚に生じた場合が，「視覚性失認」である．要素的視覚としては，視野，視力，明暗や色，質感，面積，動きなどの感覚が挙げられる．上記①〜⑤に大きな問題がないのに，見たときだけ対象が何であるかわからない．しかし，触ったり，特徴的な音を聞いたりすればすぐにわかる．名前が言えないだけではないことは，視覚を通して与えられた複数の対象を同じ種類の群に分けることも，その用途を口述したり身振りで示したりすることもできないことから確かめうる．①〜⑥の評価方法の詳細は，平山[2]を参照していただきたい．言及されることは少ないが視覚性失認に共通の重要な特徴が2つある．一つは，障害されるのが対象を形から認知することだけであり，動きの視覚情報からは対象を認知できることである．もう一つは，対象の認知の障害が，対象が視野のどこに提示されても起こるということである．

II 視覚性失認の分類

視覚性失認はいくつかの型に分類されてきた．分類は，①対象の認知が視覚情報処理のどの段階で障害されているかという観点と，②認識できない対象がどのようなカテゴリーのものかという観点からなされる．

1 視覚情報処理の段階による分類

Lissauer[3]は，視覚性失認を情報処理の段階の観点から知覚型（apperceptive type．従来，「統覚型」と呼ばれてきたが，神経学用語集[4]に従い本章ではこの名称を用いる）と連合型（associative type）に二分した．彼は，知覚型は視覚的な特徴を1つの全体にまとめることができないために生じ，連合型はまとめあげた結果を意味と結びつけることができないために生じると考えた．また，両者を区別するためのテストとして，知覚型では対象の模写や同じものの選択ができないが，連合型ではこれらができるという基準を提案した．しかし，連合型のテスト基準を満たす症例の中には，模写は正確にできるものの，長い時間をかけて各部分をばらばらに写し取っていくだけであり，対象全体の把握が正常とはとてもいえないような症例の方がむしろ多いことが明らかとなり，連合型とは区別して「統合型（integrative type）」と名づけられた[5,6]．

したがって，はじめの定義を満たすような視覚性失認は，次のような3つのグループに分けて考えることができよう．①知覚型：要素的感覚によりとらえた特徴を，部分的な形にすら，まとめあげることができない．形がまったくわからない．したがって，模写ができない．②統合型：まとめあげた部分的な形を全体の形と関係づけられない．したがって，模写はできるが，各部分をばらばらに写し取る形で，ゆっくりとしかできない．また，見せる時間を短くしたり，視覚的な雑音を加えたりすると，わからなさが増す．③連合型：これらの段階は完了しているが，それを意味と結びつけることができない．したがって，模写がすばやく正確にできる．また，見せる時間を短くしたり，視覚的な雑音を加えたりしても，わからなさは変わらない．

2 認識できない対象による分類

形がまったくわからない知覚型視覚性失認では，特定の種類の対象だけが認識できなくなるという現象は起こりえない．しかし，統合型や連合型の視覚性失認ではそのような現象が起こる．認識できない対象と，症状の名前の組み合わせは以下のようである．①（生物なども含めた）物品→視覚性物体失認（visual object agnosia），②文字→失認性失読（agnostic alexia．純粋失読の一部），③顔→相貌失認（prosopagnosia），④風景→街並失認（environmental agnosia）．これらの症状はいくつかが組み合わされた形でも生じるが，それぞれ単独でも生じることが確かめられている．

III 視覚性失認の病態

一次視覚皮質以降の視覚情報処理の流れには，1. 上下，2. 左右，3. 後ろから前への3つの軸がある．視覚性失認やその諸型の病態は，この3軸に沿って位置づけると理解しやすい．

1 上下（背背側，腹背側，腹側）

一次視覚皮質に到達した視覚情報は上下方向では，大きく背背側，腹背側，腹側の3つの流れに分かれて処理されていく[7] 図9-1a．①上頭頂小葉へ向かう「背背側の流れ」は，視覚対象の位置や運動，形の情報をあまり意識にのぼらない形で伝え，直接，行為を引き起こす．この流れの障害では，見たものに何気なく伸ばした手がずれる「視覚運動失調」などが起こる．②下頭頂小葉へ向かう「腹背側の流れ」は，対象の位置や運動の情報を意識にのぼる形で処理する．この流れの障害では，動きが見えなくなる「失運動視症」や，一度に限られた数のものしか見えない「視覚性注意障害」などが起こる．③側頭葉へ向かう「腹側の流れ」は，色や形を中心に情報処理を行い対象の同定と深く関わる．見た色がわからなくなる「大脳性色覚障害」や，ものが何であるかわからなくなる視覚性失認は，この腹側の流れの障害で生じる．視覚性失認になっても，対象の動きを見れば何かわかるのは，腹背側の流れが保たれているからと考えられる．

2 左右（言葉にしやすいもの，しにくいもの）

左大脳半球は言語化しやすい情報の処理に，右大脳半球は言語化しにくい情報の処理に優れている 図9-1b．これは視覚にも当てはまる．すなわち，形状，用途を言語化しやすい物品や，文字の認識には左半球が優れている．顔や風景など，特徴を言語化しにくいものの認識には右半球が優れている．したがって，物体失認や失認性失読は左半球と関係が深く，相貌失認や街並失認は右半球と関係が深い．失認性失読は左一側病変例がほとんどである．物体失認は両側病変例が多いが左一側病変でも起こりうる．これは，左半球への認知機能の偏りが，物品より文字で大きいことの反映

Ch.9 失認

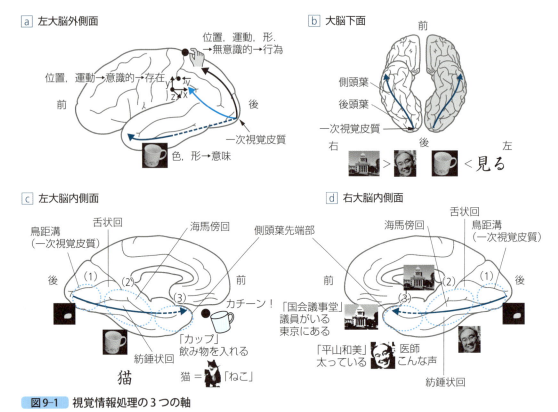

図9-1 視覚情報処理の3つの軸

a: 上下（背背側，腹背側，腹側）．黒矢印は背背側の流れ，薄青矢印は腹背側の流れ，濃青矢印は腹側の流れ，破線は裏側を走ることを表す．b: 左右（言葉にしやすいもの，しにくいもの）．左半球は言葉にしやすい特徴，右半球は言葉にしにくい特徴の分析に優れている．不等号は，その半球への偏りの違いを表す．腹側の流れのc: 左半球での処理の進行と，d: 右半球での処理の進行．（1）視野に限局 → （2）視覚の限定 → （3）感覚の種類を超える．

と考えられる．相貌失認は両側病変例が多いが右一側病変でも起こりうる．街並失認は左一側病変例が多い．これは，右半球への認知機能の偏りが，顔より風景で大きいことの反映と考えられる．

3 後ろから前（処理の進行）

　一次視覚皮質に到達した視覚情報は順次前方に送られ，処理が進行する．それに従って，はじめは①視野（目を動かさずに見える範囲）の特定の場所の情報（例えばそこが赤いか）を分析する領域，次いで②特定の視野に限らず対象が持つ視覚的な性質を分析する領域，さらに③視覚に限らず感覚の種類を越えて対象についての判断を行う領域へと情報が送られていく 図9-1c ．したがって，対象が視野のどの場所にあっても何だかわからなくなる視覚性失認は，（知覚型視覚性失認を除き）腹側の流れの出発点から少し離れた場所 図9-1c-(2) の損傷で起こる．ちなみに，より出発点に近い 図9-1c-(1) 病変では，対応した視野領域でだけ色がわからなくなる「大脳性色覚障害」が起こる．より出発点から遠い 図9-1c-(3) 病変では対象の知識自体が失われ，ものを見ても触っても，その音を聞いても，ものの名前や定義などを聞かされてもわからなくなる「意味記憶障害」が起こる．

1 視覚性失認

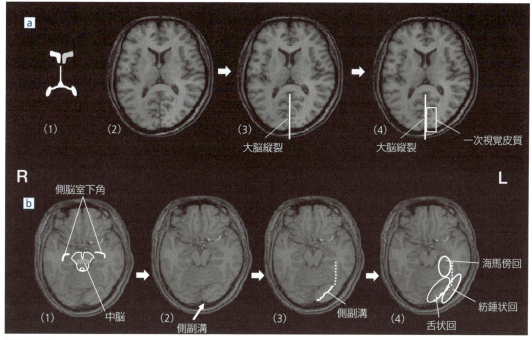

図9-2 視覚性失認に関係する脳領域の MRI 水平断での同定方法

a：一次視覚皮質の同定．脳室が（1）のように見える断面を探す．一次視覚皮質の多くの部分は，この断面で大脳縦裂に沿い4に長方形で囲った領域にある．b：紡錘状回や海馬傍回の同定．（1）のように中脳が犬の顔のような形に見え，側脳室下角が下がり眉のように見える平面をさがす．次に，大脳の後端から前外側へ斜めに走る溝，側副溝を見つけ（2），前方へ延長する（3）．側副溝の内側が舌状回，外側が紡錘状回，延長線の内側で舌状回の前にあるのが海馬傍回である（4）．

IV 視覚性失認に関係する脳領域の MRI による同定

　MRI 水平断で一次視覚皮質を同定するには，脳室が 図9-2a-(1) のように見える断面を探す．一次視覚皮質の多くの部分は，この断面で大脳縦裂に沿い 図9-2a-(4) に長方形で囲った領域にある．

　視覚性失認に関わる脳領域は，腹側の流れに属する紡錘状回，海馬傍回などにある．これらを同定するには， 図9-2b-(1) のように中脳が犬の顔のような形に見え，側脳室下角が下がり眉のように見える平面をさがす．次に，大脳の後端から前外側へ斜めに走る溝，側副溝を見つけ 図9-2b-(2) ，前方へ延長する 図9-2b-(3) ．側副溝の内側が舌状回，外側が紡錘状回，延長線の内側で舌状回の前にあるのが海馬傍回である 図9-2b-(4) ．

V 視覚性失認の諸型

1 知覚型視覚性失認

　見たものの形がわからないため，それが何かわからない[8-11]．要素的感覚によりとらえた特徴を，部分的な形にすら，まとめあげることができない．視野や視力，動きや色，面積，質感の知覚は正常で，明暗の差の知覚も十分に保たれている．すなわち，要素的視覚は保たれている．対象につい

Ch.9 失認

ての知識も保たれている．しかし，簡単な幾何図形もわからない．このため，近年は「視覚性形態失認 (visual form agnosia)」[8, 10]と呼ばれることが多い．形がわからないので，模写ができず，物品，顔，風景いずれの認識も障害される．しかし，上記の要素的視覚特徴が違っていれば2つの対象を区別することができる[8, 9]．また，見誤るときはこれらの性質の似たものと誤る．形がわからないのに，対象の形に合わせて正しくつかむことができる[10]．

原因疾患のほとんどが一酸化炭素中毒か低酸素脳症である．いずれもびまん性の大脳損傷を生じる疾患なので，責任病巣は明確でない．知覚型視覚失認の機序については，両側の一次や二次の視覚皮質で，酸素を多く必要とする細胞だけが皮質層状壊死に伴って破壊され，腹側の流れへの出力だけが選択的に障害されたとする考え[11]と，腹側の流れの途中にあり形そのものの判断に関わる外側後頭複合が両側とも損傷したためという考え[10]とがある．後者は，よく知られた知覚型視覚失認の症例[10]の病変が外側後頭複合領域で強いことなどに基づいているが，そのような所見がみられない症例もあり，筆者は前者が有力と考えている．形がわからなくても正しくつかめるのは，背背側の流れが保たれているからと考えられる．次に知覚型視覚性失認の例を紹介する．

> **症例1** 知覚型視覚性失認
>
> 低酸素脳症後に，見たものの形がわからなくなった．円は見てわかるが，三角は「1，2，3」と言いながら指でなぞってやっとわかった．単純な図形も模写できなかった 図9-3a．その他の形はまったくわからなかった．しかし，要素的視覚は十分に保たれていた．したがって，プ
>
>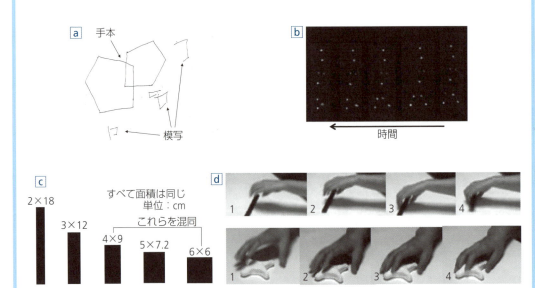
>
> 図9-3 知覚型視覚性失認症例の反応例
> a：模写．直線で構成された図形であることはわかっているように見えるが，形はまったく把握されていない．
> b：人の体のいろいろな場所に豆電球を点けて暗闇で動作をさせたときの，光点の位置の時間変化（図の←）．静止画ではそれとわからないが動画であれば，健常者も患者も，すぐに人が歩いているとわかった．c：形は違うが面積を同じにした図形．知覚型視覚性失認例は右の3つの形は同じと判断した．d：紙を切って作ったcと同様の図形（上段）や複雑な形の粘土細工（下段）をつかませたときの連続写真．番号は時間順序．健常者同様，指の開きが軌跡の途中で最大となり，以後閉じていって対象に到達したときその大きさに一致する．なめらかな動きがみられた．

1 視覚性失認

ラスチックの柄のお玉を見せられると「ここが光ってて金属みたい．ここが赤くてつるつる，プラスチックみたい．栓抜き？」と，色や質感の似たものと誤った．触ったり，特徴的な音を聴いたりすれば，すぐ何かわかった．また，特徴的な動きを見ればわかった．人体の各所に豆電球を点けて歩行させたものを見せると，健常者同様，静止中はそれとわからないが動画にするとすぐにわかった 図9-3b．したがって，一人で屋外を散歩できた．家庭内の日常生活動作は，見ただけで何であるか判断しなければならない場合を除いて，ほぼ自立していた．面積を同じにした図形 図9-3c どうしの異同判断は障害されていたが，それらをつかませると正しくつかんだ 図9-3d．MRIを 図9-4 に示す．

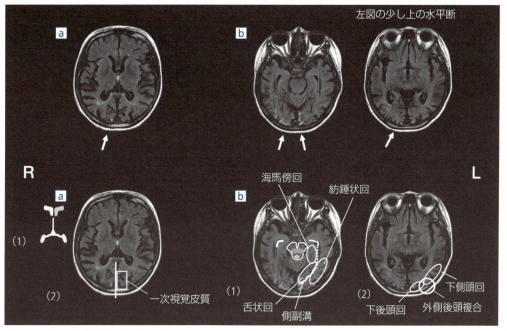

図9-4 知覚型視覚性失認症例の MRI FLAIR 画像
a：一次視覚皮質の同定に適した断面．b：紡錘状回や海馬傍回の同定に適した断面（左）と，その少し上，外側後頭複合の同定に適した断面（右）．下段の図と照らし合わせて，大脳の萎縮が全般的で特に外側後頭複合領域に著しいということはないこと，一次視覚皮質内やその周辺に皮質に沿った線状の高信号（矢印），皮質層状壊死の所見がみられることを確認していただきたい．

2 統合型視覚性物体失認

（生物なども含め）物品を見ても何だかわからない．物品の部分的な形はわかるが，それを全体の形と関係づけることができないためとされる[5, 6]．したがって，模写はかなり正確にできるが，全体の見通しなく各部分をばらばらに隷属的に写し取っていき，たいへん時間がかかる．また，実物よりも写真や絵，線画などの同定成績が悪い[5, 12]．見せる時間を短くしたり網掛けなどの視覚的な雑音を加えたりするとわからなさが増す．対象についての知識は保たれている．視野は欠けていることが多いが，対象の認識に必要な部分は十分に保たれている．視力などの要素的視覚は正常である．大脳性色覚障害を起こす脳部位（両側の紡錘状回後内側部あるいは舌状回後外側部）が病変に含ま

Ch.9 失認

れていなければ，色の知覚も保たれている．さらに，部分的な形はわかり全体の大まかな形もわかっているので，誤るときは形の似たものと誤る[12]．物品の特徴的な動きを見れば何かわかる．見て何かわからなくても形に合わせて正しくつかめる．

見た物品の部分的な形を全体の形に関係づける上で重要な機能が，左半球の腹側の流れで一次視覚皮質から少し離れたところ，特定の視野に限らずに対象が持つ視覚的な性質を分析する領域 図9-1c-(2) に存在し，その部位が損傷したために生じると考えられる．責任病巣としては，左の紡錘状回が重視される．次に統合型視覚性物体失認の例を紹介する．

症例2 統合型視覚性物体失認

両側後大脳動脈領域の梗塞により，上水平半盲，大脳性色覚障害，失認性失読，相貌失認，街並失認および統合型視覚性物体失認を呈した[12]．色以外の要素的視覚は十分に保たれていた．物についての知識は保たれており，例えばミカンを定義して「主として関東地方より南の地方，例えば静岡県，愛媛県，和歌山県でとれるすっぱい果物．皮をむいて食べる．色は橙色．楕円形をしていて，中が房になっている」などと述べることができた．しかし，ミカンを見ても何であるかわからなかった．懐中電灯を示し，どのように見えるか尋ねると「台があって，20センチくらいの細い柱がついている．寒暖計らしい．」などと大まかな形は把握していた．

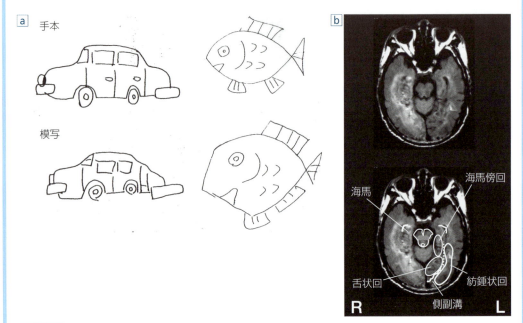

図9-5 統合型視覚性失認症例の模写とMRI画像

a: 線画の模写．上段が手本，下段が模写．かなり正確である．しかし，大変時間がかかった．線の途切れの位置が不自然なこと，手本にはない線の付加（車の前窓部）や手本にはある部品の書き落とし（ドアの取手）が少しみられることから，手本全体が把握されていないことがうかがわれる．b: MRIプロトン密度画像．下段の図と照らし合わせて，梗塞巣が右側では海馬，舌状回，紡錘状回および海馬傍回に，左側では舌状回，紡錘状回，海馬傍回に拡がっていることを確認していただきたい．このうち，統合型視覚性物体失認の責任病巣と思われるのは左の紡錘状回中部から前部である．

1 視覚性失認

触ったり特徴的な音を聴いたりすれば，すぐに何かわかった．とまっているハエはなんだかわからないが飛び立つとわかるなど，特徴的な動きを見ればすぐにわかった．模写はかなり正確であったが，あちらの一部こちらの一部というように全体の見通しなくばらばらに行われ，時間がかかった 図9-5a ．模写した後でも，写したものが何であるかはわからなかった．線画では正答率がさらに低下し，線画に網掛けしたものでは正答がなかった．MRI画像を 図9-5b に示す．

③ 連合型視覚性物体失認

（生物なども含め）物品を見ても何だかわからない．物品の形の認識に問題はない．しかし，それを物品の知識（意味記憶） 図9-1c-(3) と正しく結びつけることができないため，何かわからないと考えられている[13-15]．視野は欠けていることが多いが，対象の認識に必要な部分は十分に保たれている．視力などの要素的視覚は正常である．さらに，いろいろなテストをしても形を認識する能力の低下がみられない．物品に特徴的な音を聞かして何か言わせたり名前を与えて説明させたりすると正答し，知識自体は保たれていることが示される．しかし，見たものが何かわからない．対象全体を把握して正確にすばやく模写ができる．わかりにくさは実物でも写真や絵でも同じである．重ね描きした物品を容易に塗り分けできる[13]．網掛けで視覚的雑音を加えたり[15]，見せる時間を短くしたりしても[14, 15]，同定成績や模写のできに変わりがない．物品の特徴的な動きからは何かわかる．見て何かわからなくても形に合わせて正しくつかめる．

見た物品の形をその意味に関係づける上で重要な機能が，左半球の腹側の流れで一次視覚皮質から少し離れたところ，特定の視野に限らずに対象が持つ視覚的な性質を分析する領域 図9-1c-(2) に存在し，その部位が損傷したために生じると考えられる．連合型視覚性物体失認の定義を満たす症例の報告は少ないが，共通する病巣は，左の舌状回と紡錘状回，下後頭回である．次に連合型視覚性物体失認の例を紹介する．

症例3 連合型視覚性物体失認

両側前頭葉眼窩面と右の側頭葉先端の脳挫傷，外傷性くも膜下出血の後，両側後頭側頭葉に脳梗塞が生じた．右上四分盲，軽度の失名辞失語，健忘，相貌失認に加えて，連合型視覚性物体失認を認めた[15]．要素的視覚は保たれていた．見た物品が何か正答できないときには「まったくわからない」と答えることが多かった．見た物品を同じ種類の群に分けることも，その用途や特徴を口述することもできないことから，失語によるものではないことがわかった．物品の特徴的な音を聞けばすべて正答した．①実物，②線画，③網掛けした線画，④線画を1/4秒だけ見せたときのいずれも物品同定の正答率は1/3ほどで，見せ方による差がなかった．線画の模写は正確ですばやく，見せる時間を1/4秒にしても網掛けをしても良好であった 図9-6a ．しかし，模写後にも同定はできなかった．MRIを 図9-6b に示す．

Ch.9 失認

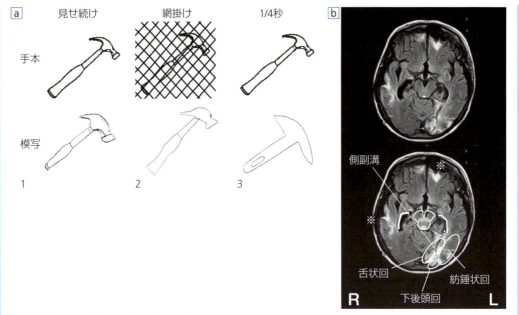

図9-6 連合型視覚性失認症例の模写とMRI画像
a: 線画の模写．上段が手本，下段が模写．対象全体を見通して計画的に行われ，正確ですばやい．模写の正確さは，(1) 通常の線画を見せ続けても (2) 網掛けなどを視覚的雑音として加えても (3) 提示時間を1/4秒と短くしても，あまり影響を受けなかった．b: MRI FLAIR画像．下段の図と照らし合わせて，梗塞巣が左の紡錘状回中部から前部，舌状回および下後頭回にあることを確認していただきたい．他の断面では右の紡錘状回にも病変がみられた．※は脳挫傷の病巣である．

4 失認性失読

　失認性失読は「純粋失読」に含まれる．文字を読むことだけが障害され，書くことや，話し言葉には障害がない．自分が書いた文字さえ読めない．1文字ずつ示しても，無反応や「あ」を「ち」と読む[16]など正しく読めない．仮名より漢字の方が読めない例が多い．読めない字を本人が指でなぞったり（なぞり読み），他人が患者の手掌に書いたりすると読める．すなわち，障害は視覚に限られている．さらに，他人が文字を書く手の動き（空書）を見ても読める．したがって，紙に書いてある文字は読めない患者が，板書しているところを見れば読めたりする[17]．すなわち障害は形からの認知に限られ，動きからは読める．自分で字を書くときにはすらすら書けるのに，文字を書き写すときには，1画ずつ図を写すような書き方になる．この特徴からは，統合型の障害がうかがわれる．

　見た文字の部分的な形を全体の形に関係づける上で重要な機能が，左半球の腹側の流れで一次視覚皮質から少し離れたところ，特定の視野に限らずに対象が持つ視覚的な性質を分析する領域 図9-1c-(2) に存在し，その部位が損傷したために生じると考えられる．責任病巣としては，左の紡錘状回と海馬傍回が重視される．次に失認性失読の例を紹介する．

症例4 失認性失読

　交通事故による脳挫傷で入院後，左後大脳動脈領域の脳梗塞が生じた．右同名性半盲，軽度の漢字の失書と喚語の障害，重度の失読を認めた．自分で書いた文字 図9-7a も正しく読めな

かった．漢字はまったく読めないことが多かった．「新聞」を「本」，「豆」を「種」などと意味的に同じ範疇に属するような文字と誤ることもあった．仮名では「くつした」を読んで理解するのに10秒以上かかった．「ね」を「ぬ」，「ろ」を「る」など形の似た文字への読み誤りも多かった．なぞり読みが有効だった． 図9-7b にMRI画像を示す．

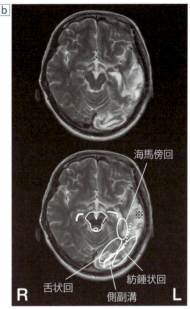

図9-7　失認性失読症例の書字とMRI画像

a：書字（標準失語症検査の漫画の説明）．仮名を使うことが多いが，容易に正しく書けた．しかし，少し後で見せると，漢字はまったく読めず，仮名は非常にゆっくりと一字一字を追って読んだ．形の似た他の文字への読み誤り（「ろ」→「る」など）があった．行の途中で断念してしまうこともあった．b：MRI T2強調画像．下段の図と照らし合わせて，梗塞巣が左の舌状回と紡錘状回，海馬傍回にあることを確認していただきたい．※は脳挫傷の病巣である．なお，この断面ではみえないが左の一次視覚皮質にも病変を認めた．脳梁膨大部には病変がなかった．

5　相貌失認

よく知っている人の顔を見ても誰だかわからない[18-21]．しかし，それが顔であることはわかる．声を聴けば誰であるかすぐわかるし，服装や髪型，仕草や歩き方からもわかる．すなわち，聴覚を介すればわかるし，顔以外の物品の形や，動きからはわかる．唇を読むこともできるし，表情の動きもわかる．すなわち，顔の動きからは情報を引き出すことができる．

相貌失認には，知らない顔について，①異同，老若，男女，美醜などを正しく判断できるタイプと，②できないタイプとがある[18]．前者は「連合型」，後者は「知覚型」と呼ばれるが，視覚性物体失認との比較でいえば，むしろ連合型と統合型に相当するのではないかと思われる．また，相貌失認の中には，①それが誰だかわからないにもかかわらず，嫌な人物，恋人などの顔に対して電気皮膚反応（いわゆる「嘘発見器」の一部）では反応が起こる[19]など，無意識的な認知が生じるタイプと，②生じないタイプ[20]とがある．前者は連合型の症例であり，後者は統合型の症例である．

見た顔の部分的な形を全体の形に関係づける上で重要な機能や，顔の形をその意味に関係づける

Ch.9 失認

上で重要な機能が，右半球の腹側の流れで一次視覚皮質から少し離れたところ，特定の視野に限らずに対象が持つ視覚的な性質を分析する領域 図9-1d-(2) に存在し，その部位が損傷したために生じると考えられる．責任病巣としては，右紡錘状回が重視される[21]．次に相貌失認の例を紹介する．

> **症例5 相貌失認**
>
> 　右後頭頭頂葉の脳動静脈奇形からの脳出血，開頭血腫除去術と脳動静脈奇形摘出術後，左同名性半盲と相貌失認を後遺した．よく知っている人の顔を見ても誰かわからなかった．「顔全体は見えていて，パーツ，パーツもわかり，パーツがどこにあるかもわかるが，全体としてはわからない，人相がわからない．その人が誰かの判断は，主に声，服装，また目を中心とした顔の個々のパーツの特徴をもとに行っている」と語った．知らない顔の写真の異同判断は，両方が正面顔でないと困難だった．老若，男女，美醜などの判断も困難だった．写真の表情は「口角が上がっているから笑っている，眉間にしわが寄っているから怒っている」などと推測した．一方，表情の動きはすぐにわかり，例えば検者の微笑みにもすぐ微笑み返した．唇を読むこともできた．以上より，「知覚型」（統合型）の相貌失認と考えられた．図9-8 にMRI画像を示す．
>
>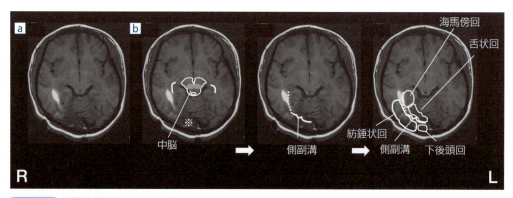
>
> **図9-8 相貌失認症例のMRI画像**
> T1強調画像．aの画像に対しbの手順で，出血巣と切除巣（※）が右の紡錘状回と下後頭回にはあるが，海馬傍回にはないことを確認していただきたい．

6 街並失認

　よく知っている場所の風景や建物，屋内部位を見てもどこかわからない[22-25]．新しく経験した風景を覚えることもできない．しかし，それが家であるとか，道であるとか，木であるとか，テーブルであるとかはわかる．すなわち，物品の失認はない．その場所に特徴的な騒音などを聴けばどこかわかる．すなわち，聴覚を介すればわかる．見せられた建物や風景がどのようなものかは，躊躇なく正しく口述できることが多い．この特徴は，障害が物体失認でいえば連合型に相当することを示しているのかもしれない．以前からよく知っている場所はわかるのに，新しく経験した場所の光景だけがわからなくなる症例[25]も報告されている．その場合でも，色と形の組み合わせを覚える課題，もののある場所を覚える課題などはできるので，右の海馬の損傷などで起こる視覚性の出来事記憶障害とは別のものである．

　見た風景の形をその意味に関係づける上で重要な機能が，右半球の腹側の流れで一次視覚皮質か

ら少し離れたところ，特定の視野に限らずに対象が持つ視覚的な性質を分析する領域 図9-1d-(2) に存在し，その部位が損傷したために生じると考えられる．責任病巣としては，相貌失認の病巣より内側で前方にあたる，右の海馬傍回後部が重視される[22, 24, 25]．次に街並失認の例を紹介する．

> **症例6 街並失認**
>
> 　風景を見てもどこかわからない，物忘れ，道に迷うという3つの症状が進行性に増悪して入院，傍腫瘍性辺縁脳炎と診断された[24]．注意力，知能，言語，左右の判断，色覚の検査には異常がなかった．物品や文字，顔の認識も正常だった．新しい出来事を覚えることの障害（前向性健忘）があり，発症前2年間に身の回りに起こった出来事が思い出せなかった（逆向性健忘）．それ以前の出来事はよく覚えていた．知らない建物の写真について正確に述べることができた 図9-9a-(1)．また，よく知っている建物の外観などを正確に述べることができた．しかし，2年を超えて長年慣れ親しんでいる建物や場所の写真を見ても，16箇所中1箇所しかわからなかった 図9-9a-(2)．加えて，一目で見渡せないところにある建物や物品の位置関係がつかめず方角がわからなくなるために道に迷う「道順障害」[25]と呼ばれる症状もみられた． 図9-9c に本例のMRI画像を示す．

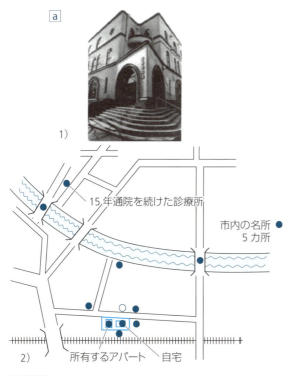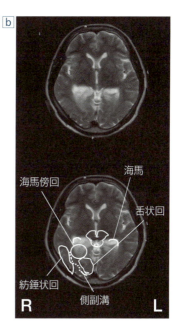

図9-9 街並失認症例の反応例とMRI画像
a：1）の建物の写真を見せると，「U字型の窓がある四角い建物，入り口もU字，入り口の上には洗い桶のようなポーチが取り付けてある．入り口への階段は縁が円く切り取られている」と正しく描写した．しかし，2）の地図に示したように，自宅や所有するアパートを含む自宅周辺の建物や場所11個所（図中に丸で示す）と市内の名所5個所の写真を見せても，1個所しか同定できなかった．○同定できたもの．●同定できなかったもの．
b：MRI T2強調画像．下段の図と照らし合わせて，梗塞巣が両側の海馬と右の海馬傍回にはあるが，紡錘状回にはないことを確認していただきたい．

Ch.9 失認

文献

1) Frederiks JAM. The agnosias：disorders of perceptual recognition. In：Vinken PJ, Bruyn GW, Crichley M, et al, eds. In：Handbook of clinical neurology. vol 4. 1st ed. Amsterdam：North-Holland Publ Co；1969. p.13-47.

2) 平山和美．視覚性失認の評価．In：田川皓一，編．神経心理学評価ハンドブック．新潟：西村書店；2004．p.215-29.

3) Lissauer H. Ein Fall von Seelenblindhheit nebst einem Beitrage zur Theorie derselben. Arch Psychiatr Nervenkr. 1890；21：222-70．（波多野和夫，浜中淑彦，訳．精神医学．1982；24：93-106, 319-25, 433-44．）

4) 日本神経学会用語委員会．神経学用語集．東京：文光堂；2008．p.12

5) Riddoch J, Humphreys GW. A case of integrative agnosia. Brain. 1987；110：1431-62.

6) Humphreys GW, Riddoch J. To see but not to see：a case of visual agnosia. London：Lawrence Erlbaum Associates；1987．（河内十郎，能智正博，訳．In：見えているのに見えない？　ある視覚失認症者の世界．東京：新陽社；1992．）

7) Rizzolatti G, Matelli M. Two different streams from the dorsal visual system：anatomy and functions. Exp Brain Res. 2003；153：146-57.

8) Benson DF, Greenberg JP. Visual form agnosia：a specific defect in visual discrimination. Arch Neurol. 1969；20：82-9.

9) Efron R. What is perception? Boston Studies in Philosophy of Science. 1968；4：137-73.

10) Goodale M, Milner AD. Sight unseen. An exploration of conscious and unconscious vision. Oxford：Oxford Unversity Press；2004．（鈴木光太郎，工藤信雄，訳．もうひとつの視覚．＜見えない視覚＞はどのように発見されたか．東京：新陽社；2008．）

11) Milner AD, Perrett DI, Johnston RS, et al. Perception and action in 'visual form agnosia'. Brain. 1991；114：405-28.

12) 平山和美，岩崎祥一，山本悌司，他．Integrative visual agnosiaの1例．臨床神経．1995；35：781-7.

13) McCarthy RA, Warrington E. Visual associative agnosia：a clinico-anatomical study of a single case. J Neurol Neurosurg Psychiatry. 1986；49：1233-40.

14) Jankowiak J, Kinsbourne M, Shalev RS, et al. Preserved visual imagery and categorigation in a case of associative agnosia. J Cogn Neurosci. 1992；4：119-31.

15) 目黒祐子，平山和美，境信哉，他．見えるけれど分からない：連合型視覚性失認の一例．臨床神経心理．2004；15：11-8.

16) 大槻美佳．視覚失認からみた純粋失読．神経心理学．2008；24：136-45.

17) 田中茂樹，片山正寛，小沢智子，乾敏郎．他者の書字動作の観察による読字のメカニズム―純粋失読症例での検討―．神経心理学．2002；18：68-75.

18) De Renzi E, Faglioni P, Grossi D, et al. Apperceptive and associative forms of prosopagnosia. Cortex. 1991；27：213-21.

19) Bruyer R. Covert face recognition in prosopagnosia：a review. Brain Cogn. 1991；15：223-35.

20) Newcombe F, Young AW, DeHaan EHF. Prosopagnosia and object agnosia without covert recognition. Neuropsychologia. 1989；27：179-91.

21) Sugimoto A, Miller MW, Kawai Y, et al. Another piece in the jigsaw：a case report of prosopagnosia with symptomatological, imaging and post mortem anatomical evidence. Cortex.

2012; 48: 641-3.

22) 高橋伸佳. 視覚性認知障害の病態生理. 神経心理学. 1993; 9: 23-9.

23) Landis T, Cummings JL, Benson DF, et al. Loss of topographic familiarity: an environmental agnosia. Arch Neurol. 1986; 43: 132-6.

24) Hirayama K, Taguchi Y, Sato M, et al. Limbic encephalitis presenting with topographical disorientation and amnesia. J Neurol Neurosurg Psychiatry. 2003; 74: 110-2.

25) 高橋伸佳. 街を歩く神経心理学. 東京: 医学書院; 2009.

［平山和美］

Ch.9 失認

2 聴覚失認

はじめに

　両側の側頭葉が障害されると聾状態のようになることが知られるようになったのは，19世紀末である[1]．その後，一次聴覚皮質が側頭葉のHeschl横回に存在していることが明らかとなった．聴覚皮質には，聴覚伝導路の中継核である内側膝状体のニューロンが投射し，聴放線と呼ばれる．聴覚皮質・聴放線いずれの障害でも聴覚機能に障害が生じる．

　失認（agnosia）とは，病前までは意味を有していた刺激を認識できなくなることで，基礎的な感覚障害や注意障害，呼称障害などに起因しないものをいう[2]．Teuberは失認を"意味の剥がれ落ちた正常な知覚"と表現した．以上のことから"聴覚失認"という用語の前提としては，聴力の保たれていることが必須である．言い換えると，難聴を伴う例は，その原因が末梢性であれ中枢性であれ，失認の範疇には入らない．"聴覚失認"と称した過去の報告には，次に述べる皮質聾に該当する症例が含まれていることがあり，注意を要する．

　本稿では，これまでに報告された症例研究を中心に，聴覚失認について概説する．

I 聴覚情報の脳内処理過程: 背側経路と腹側経路

　視覚情報の流れには2つの系統がある．頭頂葉へ向かう背側経路（dorsal pathway）と側頭葉に向かう腹側経路（ventral pathway）である．背側経路は別名"どこ（where）"経路と呼ばれ，対象の空間内での位置や動きの情報を処理する．腹側経路は"何（what）"経路と呼ばれ，対象の形状や色を認識する．サルの切除実験[3]の結果をもとにしたこの仮説は，多くの生理，脳賦活化実験で確認され，ヒトの視覚情報処理の基本的な流れと考えられている．さらに近年，聴覚についても同様の情報の流れが存在することが示されている[4, 5] 図9-10．背側経路では，聴覚野に入った音の情報は，上側頭回後部を経て下頭頂小葉の縁上回に至り，音の空間位置の情報を担う．腹側経路では，聴覚野からの情報は上側頭回前部あるいは上側頭溝・中側頭回を経て，最終的には側頭葉前下部に至り，複雑な音の連なりや動物では種（species）に特異的な声，意味が認識される．呼称の際には，いずれの経路からの情報もブローカ野を経て運動野に到達し，実際の発話となる．

　Lissauerは視覚失認を，知覚型（apperceptive．統覚型ともいう）と連合型（associative）の2型に分類した．知覚型は知覚された情報を一つのまとまりとして把握する表象化の障害，連合型は記憶・知識と表象との結合による意味概念の生成の障害を意味する（詳しくは文献6を参照）．理論的には，視覚以外の感覚モダリティーにもこの二分法は成立するが，わかりやすさの半面，実際の症例ではこのように単純に区分できないことも多い．

　聴覚情報が視覚と異なる点は，時間情報を有することである．我々を取り巻くほとんどの音は，知覚される音の高さに対応する基本周波数（fundamental frequency）を持つ基音（fundamental tone）と，その整数倍の周波数を持つ倍音（overtone）からできている．これを複合音（complex sound）と呼ぶ．複合音の基音と各倍音の大きさを表したものをスペクトル（spectrum）という．聴覚情報

174

2 聴覚失認

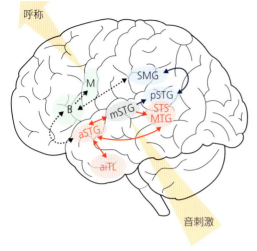

図9-10 聴覚情報の背側経路（青）と腹側経路（赤）
背側経路は音の空間位置の情報，腹側経路は複雑な音の連なりや意味の情報の処理に関与する．aiTL: 側頭葉前下部，aSTG: 上側頭回前部，B: ブローカ野，M: 運動野，mSTG: 上側頭回中部（聴覚野），MTG: 中側頭回，pSTG: 上側頭回後部，SMG: 縁上回，STS: 上側頭溝

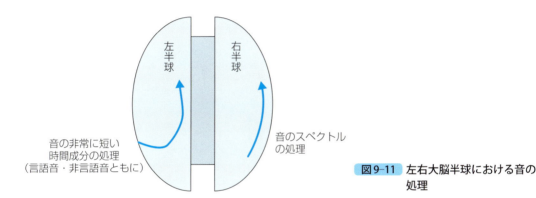

図9-11 左右大脳半球における音の処理

の処理経路として，背側・腹側に加え，左・右半球の違いが考えられている[7,8]．左半球は音の非常に短い時間成分の処理（例：言語での子音），右半球は音のスペクトルの処理に関与する　図9-11 ．聞いた音が何であるか認知するためには，スペクトルの時間的変化に応じて変動する神経活動が，脳内にあらかじめ存在する鋳型（template）に照合され，パターン認識されることが必要と考えられる．Gollら[9]は，中枢における聴覚情報の処理過程とそれらの障害による症候，責任病巣について模式化した　図9-12 ．それによると，一次聴覚野で符号化された聴覚的特徴は，側頭平面で鋳型に基づいたパターン処理を受ける．ここではグループ化（grouping）と分離（segregation）がなされる．つまり，背景音から目的とする音が分離され（例：カクテルパーティー効果），時間的配列を持つ音がひとまとまりの対象として捉えられる（例：いくつかの音の連なりをメロディへ）．続いて，上側頭回・上側頭溝でスペクトルと時間の2つの情報に基づいて表象化がなされた後，声やメロディとして受容され，最終的に側頭極や島，上側頭回前部で認知される．

II 皮質聾，皮質性聴覚障害，皮質性難聴

両側側頭葉の障害により難聴をきたすことがあり，皮質聾（cortical deafness），皮質性聴覚障害

Ch.9 失認

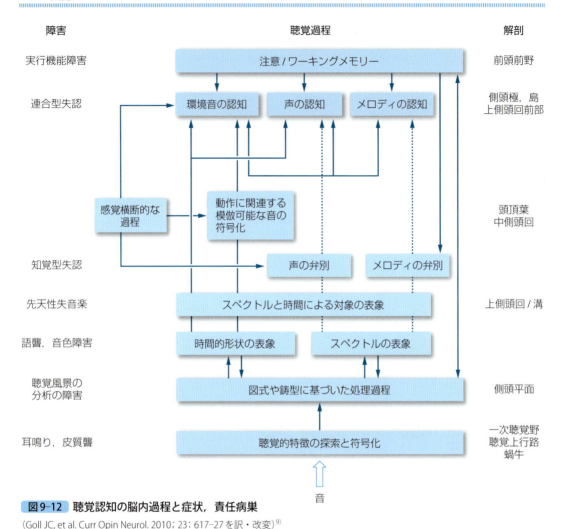

図9-12 聴覚認知の脳内過程と症状，責任病巣
(Goll JC, et al. Curr Opin Neurol. 2010; 23: 617-27 を訳・改変)[9]

(cortical auditory disorder)，あるいは皮質性難聴（cortical hearing loss）と呼ばれる．患者はあらゆる音刺激に対して聞こえにくさを訴え，甚だしい例では聾者のように振る舞う．純音聴力検査では閾値の上昇がみられるが，末梢性の難聴と異なり値を定めにくいのが特徴である．また重度の聾状態が持続することは比較的少なく，経過とともに軽〜中等度の聴力損失にまで改善することが多い．改善過程で次に述べる聴覚失認を呈してくる症例もある[10]．

皮質聾は脳血管障害により起こることが多く，通常二相性の経過を取る．すなわち，1回目の発作により失語や片麻痺を呈し，次に2回目の発作により対側の神経欠損症状ともに聾状態となる．責任病巣としては，聴放線もしくは一次聴覚皮質（Heschl 回）の両側性障害が必須である[11]．かつては一次聴覚野を含む両側性障害により完全な聾になると考えられていたが，動物実験[12]や聴皮質マッピング[13]，臨床病理学的研究[14]により，完全な聾は少なくとも永続することはないことが明らかとなった．持続する完全な聾については，両側聴放線と内側膝状体を含む皮質下病変を重視する意見があるが[15]，一側の内側膝状体は保たれていた報告もあり[16]，未だ結論は出ていない．

III 聴覚失認

1 定義

聴覚失認（auditory agnosia）（日本神経学会編「神経学用語集」では聴覚性失認）は，標準的な聴力検査では異常を認めないにもかかわらず，音を認識できない状態である[17]．純音聴力検査の閾値の上昇はないか，あってもごく軽度で，患者は「聾ではなく，聞こえてはいるが，それが何であるかわからない」と主張する．聴性脳幹反応（auditory brainstem response：ABR）は正常である．

2 分類

我々を取り巻く音は，話し言葉などの言語音と，それ以外の非言語音に大別される．非言語音には，動物の鳴き声や風の音あるいは車のエンジン音などの環境音と音楽が含まれる．聴覚失認では，これらすべてに障害のみられることもあれば，単独またはいくつかが組み合わさって障害されることもある．

聴覚失認の分類は混乱している．言語音，環境音，音楽のすべての認知が障害された状態は"広義の聴覚失認"あるいは"全般性聴覚失認（generalized auditory agnosia）"と呼ばれる．言語音の認知の選択的障害は"純粋語聾（pure word deafness）"あるいは"auditory verbal agnosia"，"auditory agnosia for speech"，"verbal deafness"[18]と呼ばれる．環境音のみが障害された場合は"狭義の聴覚失認（auditory agnosia）"，"環境音失認（environmental sound agnosia）"，"auditory sound agnosia"，"auditory agnosia for nonspeech sounds"，"auditory agnosia for non-verbal sounds"，"pure sound agnosia"とさまざまな名前で呼ばれ，音楽の受容の選択的障害は"受容性失音楽（receptive amusia）"または"感覚性失音楽（sensory amusia）"と呼ばれる．環境音と音楽の認知障害を合わせて"non-verbal agnosia"[18]ということもある．さらに，話し言葉の内容の理解は正常で，抑揚などによる情動的側面のみの障害をきたした症例がHeilmannらによって報告され，"聴覚性情緒的失認（auditory affective agnosia）"と命名されているが[19]，確立した病態概念を形成するまでには至っていない．

本稿では，言語音，環境音，音楽の認知障害としてそれぞれ，純粋語聾，環境音失認，受容性失音楽という用語を用いる．三者すべてが障害された状態は，全般性聴覚失認と呼ぶ．そして上記の症候のすべてを包含する概念として"聴覚失認"という語を用いる **図9-13** ． **表9-1** に各症候のおおまかなまとめを示す．以下，それぞれの症候について解説する．

3 純粋語聾（pure word deafness）

読み・書き・話すことができるにもかかわらず，話し言葉の理解だけが著明に障害された状態である．定義からいうと言語以外の音すなわち環境音や音楽の認知は保たれていることになるが，詳しく検討するといくらかの障害がみられることが多い．純音聴力検査は正常である．

純粋語聾を最初に報告したのはKussmaulである[20]．Lichtheimは後に独立した症候として記載し，発症機序として優位半球の聴覚言語野が両側の皮質下病変により上向性聴覚入力線維から離断されたためと考えた[21]．1世紀以上も前に立てられたこの仮説は，その後の症例の積み重ねで正当性が証明されている．すなわち純粋語聾はほぼ例外なく，上側頭回前部の皮質・皮質下の左右対称性の両側性病変で，しかも左側のHeschl回がある程度保たれている場合に生じる．稀に優位半球一側病変で純粋語聾をきたすことがある[22, 23]．この場合，同側の聴覚入力線維とともに，脳梁を通っ

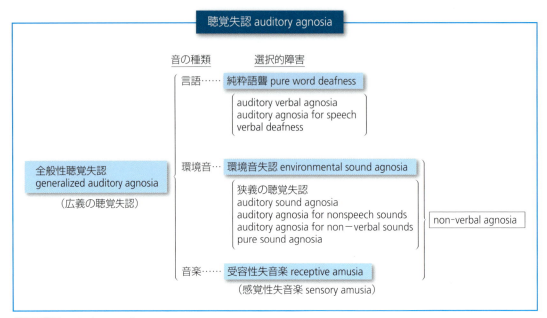

図9-13 聴覚失認の分類

表9-1 聴覚失認ならびに関連する症候の特徴

	皮質聾	純粋語聾	環境音失認	受容性失音楽
聴力	＋	－	－	－
言語理解	＋	＋	－	－
復唱	＋	＋	－	－
自発話	－	－	－	－
読み	－	－	－	－
書字	－	－	－	－
馴染みの音の認識	＋	－	＋	？
音楽の受容	＋	＋（注）	＋	＋
プロソディーの認識	＋	－	？	＋

＋：障害あり，－：障害なし，？：一般化するだけの所見不十分
（注）稀にしか調べられていないが，報告された症例では障害あり．
(Bauer RM, et al. Auditory agnosia and amusia. In: Feinberg TE, Farah MJ, eds. Behavioral neurology and neuropsychology. New York: McGraw-Hill; 1997. p.267-76 を訳・改変)[17]

てきた対側からの入力線維も障害されていると考えられる．両側性，一側性いずれにせよ，聴覚情報の入力からウェルニッケ野が孤立したことが原因である **図9-14** ．聴性脳幹反応が正常であることから，聴放線のレベルまでは保たれていることが示唆される．

　話し言葉が理解されるためには，音の知覚と，言語に関連する音素の弁別という2つの段階を経なければならない．Albertらは，純粋語聾の患者では2つの連続するクリック音を2つの音と認識する時間的閾値が延長していることを示した[24]．つまり健常者では間隔が1〜3 msであれば2音と弁別できたが，純粋語聾患者では15 msでないと2音とわからなかった．この結果は，純粋語聾患

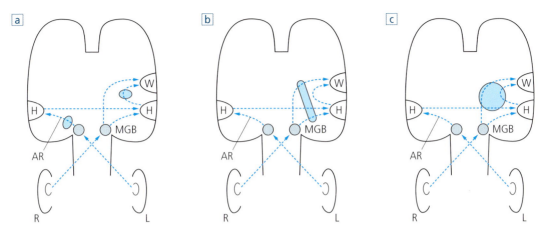

図9-14 純粋語聾の発症機序のシェーマ
a：両側性病変．右側の内側膝状体からHeschl回に至る聴放線と，左側のHeschl回からウェルニッケ野に至る線維が障害．
b：一側性病変．左側の内側膝状体からHeschl回とウェルニッケ野に至る線維と，右側Heschl回から脳梁を通って左側Heschl回へ至る線維がともに障害．c：一側性病変．左側の内側膝状体とHeschl回からウェルニッケ野に至る線維が障害．いずれもウェルニッケ野が聴覚入力から孤立したのが原因である．
AR：聴放線，MGB：内側膝状体，H：Heschl回，W：ウェルニッケ野
（大仲功一，他．臨床神経．1995；35：290-5）[23]

者はゆっくり話しかけられると理解が改善するという臨床的事実に合致しており，純粋語聾の原因が聴覚刺激の時間的分析の障害である可能性を示唆している．一方，音素弁別テストの低下をきたした純粋語聾の症例報告もある[25-27]．以上より，純粋語聾の成因として以下の2つが考えられている[27]：①音刺激の時間的知覚の障害．両側側頭葉の障害で生じる，②言語に関連する音素の弁別障害．左側頭葉病変により生じる．

純粋語聾はウェルニッケ失語の改善過程でときにみられる．錯語や読み書きの障害が改善しても話し言葉の理解の障害が残存する．純粋語聾と超皮質性感覚性失語との鑑別としては，前者では理解できない話し言葉を復唱できないのに対し後者ではできる点が，またウェルニッケ失語との鑑別としては，純粋語聾では著明な錯語や読み書きの障害のないのに対しウェルニッケ失語ではそれらのみられる点が挙げられる．個々の症例では，失語と失認の両方の要素がみられることがあり，いずれに属するか判断に迷うことも多い．患者はしばしば，話し言葉がつぶやきや外国語のよう聞こえると訴える．検査成績は，用いた話の文脈や言語的な複雑さに依存し，表情や口唇の動き，ジェスチュアも患者の理解の一助となる．また情緒的に抑揚を付けた言葉は，そうでない言葉に比べて理解されやすい[28]．

4 環境音失認（environmental sound agnosia）

言語や音楽を除く有意味音の同定や認識について，選択的に障害された状態をさす．文献的には，人声[29]や動物の鳴き声[30]のみに障害をきたした症例が報告されている．このことは，音の情報はカテゴリー別に異なる脳内過程を経て処理されることを示唆する．Vignoloは，環境音失認に次の2つの様式を想定している[31]：①知覚-弁別型．主として右半球病変に関連して生じる．②連合-意味型．左半球病変，特にウェルニッケ失語と関連する．音と絵をマッチングさせる課題で，前者は聴覚的

表9-2 純粋な環境音失認の過去の報告

報告者	掲載誌	患者	症状	話し言葉の理解	音楽	原因疾患	病変部位	純音聴力検査	ABR
Spreen 1965	Arch Neurol	65歳,男,右利き	左不全片麻痺	正常	Seashore testのピッチ弁別課題でチャンスレベル	梗塞	右半球.下頭頂小葉,中・下前頭回,島,上側頭回,角回	両側高音域での軽度低下	記載なし
Motomura 1986	Brain	69歳,男,右利き	全般性聴覚失認→2ヵ月後に環境音失認のみに	正常	正常	梗塞,出血	両側側頭葉皮質下	両側高音域で低下	導出可能
Fujii 1990	Cortex	55歳,男,右利き	第16病日には消失	正常	記載なし	出血	右上・中側頭回の後部	正常	正常
Godefroy 1995	Cortex	58歳,女,右利き	皮質聾→2週間で環境音失認に移行	正常	正常	出血	両側側頭峡,外包,聴放線	正常下限	正常
Taniwaki 2000	Clin Neurol Neurosurg	49歳,女,右利き	皮質聾→全般性聴覚失認→1カ月後に環境音失認のみ→6カ月後に消失	正常	記載なし	出血	両側被殻.内側膝状体から側頭葉への線維の離断	正常	正常
Saygin 2010	Neuropsychologia	74歳,男,右利き	ウェルニッケ失語→10年後には環境音失認のみに	正常	記載なし	脳卒中	左側頭頭頂皮質・皮質下	正常	正常

誤りを（例：鳥のさえずり音に対し，人が口笛を吹いている絵を選択），後者は意味的誤りを（例：自動車のエンジン音に対し，列車の絵を選択），主として生じる．これらの2型は，言語の知覚-弁別の障害としての純粋語聾と，意味-連合の障害としての超皮質性感覚性失語と相似をなす．

　他の高次脳機能障害を伴わずに環境音失認のみをきたした純粋例が，いくつか報告されている 表9-2 [32-35]．Spreenらの症例は，左片麻痺の発症後に一般的によく耳にする音が認識できなくなった[32]．剖検で側頭葉から頭頂葉にかけての広範な右半球病変を認めた．この例は，後述するSeashore Tests of Musical Talent[36]のピッチ弁別課題の結果がチャンスレベルであったことから，受容性失音楽を合併していた可能性がある．Motomuraらの症例は，全般性聴覚失認で発症し，2カ月後には環境音失認だけが残存した[33]．CT，MRIで両側側頭葉の皮質下病変が認められた．Fujiiらは，右上中側頭回後部の小さな出血性病変により，急性期に非言語音の認知障害をきたした症例を報告した[34]．症状は第16病日に消失していることから，小出血巣周囲の浮腫による機能的障害の他に，diaschisisによる対側側頭葉を含めたより広範な皮質機能障害が原因であった可能性がある．Godefroy[35]の症例は，両側聴放線を含む側頭葉出血後に皮質聾をきたし，2週間後に聴覚失認に移行した．Taniwakiらの症例[37]は，Godefroyと同様，内側膝状体から側頭葉に至る聴放線が両側性に障害され，経過も似ている．Sayginは，左側頭頭頂部の脳卒中によりウェルニッケ失語をきたしたが，10年後には環境音失認を残すのみとなった[38]．図9-15 にMotomuraとGodefroyの症例の障害部位を示す．環境音失認の責任病巣としては，両側もしくは右側の側頭葉が考えられているが，未だ確定していない．またCoslettのように環境音の認知には，聴覚皮質を介さずに内側膝状体から

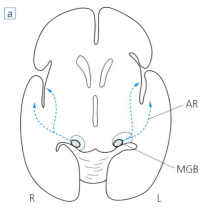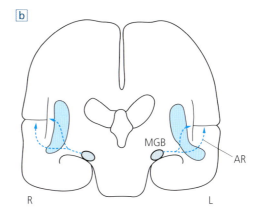

図9-15 環境音失認の純粋例の病変部位
a：Motomuraの症例[33]．両側の内側膝状体が障害されている．b：Godefroyの症例[35]．内側膝状体からHeschl回，島へ至る線維が両側で障害されている．AR：聴放線，MGB：内側膝状体

聴覚連合野に直接投射する線維が重要であるとする意見もある[28, 39]．

環境音の検査では，一般的によく耳にするさまざまな音を被検者に聞かせて，何の音かを答えさせる．失語の影響を省くために，返答には呼称だけでなく，絵による選択肢を用いるとよい．Vignoloは答えの選択肢として，次の4種類の絵を用意している[31]：①正しい音源の絵（例：カナリヤが鳴いている絵），②音響的に類似している音源の絵（人が口笛を吹いている絵），③カテゴリー的に類似している音源の絵（ニワトリが鳴いている絵），④無関係な音源の絵（列車の絵）．環境音失認の報告は少ない．その原因は，言語の障害がなければ患者が病院を受診する機会が少ないこととともに，確立した検査のないことが関係していると思われる．標準化検査の作成が待たれる．

5 受容性失音楽（receptive amusia）

音楽の三大構成要素としてメロディ，リズム，ハーモニーが挙げられる．メロディはピッチの変化とリズムが組み合わさってできていることから，メロディの代わりにピッチとすることも可能である．さらにこれに調性（tonality）を加え，四大構成要素とする意見もある[40]．失音楽症（amusia）は，「脳の後天的な疾患によって生じた音楽能力の障害もしくは喪失」と定義される[41]．"音楽能力"と呼ばれるものには以下のようなものが挙げられる．まず音楽を聴き感動する鑑賞の能力．これは情動と深く関係する．次に馴染みの音楽を認識する能力．これは音楽の既知感を形成する能力で，記憶との関連が示唆される．その他に，歌を唄ったり楽器を演奏する能力，楽譜の読み書きの能力，さらには音楽を創造する能力などがある．これらの能力は，言語における"話す・聞く・読む・書く"能力と相似していることから，失音楽症の分類には，失語症の古典分類に倣ったものがしばしば用いられる 図9-16 [42]．失音楽症は受容性失音楽と表出性失音楽（expressive amusia）に大別される．受容性失音楽に含まれる"狭義の受容性失音楽"とは，音楽の構成要素，すなわちピッチ，リズム，ハーモニーが障害された状態を示す．健忘性失音楽（amnesitic amusia）は既知の楽曲の認知の障害を，音楽性失読（musical alexia）は楽譜の読みの障害を表す．調性感[43]や音色[44]，メロディの輪郭（contour）[45]の障害された報告もある．

失音楽症例をもとに，音楽の各構成要素と責任病巣との関係について述べた報告がある[46]．Gar-

Ch.9 失認

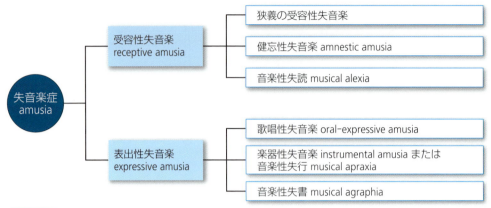

図9-16 失音楽症の分類
(佐藤正之, 他. 認知リハビリテーション. 2001; 2001: 22-34 より)[54]

cia-Casares（2013）は，ピッチ，メロディ，リズム，拍子，音色などの音楽の構成要素に関与する脳部位を示した 図9-17．それによると，音色が右半球，読譜や記譜といった読み書きに関連する機能が左半球に側性化しているほかは，いずれも両半球に責任病巣が分布している．その中には，これまで左半球優位と考えられていたリズムも含まれる．全体的にみると，右上側頭回が音楽の受容について重要なはたらきをしていることがわかる．特徴をまとめると次のようになる．第1に，音楽の受容はかなりの程度まで右半球に側性化されている．第2に，ピッチや調性など，空間認知に関係すると思われる要素の受容には右頭頂葉が関与する．第3に，右上側頭回とならび島が重要な役割を果たす．

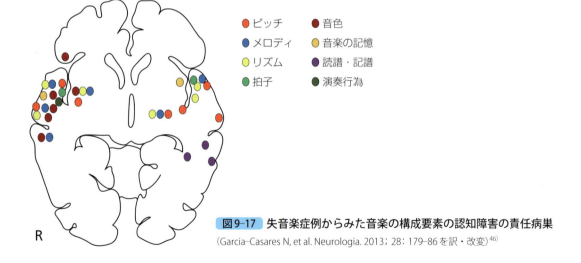

図9-17 失音楽症例からみた音楽の構成要素の認知障害の責任病巣
(Garcia-Casares N, et al. Neurologia. 2013; 28: 179-86 を訳・改変)[46]

IV 聴覚失認の自験例[47]

筆者が経験した聴覚失認の症例を紹介する．

2 聴覚失認

症例 62歳，男性，右利き．会社経営者

主訴：言葉が聞き取りにくい．歌が上手く唄えない．

既往歴：不整脈，高血圧

現病歴：1989年に左側頭葉の梗塞のため軽度の失語をきたしたが，失語症は数年で消失した．1996年1月3日起床後から，言葉が聞き取りにくくなった．テレビや電話，日常会話において，声は聞こえるが何を言っているのか内容がわからなかった．2週間後には，対面での会話はわかるようになったが，その他の症状が続くため，1月24日にF病院を受診した．この間，意識障害や運動麻痺などはなかった．

画像所見 図9-18：発症2年後の頭部MRIでは，左中側頭回と，右上・中・下側頭回，島に梗塞巣を認めた．

身体所見：不整脈があるほかは，一般身体所見に異常はみられなかった．神経学的には，意識清明で，運動，感覚，反射系に明らかな異常は認められなかった．

神経心理学的所見：純音聴力検査は高音域で軽度の低下がみられたが加齢性変化と思われた．聴性脳幹反応（ABR）は正常．語音聴力検査は両耳ともに60％の正答率で，音量を上げて提示しても正答率に変化はなかった．トークン・テストは143/167で，指示を書面で提示すると159/167に改善した．失語症はなかった．対面して会話中に突然他の人から話しかけても気づかず，カクテルパーティー効果の障害と思われた．環境音検査の成績は24問中21問正解．クラシック・コンサートで長年愛好しているプロ歌手の演奏を聴いても以前のような"艶"が感じられず何の感興も湧かなかった．また病前には得意であったカラオケの曲を唄うのが下手になったと友人から指摘されたが，患者自身に自覚はなかった．音楽能力の検査では，メロディ，リズム，ハーモニーの認知が障害され，歌唱でもピッチのずれが激しく何の曲かわからないほどであった．

診断：聴覚失認（純粋語聾＋環境音失認＋受容性失音楽），表出性失音楽，カクテルパーティー効果の障害．

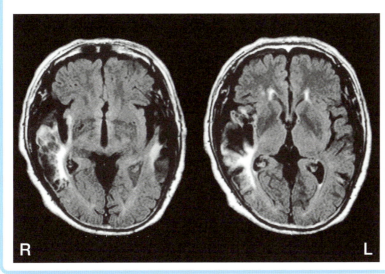

図9-18
聴覚失認の自験例の頭部MRIのFLAIR画像
R: 脳の右側，L: 同左側．両側側頭葉に陳旧性の梗塞巣を認める．

Ch.9 失認

まとめ

　知覚から認知に至る過程は，ボトムアップとして捉えられる．視覚では，刺激はそれを形作る線の傾きや色，動きなどの個々の要素に分解され，それぞれ異なる脳の領域で受容されることが知られている．聴覚では，末梢器官である内耳ですでに，ピッチと音量の情報が分離される．ピッチは主に音に対し最大振幅を生じる基底膜の位置として，音量は基底膜の振幅の大きさとして表される．しかし聴覚認知に関わる他の構成要素の種類と有無については，未だわかっていない．さまざまなピッチと長さを持つ音の一連の連なりを，我々はどのようにして"メロディ"と認識するのだろうか？　同じ話を純粋語聾の患者にしても，あらかじめ話題のカテゴリーを知らせておくと成績が有意に改善するのはなぜか？　これらの現象の説明には，主体からのはたらきかけであるトップダウン的機序を想定せざるを得ない．そして我々はそれに対する明快な方法論を持ち合わせていない．

　近年，脳機能画像の進歩が著しい．適切な課題を設定することにより，目的とする認知過程に関与する脳部位を，選択的に描出することができる．今後は，本稿で紹介した症例研究と脳機能画像研究との結果を対比させることにより，聴覚認知機能がさらに明らかになっていくと期待される．

文 献

1) Wernicke C, Friedlander C. Ein fall von Taybheit in Folge von doppelseitiger laesion des Schlafellappens. Fortschritte der medizin. 1883; 1: 177-85.

2) Loring DW. INS Dictionary of Neuropsychology. New York: Oxford University Press; 1999.

3) Ungerleider LG, Mishikin M. Two cortical visual systems. In: Ingle DJ, Goodale MA, Mansfield RJW, eds. Analysis of Visual Behavior. Cambridge: MIT Press; 1982. p.549-86.

4) Burns MS. Clinical management of agnosia. Top Stroke Rehabil. 2004; 11: 1-9.

5) Poliva O, Bestelmeyer EG, Hall M, et al. Functional mapping of the human auditory cortex: fMRI investigation of a patient with auditory agnosia from trauma to the inferior colliculus. Cogn Behav Neurol. 2015; 28: 160-80.

6) 佐藤正之. 「失認症」神経心理学―まだこんなことがわからない―. 神経内科. 2012; 77: 501-11.

7) Zatorre RJ, Belin P. Spectral and temporal processing in human auditory cortex. Cereb Cortex. 2001; 11: 946-53.

8) Zaehle T, Geiser E, Jancke L, et al. Segmental processing in the human auditory dorsal system. Brain Res. 2008; 1220: 179-90.

9) Goll JC, Crutch SJ, Warren JD. Central auditory disorders: toward a neuropsychology of auditory objects. Curr Opin Neurol. 2010; 23: 617-27.

10) Mendez MF, Geehan GR. Cortical auditory disorders: clinical and psychoacoustic features. J Neurol Neurosurg Psychiatry. 1988; 51: 1-9.

11) Leicester J. Central deafness and subcortical motor aphasia. Brain Lang. 1980; 10: 224-42.

12) Massopoust LC, Wolin LR. Changes in auditory frequency discrimination thresholds after temporal cortex ablation. Exp Neurol. 1967; 19: 245-51.

13) Celesia GG. Organization of auditory cortical areas in man. Brain. 1976; 99: 403-14.

14) Wohlfart G, Lindgren A, Lernelius B. Clinical picture and morbid anatomy in a case of "pure word deafness". J Nerv Ment Dis. 1952; 116: 818-27.

2 聴覚失認

15) Tanaka Y, Kamo T, Yoshida M, et al. 'So-called' cortical deafness: clinical, neurophysiological and radiological observations. Brain. 1991; 114: 2385-401.

16) Bahls FH, Chatrian GE, Mesher RA, et al. A case of persistent cortical deafness: clinical, neurophysiologic, and neuropathologic observations. Neurology. 1988; 38: 1490-3.

17) Bauer RM, Zawacki T. Auditory agnosia and amusia. In: Feinberg TE, Farah MJ, eds. Behavioral neurology and neuropsychology. New York: McGraw-Hill; 1997. p.267-76.

18) Habib M, Daquin G, Milandre L, et al. Mutism and auditory agnosia due to bilateral insular damage-Role of the insula in human communication. Neuropsychologia. 1995; 33: 327-39.

19) Heilman KM, Scholes R, Watson RT. Auditory affective agnosia. Disturbed comprehension of affective speech. J Neurol Neurosurg Psychiatry. 1975; 38: 69-72.

20) Kussmaul A. Disturbances of speech. In: von Ziemssien H, ed. Cyclopedia of the practice of medicine. New York: William Wood; 1877.

21) Lichtheim L. On aphasia. Brain. 1885; 7: 433-84.

22) Takahashi N, Kawamura M, Shinotou H, et al. Pure word deafness due to left hemisphere damage. Cortex. 1992; 28: 295-303.

23) 大仲功一, 櫻井靖久, 布施 滋, 他. 左側頭葉の脳出血により発現した純粋語聾の1例. 臨床神経. 1995; 35: 290-5.

24) Albert ML, Bear D. Time to understand: a case study of word deafness with reference to the role of time in auditory comprehension. Brain. 1974; 97: 373-84.

25) Chocholle R, Chedru F, Bolte M, et al. Etude psychoacoustique d'un cas de 'surdité corticale'. Neuropsychologia. 1975; 13: 163-72.

26) Saffran EM, Marin O, Yeni-Komshan G. An analysis of speech perception in word deafness. Brain Lang. 1976; 3: 209-28.

27) Auerbach SH, Allard T, Maeser M, et al. Pure word deafness. Analysis of a case with bilateral lesions and a defect at the prephonemic level. Brain. 1982; 105: 271-300.

28) Coslett HB, Brashear HR, Heilman KM. Pure word deafness after bilateral primary auditory cortex infarcts. Neurology. 1984; 34: 347-52.

29) Van Lancker DR, Cummings JL, Kreiman J, et al. Phonagnosia: a dissociation between familiar and unfamiliar voices. Cortex. 1988; 24: 195-209.

30) Assal G, Aubert C. La reconnaissance des onomatopées et des cris d'animaux lors de lésions focalisées du cortex cérébral. Revue Neurologique. 1979; 135: 65-73.

31) Vignolo LA. Auditory agnosia: a review and report of recent evidence. In: Benton AL, ed. Contributions to clinical neuropsychology. Chicago: Aldine; 1969. p.172-208.

32) Spreen O, Benton AL, Fincham RW. Auditory agnosia withouot aphasia. Arch Neurol. 1965; 13: 84-92.

33) Motomura N, Yamadori A, Mori E, et al. Auditory agnosia: analysis of a case with bilateral subcortical lesions. Brain. 1986; 109: 379-91.

34) Fujii T, Fukatsu R, Watabe S, et al. Auditory sound agnosia without aphasia following a right temporal lobe lesion. Cortex. 1990; 26: 263-8.

35) Godefroy O, Leys D, Furby A, et al. Psychoacoustical deficits related to bilateral subcortical heamorrhages. A case with apperceptive auditory agnosia. Cortex. 1995; 31: 149-59.

36) Taniwaki T, Tagawa K, Sato F, et al. Auditory agnosia restricted to environmental sounds following cortical deafness and generalized auditory agnosia. Clin Neurol Neurosurg. 2000; 102: 156-62.

37) Saygin AP, Leech R, Dick F. Nonverbal auditory agnosia with lesion to Wernicke area. Neuropsychologia. 2010; 48: 107-13.

38) Seashore CE, Lewis D, Saetveit J. Seashore measures of musical talents. New York: The Psychological Corporation; 1960.

39) Mendez MF, Geehan GR. Cortical auditory disorders: clinical and psychoacoustic features. J Neurol Neurosurg Psychiatry. 1988; 51: 1-9.

40) Balzano GJ. The pitch set as a level of description for studying musical pitch perception. In: Clynes M, ed. Music, mind and brain. New York: Plenum Press; 1982. p.321-51.

41) Henson RA. Neurological aspects of musical experience. In: Critchley M, Henson RA. eds. Music and the brain. London: William Heinemann Medical Books Limited; 1977. p.3-21.

42) 佐藤正之, 武田克彦, 葛原茂樹. 音楽の認知機能について. 認知リハビリテーション. 2001; 2001: 22-34.

43) Peretz I. Auditory atonalia for melodies. Cognitive Neuropsychology. 1993; 10: 21-56.

44) Mazzucchi A, Marchini C, Budai R, et al. A case of receptive amusia with prominent timbre perception defect. J Neurol Neurosurg Psychiatry. 1982; 45: 644-7.

45) Peretz I. Processing of local and global musical information by unilateral brain-damaged patients. Brain. 1990; 113: 1185-205.

46) Garcia-Casares N, Torres MLB, Walsh SF, et al. Model of music cognition and amusia. Neurologia. 2013; 28: 179-86.

47) Satoh M, Takeda K, Kuzuhara S. A case of auditory agnosia with impairment of perception and expression of music: cognitive processing of tonality. Eur Neurol. 2007; 58: 70-7.

［佐藤正之］

Chapter 10 空間認知障害

はじめに

　「空間」には視空間の他に聴空間がある．しかし，空間認知障害は，一般に視空間が対象となることが多く，古くから多くの研究が行われてきた．聴空間認知障害（例えば，音源の空間的位置の聴覚的認知障害，聴覚性知覚転移など）もたいへん興味深い症候ではあるが，臨床的に経験することはほとんどない．したがって，本稿では発現頻度が高く，臨床的に問題となることの多い視空間認知障害について概説する．

視空間認知障害とは？

　網膜から後頭葉にある一次視覚野に到達した視覚情報は，その後大きく2つの経路によって処理される．一つは側頭葉に向かう腹側路で，ここでは対象の形態や色を認知する．他の一つは頭頂葉に向かう背側路で，この経路で対象の空間的位置や動きを捉える．腹側路が障害されると視覚性認知障害（視覚性失認）が生ずる．背側路の障害で発現するのが本稿で取り上げる視空間認知障害である．

　大橋[1]，志田[2]，山鳥[3]を参考にして筆者が作成した視空間認知障害の分類を **表10-1** に示す．以前は変

表10-1 視空間認知障害の分類
1．視空間知覚障害
1）線分傾斜の知覚障害
2）大小，長短の知覚障害
3）遠近視，立体視，運動視の障害
4）倒錯視，逆転視，視覚性知覚転位
2．注視空間における障害
1）バリント症候群
2）視覚性運動失調（ataxie optique）
3）視覚性失見当
3．地理的障害

形視，半側空間無視も視空間認知障害の中に分類されていたが，近年では，変形視は視覚性認知障害に含めることが多く，半側空間無視は運動無視などとともに「無視症候群」の中で論じられる傾向があるため，本稿では取り上げない．

I 視空間知覚障害

1 線分傾斜の知覚異常

　視覚的に，線分の傾きを正しく認知できない現象である．大橋[1]の症例では「部屋の窓を正面から見ると20度位右に傾いて知覚する．正方形や水平線，垂直線を評価せしめると第69図 **図10-1** のような歪曲が認められる」との記載がある．

2 大小，長短の知覚障害

　複数の対象物の大きさや長さの相違を認知できない現象である．例えば，後述するHolmesら[4]の症例では「患者は，対象物の大きさの違い（1フラン貨幣と50サンチーム貨の大きさの違いなど）がわからなかった」，「互いに斜めの位置に置いた5cmと8cmの長さの線分が彼には同じ長さに見えた．10cmと15cmでも同様だった．2本の線分を平行かつ互いに接近させて並べると，通常は認知できたが，健常人より時間がかかった」と記載されている．

187

Ch.10 空間認知障害

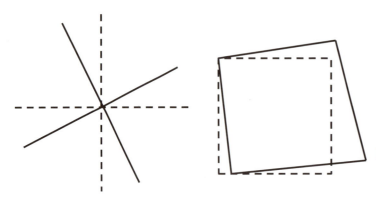

図10-1 線分傾斜の知覚異常
（大橋博司．臨床脳病理学．東京：医学書院; 1965の第69図から改変して引用）[1]

3 遠近視，立体視，運動視の障害

遠近視障害とは複数の対象を見たときに，自分からの距離の相違を判断する能力の障害をいう．Holmesら[4]の症例では「テーブルの上に銀貨と銅貨を置くと，患者は2つとも自分から同じ距離に見えると言った」，「青色の制服を着た人が7ヤード，カーキ色の制服を着た人が14ヤード自分から離れて立っているのを見て，2人は同じ距離にいると言った」と記載されている．

立体視障害とは，三次元の物体の立体感がなくなり平面に見えてしまうことをいう．遠近視の障害とは独立した症候と考えられている．Holmesら[4]の症例では「縦横18 cmで深さ8 cmのボール箱を見せると，どの角度から見ても1枚のボール紙だと言い，それを手で持ったときに箱であることに気づいて驚いた」との記載がある．

運動視障害は，物体の動きを認知できない症状である．例えば大橋[1]の症例では，ある物体の運動が一つの物体が動いているとは知覚されず，その運動の軌跡にその物体が並列しているように見えた．

4 逆転視，倒錯視，視覚性知覚転位

外空間の前後あるいは左右が逆転して見えることを逆転視，上下が逆転して見えることを倒錯視という．視覚性知覚転位とは，一側視野への視覚刺激が対側視野への刺激のように知覚されることをいう．ともにきわめて稀な症状である．

II 注視空間における障害

1 バリント（Bálint）症候群[5]

精神性注視麻痺，視覚性注意障害，視覚性運動失調の3徴候からなる症候群であり，1909年にBálintによって初めて報告された．以下に，Bálintの論文中の記載を中心に述べる．

1）症候

①精神性注視麻痺

視線が視野内の一方向（あるいは1つの対象）に固着し，他の方向（対象）を自発的に注視しない現象である．視力，視野，眼球運動に異常はない．Bálintの症例では，視力検査の際，検査表を読むように指示されて各行の右端の文字を読んだ．また，Bálintが患者の左側から近づいても気づかず，さらに顔の左半分に手を近づけても気づかなかった．検査を繰り返すと，患者の注意は右

35〜40度の方向に固着しており，そこにある対象をまず見ることがわかった．だが，促されるとその角度の右方あるいは左方にも視線を向けることができた．

これは左半側空間無視に類似した症候である．しかし，「横に一列の文字では右側の文字を読むが右端の文字ではない」，「『左に何かある』と注意されるとすぐ気づく」などの記載があり，左半側空間無視だけでは説明困難な独立した症候の可能性が高い．

②視覚性注意障害

視野内にある一つの対象物を注視すると，周囲の他の対象物の存在が認知できない現象である．対象の大きさや，対象間の距離には影響されない．Bálintの症例では，視野内のある位置に呈示されたピンを注視すると，その前方に立っているロウソクに気づかなかった．黒板に文字と三角形を横に並べて書き，何が見えるか尋ねると，常に右側にあるものを答えた．検者の持つチョークが黒板に描いた十字の交点を指したら合図するよう指示したが，ほとんど不可能で，「十字の交点を見ると検者の手が見えず，検者の手を見ると交点が見えない」と答えた．円，四角形などの中心も正確には描けなかった．図形と中心点との関係を同時に捉えることができないからである．

③視覚性運動失調（optische Ataxie）

注視した対象物を手でつかむことができない現象をいう．Bálintの症例では，目の前の対象物を右手でつかむよう指示すると，その近くをまさぐり，手がその対象物に突き当たって初めてつかむことができた．しかし，左手でつかむときはまったく正常か，ごくわずか誤るだけであった．これは対象物が存在する空間的位置は正しく認知できていることを示している．また，自己の身体部位（鼻，耳など）は右手で正確に触れることができた．このことは右手の運動・感覚自体には異常がないことを示している．Bálintは，視覚異常にも右手の運動・感覚異常にもよらないこの症候を，視覚と手の協調運動障害と考え「視覚性運動失調」と呼んだ．

2）責任病巣

Bálintの症例は剖検されており，両半球の頭頂後頭葉に，ほぼ対称性の病変が認められた 図10-2 ．両半球に共通する病変は角回，上頭頂小葉後部，後頭葉上前部，中側頭回後部で，その他に左半球では中心前・後回，右半球では縁上回後部に病変がみられた．Bálint以降の報告例でも，そのほとんどは両側性の頭頂後頭葉病変を有し，特に白質病変が重視されている[6,7]．自験例のCTを 図10-3a に示す．

2 視覚性運動失調（ataxie optique）

周辺視野にある対象物を手でつかむことができない症状である．バリント症候群の視覚性運動失調（optische Ataxie）は注視下（中心視野）でつかむことのできない現象であり，この症候（ataxie

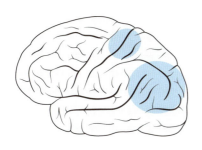
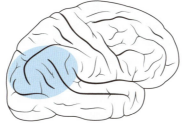

図10-2 Bálintの報告例の病巣

(Bálint R. Mschr Psychiat Neurol. 1909; 25: 51-81 より引用)[5]

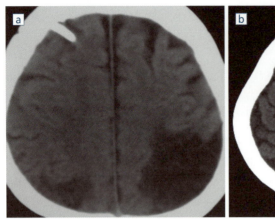
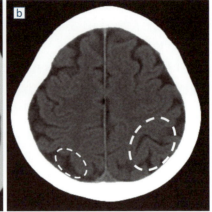

図10-3　バリント症候群の頭部CT
a: バリント症候群を呈した自験例の頭部CT．両側頭頂葉に病巣を認める．
b: 正常画像で病巣の範囲を示す（破線）．

optique）とは異なる．1967年，Garcinら[8]が初めて報告した．ともに日本語では「視覚性運動失調」と呼ばれるため，原語を用いて両者を区別することがある．

1）症候

「電車の中で吊革に伸ばした手がそれて隣の人にぶつかってしまった（自験例）」などと，症状を自覚している場合と，診察して初めて明らかになる場合がある．診察は，上肢の運動・感覚機能，視力・視野に異常がないことを確認するところから始まる．次に，検者は患者の目の前に座り，患者に検者の眉間などを注視させた上で，指標を外側から周辺視野内に出して止める．指標が見えていることを確認した後に，左右の手のそれぞれでつかませる．視野の4分野（左視野の上と下，右視野の上と下）すべてにおいて検査する．異常が顕著な場合は，指標の周囲をまさぐり，最終的に到達しない．通常，病変側の対側視野にある対象物を対側の手でつかもうとしたときに最もズレが大きく，対側視野内で同側の手，同側視野内で対側の手，の順に小さくなる（例えば左半球病変では，右視野で右手＞右視野で左手＞左視野で右手，の順）．病変側と同側の視野内の指標を同側の手でつかむ時には異常はみられないのが原則である．

2）責任病巣

頭頂間溝を中心として，上・下頭頂小葉に及ぶ病変例が多い．近年，生理学的研究や神経機能画像研究から，対象に向かって手を伸ばす運動（到達運動）に関与する領域（内側頭頂間溝領域）が頭頂間溝内に存在することが明らかになっている[9]．視覚性運動失調の病態は明らかでないが，この領域の一側性障害がGarcinら[8]の「ataxie optique」と，両側性障害がバリント症候群[5]の「optische Ataxie」と関係している可能性も考えられる．自験例のMRIを 図10-4a に示す．

3 視覚性失見当

1918年にHolmes[10]によって初めて報告された（6症例）．翌年，HolmesとHorrax[4]により1例が追加された．全例，銃弾の貫通による脳損傷である．バリント症候群と類似した症候を含むことから，まとめてBálint-Holmes症候群と呼ぶこともある．

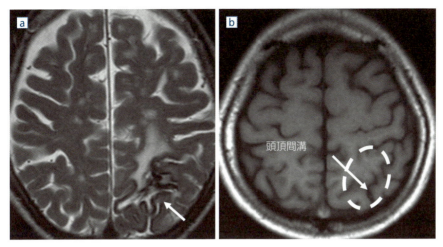

図10-4 ataxie optique の MRI

a: ataxie optique を呈した自験例の MRI（T2 強調画像，水平断像）．頭頂間溝から上・下頭頂小葉に及ぶ病巣を認める（矢印）．
b: 正常画像で病巣の範囲を示す（破線）．画像上，頭頂間溝の内側が上頭頂小葉，外側が下頭頂小葉である．

(Bálint R. Mschr Psychiat Neurol. 1909; 25: 51-81 より引用)[5]

1）症候

最も本質的な症候は，自己と対象物あるいは対象物同士の空間的位置関係が認知できなくなることである．その結果，「自己の身体部位には正確に手を伸ばせるにもかかわらず，目の前の対象物をつかもうとすると手がそれる」，「病室を横切る際，障害物にぶつかる」，「複数の対象物の位置関係がわからない」，などの症状が起こる．その他に「中心に十字を描いた正方形を見せると，まず十字のみを認知し，正方形に気づくのに時間がかかる（視覚性注意障害）」，「対象が視点からはずれると，再びそれを見つけるのに時間がかかる（固視の障害）」などがみられる．前述したように，大小・長短の知覚障害，遠近視の障害，立体視の障害の記載もある．

2）責任病巣

Holmes[10] の報告した 6 症例のうち，2 症例は剖検され病巣が明らかにされている．1 例では，右半球では外側面は後頭葉，内側面は楔部（鳥距溝と頭頂後頭溝の間）に，左半球では外側面は角回前部，内側面は頭頂後頭溝に病変がみられた **図10-5** ．他の 1 例では，右半球の外側面は角回上部，内側面は脳梁膨大の直上に，左半球の外側面は縁上回から中心溝にかけて，内側面は脳梁膨大の直上にあった．

Holmes[4, 10] は，2 症例の剖検所見に加えて，他の症例で頭蓋の損傷部位から推定した病巣も考慮に入れて，両側の角回を中心とする頭頂葉後部を責任病巣と考えている．

III 地理的障害

「熟知した場所で道に迷う症状」を地理的障害（地誌的障害，地誌的失見当）と呼ぶ．ただし，意識障害，認知症，健忘症候群，半側空間無視など，他の神経症状や神経心理症状による場合は除く．

Ch.10 空間認知障害

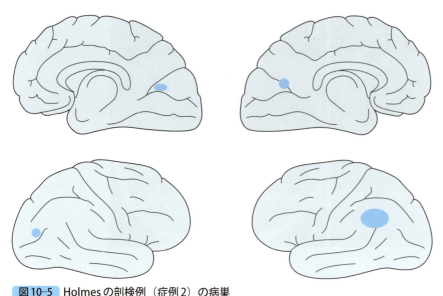

図10-5 Holmes の剖検例（症例2）の病巣
(Bálint R. Mschr Psychiat Neurol. 1909; 25: 51-81 より引用)[5]

「熟知した場所」は，自宅周辺，職場周辺など発症（あるいは受傷）前から熟知していた場所（旧知の場所）だけではない．入院した病院内など新たに熟知するようになった場所（新規の場所）も含まれる．

地理的障害は症候と病巣の違いから街並失認と道順障害の2つに分類される[11,12]．街並失認は，熟知した街並（建物・風景）を見ても何の建物か，どこの風景かわからないために道に迷う．病巣は海馬傍回後部を中心とした右側頭・後頭葉内側部にあり，視覚性失認の一型と考えられる．一方，道順障害は「目的地の方角がわからない」ために道に迷う症状で，視空間認知障害の一型である．以下に道順障害の症候と責任病巣について詳述する．

1) 症候

ある患者は「自宅へ帰ろうとして，急に目の前の交叉点の角をどちらに曲がったらいいのかわからなくなった」と訴えた．別の患者は「車を運転中，急に目的地の方角がわからなくなり，何度も同じ場所を通り過ぎた」と言った．「方向音痴になった」と言う患者も多い．これは「周囲の風景が，見慣れぬ風景，初めて見るような風景に感じた」という街並失認とは大きく異なる．

道順障害では，一度に見通せない比較的広い範囲（地域）内において，自己の位置や他の地点の位置を定位したり，離れた各地点間の位置関係を把握したりすることが困難となる．言い換えれば，ナビゲーションにおける自己中心座標系（egocentric representation）と他者中心座標系（allocentric representation）の両者が障害される．「頭の中にあったはずの地図がなくなる（旧知の場所）」あるいは「頭の中に地図ができない（新規の場所）」状態と考えるとわかりやすいかもしれない．このために，目の前の建物が何かはわかるにもかかわらず，その建物を基点にして，その地域内での自分の位置や自分の向いている方角，離れた目的地への方角や距離がわからなくなる．ここで，「一度に見通せない範囲」とは，自分の住む街・市といった広い地域だけではなく，通路が入り組んでいる

Ch.10 空間認知障害

建物内なども含まれる．つまり，その場所に初めて行ったと仮定して，地図を見ながらでなければ移動できない範囲をさす．

2）検査所見

道順障害の検査法および結果のまとめを，街並失認と対比して **表10-2** に示す．

①街並（建物・風景）の形態の認知・識別

建物や風景の形態を正確に認知できているかどうかを調べる検査である．具体的には，患者にとって未知の建物や風景の写真を見せてその特徴を口述させる，2枚の写真を呈示してその異同を判断させる，1枚の写真を呈示し，同時に呈示した数枚の中から同じ

表10-2　道順障害と街並失認の検査と結果のまとめ

	道順障害	街並失認
①街並（建物・風景）の形態の認知・識別	○	○
②熟知した街並の同定	○	×
③熟知した場所の地図の描写		
1）自宅付近（旧知の場所）	×	○
2）病院内（新規の場所）	×	○

○：可，×：不可

写真を選ばせる，などの検査を行う．道順障害ではこの検査にはまったく異常はみられない．街並失認では，健常人とまったく同様に可能な症例（連合型視覚性失認に相当する）と，健常人に比べると時間がかかったり，多少誤ったりする症例（統合型視覚性失認に相当する）がある．

②熟知した街並の同定

旧知の場所と新規の場所の両者について検査する．旧知では，患者の自宅や自宅付近の建物・風景の写真を見せて，何の建物か，どこの風景かを答えさせる．いわゆる有名建造物（国会議事堂など）の写真は，人によって熟知度が異なるため適当ではない．新規の場所では，入院（あるいは通院）している病院内やその周辺の写真を見せてどこかを答えさせる．道順障害ではこの検査でも異常はみられない．街並失認では通常，旧知・新規ともに同定困難であるが，郵便受け，窓の形などの細部の構造物の形態がその建物に特徴的ならば，それをヒントに正解する場合もある．

③熟知した場所の地図の描写

旧知の場所については，患者の自宅付近などの熟知しているはずの場所の地図を描かせる．道順障害では，そこにある個々の建物の位置が定位できず，ある地点から他の地点への道順や方角が想起できない．新規の場所については，入院した（あるいは通院している）病院内の見取り図を描かせる．道順障害では，病室，食堂，検査室などの位置が定位できない．いずれも街並失認では異常はない．

3）責任病巣

典型的な病変部位は右側の脳梁膨大後域から頭頂葉内側部にかけての領域である．同部の皮質下出血によることが多い．自験例のMRI画像（矢状断像）を示す **図10-6a** ．正常画像 **図10-6b** に破線で示したように，この部位は脳梁膨大後域の帯状回から楔前部後部に相当する．また，ブロードマンの脳地図では，29，30野（脳梁膨大後皮質）および23，31野後部（後帯状皮質後部）と，さらにその上方の7野内側部後部（楔前部後部）にあたる **図10-6c** ．病変が脳梁膨大後皮質に限局する場合には，新規の場所のみで症状を呈する場合がある．

楔前部は，頭頂葉外側部，前頭葉，前部帯状回に加えて，後帯状皮質および脳梁膨大後皮質との線維連絡が密とされる[13]．さらに後帯状皮質は脳梁膨大後皮質と，脳梁膨大後皮質は側頭葉内側部

Ch.10 空間認知障害

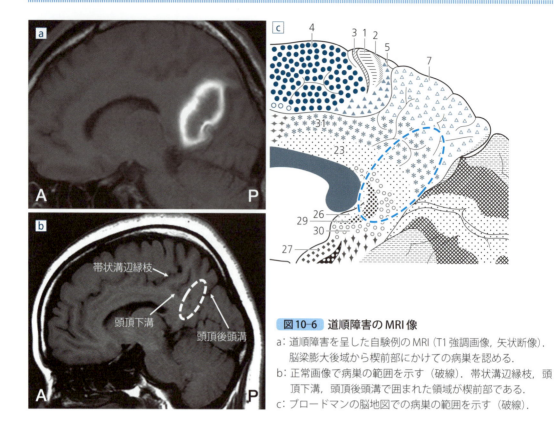

図10-6 道順障害のMRI像
a: 道順障害を呈した自験例のMRI（T1強調画像，矢状断像）．脳梁膨大後域から楔前部にかけての病巣を認める．
b: 正常画像で病巣の範囲を示す（破線）．帯状溝辺縁枝，頭頂下溝，頭頂後頭溝で囲まれた領域が楔前部である．
c: ブロードマンの脳地図での病巣の範囲を示す（破線）．

（海馬，海馬傍回）との結合が強いことが知られている[14]．前述の「注視空間における障害」で触れたように，頭頂葉外側部は目の前の対象の空間的位置の認知に深く関わっている．また，側頭葉内側部は記憶にとって重要な領域である．したがって，脳梁膨大後域から頭頂葉内側部にかけての領域は，周囲に見える空間情報を取り入れて，一度に見通せない比較的広い範囲にある対象の空間情報の処理やその記憶に関与している可能性がある．

ナビゲーションにおけるこの部位の重要性は，近年の神経機能画像研究や生理学的研究からも示されている．

神経機能画像研究

新規の場所に関してはGhaemら[15]のPETを用いた研究がある．彼らは5人の実験参加者に，7つのランドマークを含む未知の道筋を学習させた．その後，道順を想起する課題とランドマークの外観を想起する課題を行い，賦活部位を検討した．おおむね前者は道順障害に，後者は街並失認に関係する課題である．結果を前者と後者で比較すると，前者では後者に比べて左海馬領域内側部，楔前部，島回が強く賦活された．左側ではあるが，楔前部が含まれている．

旧知の場所に関してはMaguireら[16]のPETを用いた報告がある．彼らはロンドンのタクシー運転手（世界中のタクシー運転手の中でも，特に市内の地理を熟知していることで知られている）11人を被験者とした．施行したのは，ロンドン市内の2地点を呈示してその最短の道順を述べる課題と，世界的に有名なランドマークの外観を想起する課題である．前者は主に道順障害に，後者は街並失

認に関係する課題である．その結果，前者は後者に比し両側頭頂葉内側部，後部帯状回，右海馬に強く賦活が認められた．

生理学的研究

Satoら[17]のサルを用いた研究がある．仮想環境でサルにナビゲーションの訓練を行い，頭頂葉内側面のニューロン活動を検討した．画面上の仮想環境は2階建ての建物からなり，出発点が2カ所，ゴールとなる部屋が5カ所ある．途中の廊下にいくつかのチェックポイントがあり，そこで左折，右折，直進を選び，あらかじめ指示された目的の部屋へ移動する．この結果，ある特定のポイントで特定の方向に行くときのみに活動するニューロンや，ある特定のポイントで指定されたゴールに行くときだけ活動するニューロンの存在が明らかになった．これは，頭頂葉内側部にナビゲーションにとって重要な役割を持つニューロンが存在することを示唆している．

文　献

1) 大橋博司．臨床脳病理学．東京：医学書院；1965．

2) 志田堅四郎．視空間失認．In：島薗安雄，他編．精神科Mook No29．神経心理学．東京：金原出版；1993．p.170-87．

3) 山鳥 重．神経心理学入門．東京：医学書院；1985．

4) Holmes G, Horrax G. Disturbances of spatial orientation and visual attention, with loss of stereoscopic vision. Arch Neurol Psychiatry. 1919; 1: 385-407.

5) Bálint R. Seelenlähmung des "Schauens", optische Ataxie, räumliche Störung der Aufmerksamkeit. Mschr Psychiat Neurol. 1909; 25: 51-81.（森岩 基，石黒健夫，訳．精神医学．1977; 19: 743-55, 977-85.）

6) De Renzi E. Disorders of spatial orientation. In: Fredricks JMA, ed. Handbook of clinical neurology, Vol 1（45）. Clinical neuropsychology. Amsterdam: Elsevier; 1985. p.405-22.

7) 志田堅四郎．Bálint症候群．神経内科．1976; 5: 149-57．

8) Garcin R, Rondot P, Recondo J. Ataxie optique localisée aux deux hémichamps homonymes gauches（Etude clinique avec présentation d'un film）. Rev Neurol. 1967; 116: 707-14.

9) Grefkes C, Fink GR. The functional organization of the intraparietal sulcus in humans and monkeys. J Anat. 2005; 207: 3-17.

10) Holmes G. Disturbance of visual orientation. Br J Opthalmol. 1918; 2: 449-68, 506-16.

11) 高橋伸佳．街並失認と道順障害．Brain Nerve．2011; 63: 830-8．

12) 高橋伸佳．街を歩く神経心理学．東京：医学書院；2009．

13) Cavanna AE, Trimble MR. The precuneus: a review of its functional anatomy and behavioural correlates. Brain. 2006; 129: 564-83.

14) 小林 靖．帯状回—皮質構造と線維結合．Brain Nerve．2011; 63: 473-82．

15) Ghaem O, Mellet E, Crivello F, et al. Mental navigation along memorized routes activates the hippocampus precuneus, and insula. Neuroreport. 1997; 8: 739-44.

16) Maguire EA, Frackowiak RSJ, Frith CD. Recalling routes around London: activation of the right hippocampus in taxi drivers. J Neurosci. 1997; 17: 7103-10.

17) Sato N, Sakata H, Tanaka YL, et al. Navigation-associated medial parietal neurons in monkeys. PNAS. 2006; 103: 17001-6.

［高橋伸佳］

Chapter 11 半側空間無視

1 半側空間無視

はじめに

　半側空間無視は，主に右半球の損傷によって生じるよくみられる症状である．右半球損傷では左半側空間無視が生じる．その症状のあることで，患者はさまざまな日常生活上の不自由を被る．

　左半側空間無視の具体例を示す．食事を出されたときに左側の食べ物の入ったお皿などの食器に気づかない，皿に盛りつけられた料理の左側を食べ残す．自動車の運転で左のミラーをぶつけてしまう，あるいはぶつけても気づかない．歩くと曲がり角で右へ右へと曲がってしまい，道に迷ってしまう．患者は自分の左半身の存在に気づかなくなることがある（以下の症状については本書のCh.12 病態失認の項目も参照のこと）．自分の左の髭は剃り残す．あるいは自分の左半身に気を留めない．左上下肢をつかまれても，それを例えば先生の手だと言ったりする．上下肢の存在には気づいているように思われても麻痺していることに気づかないこともある．左上肢が麻痺していなくても，左上肢を使うことが少ない．

　脳血管障害患者を担当する医師にとって，半側空間無視は病巣の局在診断をする上で重要な症候である．特に急性期にこの症状だけを呈して麻痺がない場合は，器質的な病気がないと診断してしまう可能性がある．またこの症候が長く続く場合，社会復帰が芳しくないとされる．

　現在の半側空間無視についての考え方は，それは単一な症候ではなくいわばheterogeneous な症候であると見なしている．実際半側空間無視で認められる症候は症例により異なり，また脳の損傷部位もさまざまである．以下に半側空間無視の定義，検査法，病巣，その症候メカニズムについて自験例を呈示して概説する．左半球損傷の患者に比較すると右半球損傷患者の方がよりしばしば，またより重い半側空間無視を呈する[1,2]．左半球損傷によって右側の半側空間無視が生じるが，その症状は左半側空間無視に比して軽度でそれも長く続かないとされる．ここでは左半側空間無視について述べることにする．

I 定義

　Heilman らは，半側空間無視を「大脳半球損傷例の反対側に呈示された刺激を報告する，刺激に反応する，与えられた刺激を定位する（orient）ことの障害」と定義している．具体的には，大脳半球損傷側と反対側の人や物，反対側で起こっている事象に気づかない，自分の体についても病巣の反対側半分を認知できない症候であると定義した[1]．

II 症候と検査法

1 視覚呈示して調べる半側空間無視の検査法について

　食事の際に左側に置かれた食物に気づかないことなど，患者の観察によって半側空間無視のあることがわかることが多い．上記に述べていない半側空間無視の症状としては，患者は眼と頭が右側に向いていることが多く，左側から声をかけても答えない．新聞を読むときなどに左側の記事を読み落とすこともみられるなどがある．

　いくつかの簡明な検査法がその診断に用いられている[2,3]．例えば線分抹消検査，線分二等分検査，模写などである．いくつかの検査が用いられているのは，1つの検査には異常を示さず，他の検査に異常を示すことがあるためである．

　線分抹消検査は，紙の上にばらまかれた多数の線分を鉛筆で印をつける検査である[4]．これ以外にも，標的になっている刺激以外のたくさんの妨害刺激が一緒に呈示されていて，その中から目指す標的刺激を選んで印をつける方法もある．左半側空間無視の患者では左側にばらまかれた線分は抹消せずに平然としている．また，左半側空間無視患者は，ばらまかれた線分のうち，最も右側にある線分から左側に向かって印をつけ始める．この検査の成績がよく，他の方法で初めて半側空間無視の存在が推定されることもある．

　線分の二等分検査について述べる．これは，眼前に線分を提示して，その線分の二等分点を示すように患者に指示する方法である．左半側空間無視がある患者は，線分の左側を大きく余して右側に寄った二等分点を示す．ただこの提示する線分を短くしていくと，左半側空間無視があっても線分の真の二等分点より左側に偏って印をつけることがある[5]．この現象のメカニズムはよくわかっていない．通常はこのため長い線分（例えば20 cmくらい）を提示して行う．急性期で患者が仰臥位の状態のときに同様の検査が考案されている．検者が「聴診器の真ん中を握ってください」と聴診器を患者の眼の前に呈示する．そうすると検者の左手近く（聴診器の右端）をつかもうとする．

　模写では絵の左側の骨格が欠落する[3]．絵全体の左側（左の花や葉，花瓶の左骨格）のみでなく，絵の要素の左側（左右の花の花びら）の欠落があることも左半側空間無視の特徴である 図11-1．

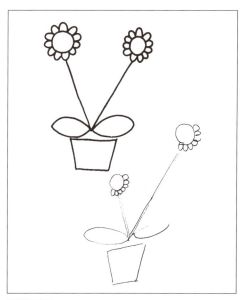

図11-1 左半側空間無視の特徴

2 自身の半身の無視などについて

　患者自身の半身（この場合左）を無視する症状や，麻痺していないのに左側の上下肢を動かさないという症状がみられることがある[2,6,7]．後者は運動無視と呼ばれる．患者は半身を無視する症状があっても自分からこのことについて訴えるわけではない．このため検査する側から質問すること

Ch.11 半側空間無視

が必要である．定まった質問の仕方があるわけではないが，「どこか身体で具合の悪いところがありますか？」「なぜ入院しているのですか？」「手足は動きますか？」「麻痺はありませんか？」などと問うことがよく行われている[6]．運動無視は，十分筋力があるのにその左側の上下肢を動かそうとしないことで気づかれる．この場合麻痺ではないことは，十分促せば，その動作を遂行することができることでわかる[7]．これらの障害は，先に述べた検査法では障害なしとされるときにも起こりうる．

③ 消去現象

　消去現象が軽い無視の症状として見なされていることも多い．ただ両者の関係は議論があってはっきりとは定まっていない[2]．この症候があることは半側空間無視の存在を発見する手がかりにはなる．視覚，聴覚，体性感覚において消去現象が生じる．左半側に視覚性の消去現象がある場合は，患者の左視野に呈示した検者の指の動きをそれが単独で呈示されたのなら指摘できても，両視野に片側ずつ呈示した指を同時に動かすと，先程は答えられた左視野の指の動きを指摘できなくなる[8]．左視野の指の動きは「消えてしまう」のである．体性感覚の消去現象があると，両手背に同時に検者が刷毛などで触れると，片側の手背に触れたことを患者は報告できない．その側の手背に単独で刷毛で検者が触れると，それは報告できる．

Ⅲ 左半側空間無視の脳の病巣について

　ここでは右半球の損傷によって起きる左半側空間無視の病巣について述べる．右半球の下頭頂小葉を重視する報告[9]と，側頭・頭頂・後頭葉接合部位（T-P-O junction）が重要であるという報告がある[10]．どちらも中大脳動脈領域にあたる．Vallar と Perani は，重症の左半側空間無視を呈した8人の患者の病巣を重ね合わせ，最も重なり合う病巣は下頭頂小葉であったと述べた[9]．この部位が重要とすることは他の研究でも支持されている．半側空間無視は，脳血管障害急性期に出現し，すみやかに回復することがある．Pizzamiglio らは半側空間無視の症状がよくなる前と後の2回のPET画像を比較し，半側空間無視の回復した後では，右側の頭頂葉皮質にその賦活が認められたと報告している[11]．頭頂葉，後頭葉，側頭葉の接合部位（T-P-O junction）を重視する論文の中にSPECTでの検討がある[10]．局所の血流と半側空間無視の症状との相関を調べたところ，右側の下頭頂葉，外側の後頭葉，側頭葉の血流低下と半側空間無視検査4つの下位項目の成績とに相関が認められた．この結果は，頭頂・側頭・後頭葉の移行部が重要であることを示唆するという[10]．この部分は，頭頂葉と側頭葉を結ぶ線維などの局所的な線維だけでなく，頭頂葉と前頭葉を結ぶ線維，左右の半球を結ぶ線維が通っている．

　一方，Karnath らは，左同名性半盲がなく，基底核，視床を損傷部位に含まない右大脳半球損傷例（純粋な左半側空間無視例）の責任病巣は右上側頭回皮質にあることを示唆する報告をした[12]．Karnath らは，左同名性半盲がなく左半側空間無視のある49名のうち基底核や視床を含まない25例を左同名性半盲も左半側空間無視もない，また基底核や視床を含まない右大脳半球損傷例25例（control）と比較した．結果として，左半側空間無視のある前者25例が右上側頭葉皮質を含んでいた．

　その他，視床，前頭葉，基底核，内包後脚，脳梁などが半側空間無視を起こす場所として報告さ

198

れている[2,4]．例えば基底核などの皮質下の構造で半側空間無視を呈する場合，ⅰ）皮質下の構造そのものによって生じた，ⅱ）その皮質下の構造と密接に結びついた皮質の障害によって起きたとする2つの意見がある[13,14]．またこれは後大脳動脈の領域になるのであるが，後頭葉の損傷によって半側空間無視が生じたとする報告もある（症例参照のこと）．この場合も，後頭葉そのものの損傷によって半側空間無視が生じたのか，頭頂葉などへの遠隔の操作によってそちらの部位の血流が低下して半側空間無視が生じたのかは判定が難しい．

Ⅳ 症例呈示

症例1　74歳，女性

X年5月発症の右中大脳動脈支配ほぼ全域の心原性脳塞栓症の患者である 図11-2 ．発症後2カ月と5カ月で，短い線分の二等分 図11-3 ，長い線分の二等分，線分抹消 図11-4 ，花の絵の模写 図11-5 ，家の絵の模写 図11-6 を比較した．いずれの検査でも発症2カ月後より5カ月後で左半側空間無視の症状が改善しているのがわかる．短い線分より長い線分において左側を余す程度が強い．線分抹消では，左下の線分が印をつけられずに残っている傾向がある．左半側空間無視の患者では，このように左側でも身体に近い部分を無視するのも特徴の一つである．花の絵の模写では，発症2カ月後で，花瓶の左骨格が欠落しているが，要素的にも左右の花の花びらがそれぞれ左側で欠落している．発症5カ月後でも右の花の花びらが左側で欠落している．本症例のように，右中大脳動脈支配域の広範な損傷例でも，左半側空間無視の改善が認められる点は興味深い．

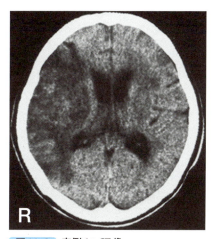

図11-2　症例1：CT像
X年5月発症．右MCAほぼ全域の心原性脳塞栓症．

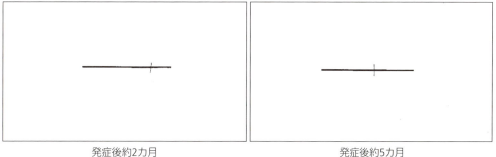

発症後約2カ月　　　　　　　　発症後約5カ月

図11-3　症例1：短い線分の二等分

Ch.11 半側空間無視

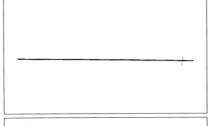
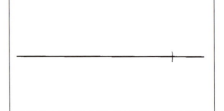
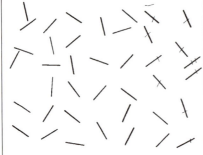
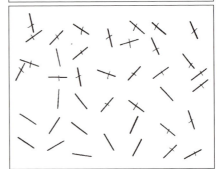

発症後約2カ月　　　　　　　　　発症後約5カ月

図11-4 症例1：長い線分の二等分，線分抹消

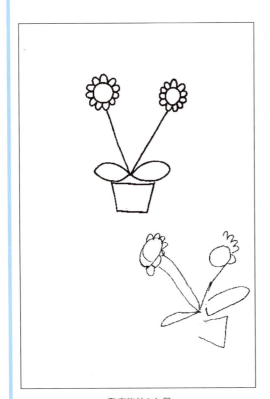

発症後約2カ月　　　　　　　　　発症後約5カ月

図11-5 症例1：2つの花の絵の模写

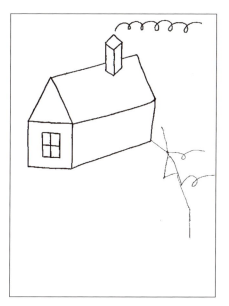
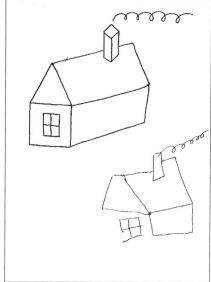

発症後約2カ月 　　　　　　　　　発症後約5カ月

図11-6　症例1：家の模写

症例2　72歳，男性

X年3月発症の心原性脳塞栓症の患者である 図11-7 ．病巣は右後頭葉内側であるが，このような症例では左同名性半盲かあるいは視野障害に左半側空間無視が加わっているのかの鑑別が問題になる．発症4日後と5カ月後の線分二等分，線分抹消，家と花の模写を比較 図11-8 すると，発症4日後には症例1と同様な検査所見を呈しているのがわかる．したがって半側空間無視があると診断される．発症5カ月後にはその検査所見が正常化している．しかし，発症2週間後と6カ月後の視野検査 図11-9 では，左同名性半盲が認められる．すなわち，左半側空間無視が検査上認められなくても左同名性半盲が持続していることは，両者が別のものであることを示唆し，この例では両者が一

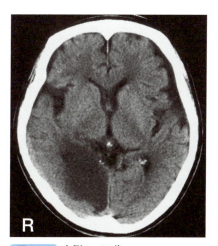

図11-7　症例2：CT像
X年3月発症．心原性脳塞栓症

時合併していたと考えられる．呈示した視野検査で注目すべきは，後頭葉損傷による同名性半盲で認められる黄斑回避が，左半側空間無視が改善した発症6カ月後では認められるのに，発症2週間後では認められず，左視野全体が欠損している点である．左半側空間無視があるときは，このように黄斑回避を認めないことも特徴である．

Ch.11 半側空間無視

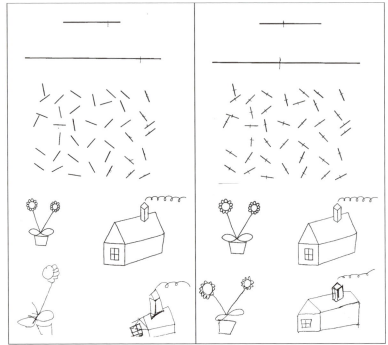

発症後約4日　　　　　　　　　　　発症後約5カ月

図 11-8 症例2：家と花の模写

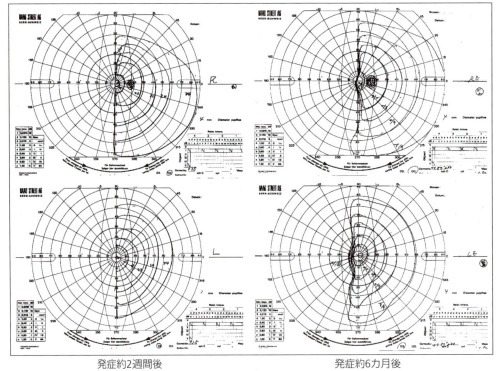

発症約2週間後　　　　　　　　　　発症約6カ月後

図 11-9 症例2：視野検査

1 半側空間無視

V 半側空間無視のメカニズム説

　半側空間無視のメカニズムについてさまざまな説が提出されているが，メカニズムを統一的に説明できる説はまだない．ここでは，今まで提出された代表的なメカニズム説の中で，注意障害説と表象障害説について主に述べる．注意には全般性の注意と方向性の注意があり，ここで述べるのは方向性注意の障害についてである．

　注意障害説にはいくつかの説がある．Kinsbourneは方向性注意仮説を提唱した．彼は2つのベクトルを仮定し，右半球は左側へ，左半球は右側へ注意を向ける傾向があり，両半球相互の抑制によってバランスを保っているとした[15]．また，健常者では右向きの注意が左向きの注意よりも優勢であるという．左半球の損傷が起きても，残っている右半球が右への注意を向けることができるので無視の症状は生じても軽度である．右半球が損傷されると，左半球の代償がきかず左側の無視が生じる．右半球損傷の左半側空間無視患者が常に右方向を向いていたり，左側の探索を行わないのはそのためということになる．Mesulamらも同様の考え方をしている．右半球は左右両側に注意を向けることができるが，左半球は反対側の右側のみであるとした[16]．したがって，左半球損傷は右半側の無視を引き起こすが，右半球が右半側にも注意を向けているため軽度で，一過性である．しかし，右半球損傷の場合は両側空間への注意が減弱し，特に反対側への注意が減弱するために左半側空間無視が起こると説明した．Posnerらは，病巣半球と同側の刺激については，損傷されていない半球の頭頂葉に存在する機構を通して注目することができるが，病巣半球の対側の刺激へと注意を解放すること（disengage）は，病巣半球の頭頂葉が障害されているためにできないと考えた[17]．

　表象障害説は，BisiachとLuzzattiの症例報告を嚆矢とする[18]．症例は右側頭葉から右頭頂葉にかけての出血により左半身の運動感覚障害，左同名性半盲，左半側無視を呈した例である．病院に入院しているその患者に，ミラノに住んでいるのなら誰もがよく知っている大聖堂のある広場を，大聖堂を背にして見たら何が見えるのか記述しなさいと求めた．患者はその広場の右側に位置する建物については言及したが，左側に位置する建物を記述しなかったという．次にぐるっと回って，大聖堂を目の前にしてその広場を記述するように求めたところ，今度もやはり左側に見える建物について（先程は記述できたのに）言及しなかったという．このような現象は視野障害や眼球運動障害説では説明できないと考え，これを説明する仮説として表象障害説を唱えた．左半側空間無視を呈する患者は「左側の外空間や自身の左半身を認知しておらず，彼の意識の中で，表象は右側の半分に限られている」という．

　以下にその他の説を簡単に述べる．

　Watsonらは半側空間無視の患者は左側へ向かう運動の開始が遅く，またその運動の速度も遅いということを述べた[19]．それをdirectional hypokinesia（方向運動低下）と表現し，それが半側空間無視のメカニズムであると提唱している．損傷半球反対側とその対側にレバー押しを行わせると，無視側への反応が遅く，無視は対側へ向かう企図すらも障害されていると考えた．

　半側空間無視の患者では空間内の位置についてのワーキングメモリーの障害があるのではないかという説がある[20]．例えば線分抹消検査で，患者は先ほど印をつけた線分のところに再び目をやり，またその線分に印をつけようとすることがよくみられる．このことが半側空間無視の重症度と

Ch.11 半側空間無視

よく一致するという．これらから，半側空間無視の基盤にこの空間性のワーキングメモリーの容量低下のあることを推定している．

Ⅵ 半側空間無視をめぐるいくつかの問題

1 半盲に半側空間無視が加わるとどうなるか

半盲とは，頭蓋内病変による視野異常であり，その視野は垂直正中線での段差となる[21]．その境界が正中で境されている．同名性半盲は，両眼の同側半視野の障害をさし，その病変は視索より後方にある．半側空間無視は同名性半盲とは異なる現象である．半側空間無視は単に視覚の領域にだけ出現するのではなく，聴覚，体性感覚の領域にも出現する．半側空間無視が同名性半盲を伴わずに生じている場合も，半盲が半側空間無視を伴わずに生じている場合もある．ただ多くの場合は両者が一緒に認められる．この場合半側空間無視があるかは，上記に示した半側空間無視の検査法を用いて判断する（症例を参照のこと）．半側空間無視に半盲が加わった方が，回復に時間がかかるのではないかという意見もある．

2 半側空間無視における非空間性の障害

半側空間無視では，今まで述べてきた空間性の障害以外の障害がみられるということについて述べる．例えば，持続性注意の障害や選択注意の容量の低下が半側空間無視にはみられるという[22]．右頭頂葉というのが，半側空間無視において重要というだけでなく，持続性注意などにおいても重要な役割を果たしているということが推定されている．

ここで注意とは何かについて簡単に触れる[3]（詳しくはCh.5注意障害を参照のこと）．注意が向けられるものについては，それを記憶に留めることができるが，注意を向けなかったものについては，たとえ見ていたとしてもそれを見ることはできなかったと考えられる．注意とはこのようにさまざまな認知機能の基盤とされる．さまざまな認知機能がそれぞれ適切に機能するためには，注意の適切な動員が必要と考えられるのである．また注意は行動の制御機構としても働く．このように注意はけっして1つではない．覚醒水準を保つという持続性の注意という側面がある．何かの課題を行うときに，覚醒し緊張の状態をある時間保つ必要がある．長時間飛行して爆撃をして，また基地に帰還してくる昔の戦闘パイロットを想定してもらえれば，持続性注意についてはおわかりいただけよう．また選択性といって，ある事柄にスポットライトをあてるような機能もある．注意には容量限界があるとする考えがある．取り巻く環境には多くの情報が含まれているが，我々が意識的に注意を向けることのできる情報には限界があり，それを効果的に分配することが必要となる

ただ持続性の注意障害は半側空間無視例だけにみられるものではない．したがって，この非空間性の注意の障害と空間性の障害が重なることによって，半側空間無視の症状が現れるのではないかと推定されている．

3 この症候は誰が最初に記載したのか

このことは必ずしもよくわかっていない．著者らは半側空間無視の原著は，Pinéasの症例報告であると思っている[23,24]．この報告は1931年になされた．右頭頂葉の病変を有する60歳の女性である．左側の袖を通さないなどの左側を無視する症状を示した．半盲や視野の狭窄は示さなかったと記載してある．少女の描かれた絵を見て，腕はどこにあるかと問われると，患者は向かって右（少

204

半側空間無視

女の左）の腕だけを示す．机の両側の端にコインを置くと，向かって右側のコインだけをつかむなどの症状がある．さらに患者の左手をつかみこれは何かと問うと，これはあなたの左手であると答えるという症状もあった．今日でいうところの半側空間無視の詳細な記載と見なしてよい．しかもPinéasはこの障害を，左側の空間の把握の障害であって，半盲に帰せられるものではないということも述べている．

また，PattersonとZangwillの報告も重要と思われる[25, 26]．理由は，右下頭頂小葉の限局した病巣であることが確かめられている例であること．左側におかれた物体などを無視する，また左側の消去現象を伴っていることがはっきりと記載されている．また症候をできるだけ定量化して示そうという努力がみられるなど記載の信頼性が高い．

おわりに

半側空間無視は単に神経心理学において興味を持たれているだけではない[27]．心理学者，さらに哲学者の興味を引いている．自分自身の体験としては，この自身の内部の表象としての空間は1つであってそこでさまざまなことが生起されると考えられる．しかし半側空間無視の研究は，自身内にある表象は実はいくつかに分かれるのかもしれないことを示唆している[27]．例えば自分自身の半身を無視するようにみえる症状と，外界を無視する症状とは解離して起きることが知られている．さらに無視されていると考えられる刺激についても意識下である程度まで処理されていることを示唆する研究がある．例えば，片側の読みの障害を示す例であっても，語の意味の処理がある程度までなされていることなどである[27]．今後この分野の研究は，ヒトの認識，特に空間的認識についての理解を進め，意識などの問題についても洞察を与える可能性を秘めている．

文献

1) Heilman KM, Watson RT, Valenstein E. Neglect and related disorders. In: Heilman KM, Valenstein E, eds. Clinical neuropsychology. 3rd ed. New York: Oxford University Press; 1933. p.279-336.

2) Bisiach E, Valler G. Unilateral neglect in humans. In: Boller F, Graffman J, Rizzolatti G, eds. Handbook of neuropsychology, Vol 1. 2nd ed. Amsterdam: Elsevier Science BV; 2000. p.459-502.

3) 武田克彦. ベッドサイドの神経心理学. 改訂2版. 東京: 中外医学社; 2009. p.142-60.

4) Albert ML. A simple test of visual neglect. Neurology. 1973; 23: 658-64.

5) Marshall JC, Halligan PW. When right goes left: An investigation of line bisection in a case of visual neglect. Cortex. 1989; 25: 503-15.

6) 峰松一夫. 病態失認. In: 杉下守弘, 編. 右半球の神経心理学. 東京: 朝倉書店; 1991. p.34-52.

7) Critchley M. The parietal lobe. New York: Hafner Press; 1953. p.226-7.

8) Critchley M. The phenomenon of tactile inattention with special reference to parietal lesions. Brain. 1949; 72: 538-61.

9) Vallar G, Perani D. The anatomy of unilateral neglect after right hemisphere stroke lesions: a clinical CT scan correlation study in man. Neuropsychologia. 1986; 24: 609-22.

10) Leibovitch FS, Black SE, Caldwell CB, et al. Brain SPECT imaging and left hemispatial

neglect covaried using partial least squares: the Sunnybrook Stroke Study. Human Brain Map. 1999; 7: 244-53.

11) Pizzamiglio L, Perani D, Cappa SF, et al. Recovery of neglect after right hemispheric damage. Arch Neurol. 1998; 55: 561-8.

12) Karnath HO, Ferber S, Himmelbach M. Spatial awareness is a function of the temporal not the posterior parietal lobe. Nature. 2001; 411: 950-3.

13) Karnath HO, Himmelbach M, Rorden C. The subcortical anatomy of human spatial neglect: putamen, caudate nucleus, and pulvinar. Brain. 2002; 125: 350-60.

14) Hillis AE, Wityk RJ, Barker PB, et al. Subcortical aphasia and neglect in acute stroke: the role of cortical hypoperfusion. Brain. 2002; 125: 1094-104.

15) Kinsbourne M. Mechanisms of unilateral neglect. In: Jeannerod M, ed. Neurophysiological and neuropsychological aspects of spatial neglect. Amsterdam: North-Holland; 1987. p.69-86.

16) Weintraub S, Mesulam MM. Neglect: hemispheric specialization, behavioral components and anatomical correlates. In: Boller F, Grafman J, eds, Handbook of neuropsychology, Vol 2. Amsterdam: Elsevier Science Publishers BV; 1989. p.357-74.

17) Posner MI, Walker JA, Friedrich FJ, et al. Effects of parietal injury on covert orienting of attention. J Neurosci. 1984; 4: 1863-74.

18) Bisiach E, Luzzati C. Unilateral neglect of representational space. Cortex. 1978; 14: 129-33.

19) Watson RT, Miller BD, Heilman KM. Nonsensory neglect. Ann Neurol. 1978; 3: 505-8.

20) Husain M, Mannan S, Hodgson T, et al. Impaired spatial working memory across saccades contributes to abnormal search in parietal neglect. Brain. 2001; 124: 941-52.

21) 江本博文, 清澤源弘, 藤野 貞. 神経眼科 臨床のために. 第3版. 東京: 医学書院; 2011. p.135-6.

22) Husain M, Rorden C. Non-spatially lateralized mechanisms in hemispatial neglect. Nat Rev Neurosci. 2003; 4: 26-36.

23) 武田克彦. 原著を探る 半側空間無視. Clin Neurosci. 2002; 20: 364-5.

24) Pinéas H. Ein Fall von räumlicher Orientierungsstörung mit Dyschirie. Z Ges Neurol Psychiat. 1931; 113: 180-95.

25) 今福一郎, 武田克彦. Paterson and Zangwill の例. 神経内科. 2013; 78: 426-32.

26) Patterson A, Zangwill OL. Disorders of visual space perception associated with lesions of the right cerebral hemisphere. Brain. 1944; 67: 331-58.

27) Vallar G. Spatial neglect: a window into spatial cognition and beyond. 認知神経科学. 2009; 11: 171-80.

［今福一郎, 武田克彦］

2 半側空間無視のリハビリテーション

2 半側空間無視のリハビリテーション

はじめに

半側空間無視（unilateral spatial neglect：USN）とは，大脳の一側半球の損傷により，その反対側の空間に対して注意を向けることが困難となる現象である[1]．右半球損傷後のUSNは，左半球損傷後のそれに比べて，発現頻度が高く，症状の程度が重度となり，そして，症状の軽減が得られにくい[2,3]．日常生活において動作の自立を妨げる大きな要因となることから，リハビリテーションによる積極的な治療介入が必要となる．

そこで本稿では，左USN症状に対するリハビリテーションに必要な症状の評価方法と，これまでに報告されている主な治療介入方法を紹介する．また，一部の介入研究では，その効果と損傷部位の関連性も検討されているので，それについても併せて取り上げる．

I 左半側空間無視症状に対する評価

左USN症状に対する治療介入研究において，その効果を判定するためには，定量的評価が必要となる．紙と鉛筆を用いた課題では，Behavioral Inattention Test（BIT）のconventional subtest，本邦では，BIT行動性無視検査日本版[4]の通常検査が代表的なものとして採用されている．また，ADL場面で認められる左USN症状の評価には，日本語版のCatherine Bergego Scale（CBS）の観察評価項目[5]が有用であると考えられる．以下に，2つの評価方法を紹介する．

1 BIT行動性無視検査日本版の通常検査

BIT行動性無視検査日本版は，通常検査と行動検査で構成されており，通常検査には，3種類の抹消試験，4種類の線画の模写試験，3本の線分に対する線分二等分試験，3種類の描画試験が含まれる．評価結果の解釈として，各試験で得られた点数を合算し，その合計得点が，カットオフ点である131点以下である場合，左USN症状が陽性であると判断される．さらに，下位検査項目に対しても，同様にカットオフ点が設定されているため，合計得点のみならず，それぞれの検査成績からも左USN症状の有無を判定できる．合計得点がカットオフ点を上回る場合であっても，1つ以上の下位検査においてカットオフ点を下回る得点の場合，ADL場面やリハビリの訓練場面で何らかの左USNが認められる可能性の高いことが示されている[4]．そのため，合計得点に加えて，下位検査項目の成績についても確認すべきと考える．これら4種の机上検査の特徴および，結果の解釈の際の注意点を次に紹介する．

1）抹消試験

- 3種類の抹消試験の得点の総和が通常検査成績の約9割を占めるため，合計得点の大幅な増加は，抹消試験の成績改善を反映することとなる　表11-1 ．
- 抹消試験の得点は，抹消された刺激の数を反映するため，採点用紙に描かれた集計結果または，生データをもとに，用紙の左側で刺激の見落としが多いか否かを確認する必要がある．
- 文字抹消試験や星印抹消試験では，線分抹消試験と異なり，妨害刺激を含むことに加えて，用紙

207

Ch.11 半側空間無視

に印刷されたターゲット刺激と妨害刺激が小さく，そして，それらの密度が濃いことから，線分抹消試験よりも探索できる範囲が狭くなる場合がある 図11-10．
- 各抹消試験では，制限時間が設定されていないために，課題遂行に要した時間は成績に反映されない．ちなみに，各課題遂行に要する時間の正常値上限は，線分抹消試験では55秒，文字抹消試験では160秒，星印抹消試験では100秒と報告されている[6]．

2）線分二等分試験
- 合計得点が同じであっても，課題遂行時の特徴から，各線分に対する成績が異なることもある 図11-11．
- 主観的中点が提示線分の中点よりも左側へ偏倚することがあるものの，偏倚した方向は得点に反映されないため，採点用紙の測定結果を確認する必要がある 図11-11b．

3）模写試験
- 構成障害によっても失点となるが，それは，模写された内容を見なければ判断できない 図11-12．
- 横一列に並んだ3つ図形を模写する場合，左側の図形そのものが描き忘れた場合であっても，中央の四角形の左部分のみが描き落とされた場合でも，同じ失点となり，質的な違いは反映されない 図11-13．

表11-1 BIT 行動性無視検査日本版 通常検査

下位項目	カットオフ点/最高点
線分抹消試験	34/36
文字抹消試験	34/40
星印抹消試験	51/54
模写試験	3/4
線分二等分試験	7/9
描画試験	2/3
合計得点	131/146

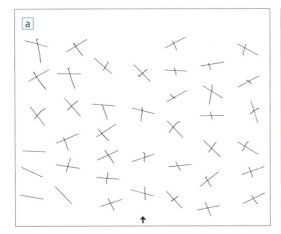

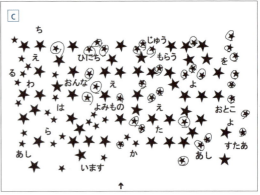

図11-10 左USN症状を呈する患者の抹消試験の結果
同一患者の抹消試験の結果を示す．線分抹消試験（a）では，左手前の数本の線分を見落とすのみであったが，文字抹消試験（b）や星印抹消試験（c）では，探索範囲が狭小化し，用紙の左側での抹消すべき対象の見落としが増える結果となった．

2 半側空間無視のリハビリテーション

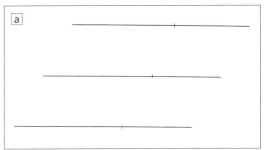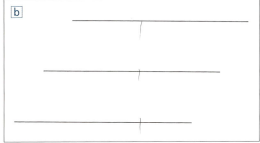

図11-11 同じ合計得点でも異なる特徴の線分二等分試験の結果

線分二等分試験の結果は，同じ合計得点となっても，患者によって各線分に対する反応が異なることもある．例として，2つの結果を示す．主観的中点の右方偏倚を＋値で，左方偏倚を－値で表記したその偏倚量と各得点は，a）左下：＋22 mm，1点．中央：＋24 mm，1点．右上：＋16 mm，2点．b）左下：＋43 mm，0点．中央：＋8 mm，3点．右上：－22 mm，1点．いずれも合計得点は4点となるが，a）では，各線分の右端からほぼ一定の距離に印が付けられているのに対して，b）では，印が縦に並ぶように付けられていた．さらにb）では，右上の線分に対する主観的中点は真の中点よりも左方へ偏倚していた．

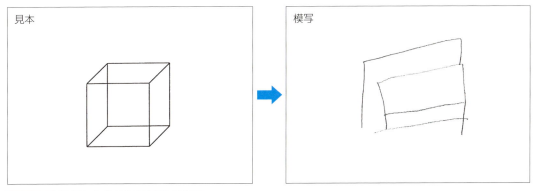

図11-12 透視立方体の模写試験の結果

左USN患者が模写した線画であるが，平面的に描かれており，左USN症状ではなく構成障害を反映する結果と解釈される．

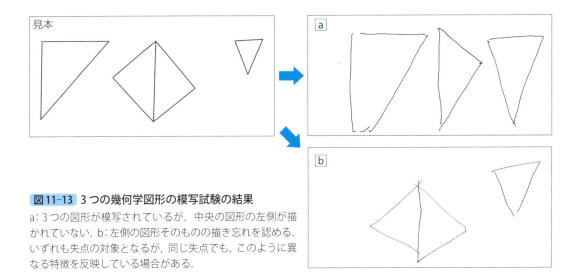

図11-13 3つの幾何学図形の模写試験の結果

a：3つの図形が模写されているが，中央の図形の左側が描かれていない．b：左側の図形そのものの描き忘れを認める．いずれも失点の対象となるが，同じ失点でも，このように異なる特徴を反映している場合がある．

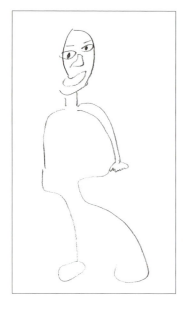

図11-14 人の絵の描画試験結果
左側の腕が描かれていない．また，両足の左側の輪郭が描かれていない．左顎のあたりの線がつながっておらず，左目は輪郭に重なって描かれている．※ここでの「左」とは向かって左側を意味する．

4）描画試験

- 模写試験と同様に，構成障害による失点もあるため，描かれた絵を見なければ，その原因は明らかとならない．
- 「人」の絵を描いた際に，目の位置が，顔の輪郭の中で向かって左に寄って描かれる現象も左USN症状に関連することが報告されている[7]．そのため，描き落としではなくとも，この現象が認められた場合には，左USN症状を呈していると判断できる 図11-14．

2 日本語版 Catherine Bergego Scale

ADL場面における左USN症状の評価には，行動観察評価である日本版CBSの観察評価項目[5]を用いることができる．評価者は10個の評価項目に対して4段階での評定を行う．そして，その合計得点が1〜10点であれば軽度，11〜20点であれば中等度，21〜30点であれば重度の左USNと判定される 表11-2．

ただし，CBSの実施目的は，左USN症状に対する病態失認を明らかにすることであるため[8]，本来であれば，評価者に加えて，左USN患者にも同じ項目に対して4段階の自己評価を行ってもらう[5] 表11-3．そして，評価者の得点から左USN患者の得点を差し引いたものを左USN症状に対する病態失認の得点として算出する．この得点が大きいことは，左USN患者の病識の低さを反映することとなる．

ADL場面での左USN症状の程度および，左USN症状に対する病態失認の程度は，それぞれの得点を用いることで判断が可能となるが，治療介入効果を検討する場合，合計得点の変化のみならず，下位項目における得点変化も確認すべきと考える．また，評価項目以外のADL場面で左USNが認められる場合があるかもしれない．その際には，その内容を記録しておくと，その後の症状改善を検討する際に役立つ可能性がある．

2 半側空間無視のリハビリテーション

表11-2 日本語版 Catherine Bergego Scale（評価者用）

1．整髪または髭剃りの時，左側を忘れる．	
2．左側の袖を通したり，上履きの左を履く時に困難さを感じる．	
3．皿の左側の食べ物を食べ忘れる．	
4．食事の後，口の左側を拭くのを忘れる．	
5．左を向くのに困難さを感じる．	
6．左半身を忘れる．（例：左腕を肘掛けにかけるのを忘れる．左足をフットレストにおき忘れる．左上肢を使うことを忘れる.）	
7．左側からの音や左側にいる人に注意することが困難である．	
8．左側にいる人や物（ドアや家具）にぶつかる．（歩行・車いす駆動時）	
9．よく行く場所やリハビリテーション室で左に曲がるのが困難である．	
10．部屋や風呂場で左側にある所有物をみつけるのが困難である．	

評価点
0：無視なし
1：軽度の無視（常に右側から探索し始め，左側へ移るのはゆっくり，躊躇しながらである．左側の見落としや衝突がときどきある．疲労や感情により症状の動揺がある）
2：中等度の無視（はっきりとした，恒常的な左側の見落としや左側への衝突がみられる）
3：重度の無視（左空間を全く探索できない）

表11-3 日本語版 Catherine Bergego Scale（患者用）

1．髪をとかす時や髭剃りの時に，左側の髪をとかしたり，左側のひげを剃ったりすることを忘れることはありますか？	
2．左側の袖を通したり，左の履物を履いたりするのが難しいと思うことはありますか？	
3．食事の時，左側にあるおかずを食べるのを忘れることがありますか？	
4．食事の後，口の周りを拭く時，左側を拭き忘れることはありますか？	
5．左のほうをみるのが難しいと思うことはありますか？	
6．左半身を忘れてしまうことはありますか？（例えば，左手を車いすの肘掛けに置いたり，左足を車いすの足置きにのせたりするのを忘れたり，左手を使うのを忘れたりしますか？）	
7．左のほうから音が聞こえたり，左側から声をかけられたりした時に気づかないことがありますか？	
8．歩いたり，車いすで移動したりしている途中に，左側の家具やドアなどにぶつかることはありますか？	
9．よく行く場所やリハビリテーション室で左側に曲がるのが難しいと感じることがありますか？	
10．お部屋や風呂場などで，左側にものが置いてあるとみつけられないことがありますか？	

評価点
0：難しくない．1：少し難しい．2：中くらいに難しい．3：かなり難しい．

II 左USN症状に対する治療介入方法

　左USN症状の軽減を図るための介入方法は刺激入力法と特定の課題を用いた訓練法の2つに大別される．前者は，被検者に対して特定の刺激を与えることで症状の改善を図る方法であり，カロリック刺激，視運動性刺激，後頸部の筋に対する振動刺激，非侵襲的脳刺激などを用いた介入方法

Ch.11 半側空間無視

が含まれる．一方，後者は，被検者が特定の課題に取り組むことで症状軽減を図る方法であり，左手の能動的使用，視覚性走査法，プリズム順応課題などがこれに該当する．ここで挙げた介入方法は，代表的なものであるため，以下に紹介する．

1 刺激入力法

1）カロリック刺激

　左USN患者の左耳に冷水，または右耳に温水を注入すると眼球がゆっくりと左へ動き，そして，素早く右方向へ戻る眼振が生じる．この眼振により左USN患者は，左方へ注意を向けられるようになり，その結果として，抹消課題での左USN症状に改善を認めている[9]．本刺激方法は，介入直後より症状の改善が得られるものであるが，刺激開始より15分後には，その効果が消失している．そのため，臨床場面では，実用性の低い方法であると考えられる．

2）視運動性刺激

　右から左へ動く刺激を左USN患者に目で追ってもらうと，左方向へゆっくりと眼球が動き，素早く右方向へ戻る眼振が生じる．このような視運動性刺激を背景に線分二等分課題を行うと，その成績に改善が認められている[10]．その後，1日計40分の視運動性刺激を5回繰り返した介入研究では，その介入効果が2週後まで持続したことを報告している[11]．

3）後頸部の筋に対する振動刺激

　左後頸部に当てられたバイブレーターの振動刺激により左USN患者は，自己の体幹正中が頭部の正中に対して左へ回旋したように錯覚する．これにより，左方へ注意を向けることが可能となり，左空間に瞬間提示され図形の判別課題の成績に改善を認めたことや[12]，右空間に偏っていた視覚による空間探索の範囲が左方に拡大したことも報告されている[13]．

　この方法においても刺激の反復入力による効果の持続性について検討がなされており，1日20分の長さの刺激を10日間繰り返し与えたところ，介入直後から文字抹消課題で左USN症状に改善を認め，介入から1年以上経過した時点においても，その状態が維持されていたことが確認されている[14]．

4）非侵襲的脳刺激法

　近年，大脳半球に物理的な刺激を与える方法で左USN症状に改善の認められることが報告されている．頭部への刺激としては，磁気刺激を用いた反復経頭蓋磁気刺激（repetitive transcranial magnetic stimulation：rTMS）やシータバースト刺激（theta burst stimulation：TBS）のほか，経頭蓋直流電気刺激（transcranial direct current stimulation：tDCS）が用いられている．

　これらの刺激を用いた介入方法の目的は，右大脳半球損傷後に生じた空間性注意機能の不均衡を軽減させるためであり，その方法には2通りある．一つは，損傷側である右大脳半球に刺激を与え，その半球内の興奮性を高める方法であり，もう一つは，非損傷側である左大脳半球に刺激を与え，その半球の興奮性を抑制する方法である[15]．それぞれの目的に合わせた刺激の内容を **表11-4** にまとめる．

　刺激の入力回数とその効果の持続性との関係性について検討した報告では，左USN患者の左後部頭頂葉に対してTBSを2回繰り返すと，左空間に対する刺激の検出成績に向上を認め，その効果が8時間は持続したことを報告している．さらに，それを4回繰り返すと，32時間後までその介入

212

2 半側空間無視のリハビリテーション

表11-4 非侵襲的脳刺激法で用いられる刺激

	rTMS	TBS	tDCS
皮質の興奮性を高める刺激	高い周波数（5 Hz）の刺激	断続的な刺激	陽極電極による刺激
皮質の興奮性を抑制する刺激	低い周波数（1 Hz）の刺激	持続的な刺激	陰極電極による刺激

(Hesse MD, et al. Neuropsychol Rehabil. 2000; 21: 676–702)[15]

効果が持続したことを明らかにしている[16].

　また，週3回の頻度で左大脳半球に対するrTMSを2名の左USN患者に対して2週間継続した研究も報告されている[17]．この介入方法により，一例は介入直後から2週後まで介入効果が机上検査成績で認められており，もう一例は，介入直後から4週経過時まで，机上検査成績の経時的な改善が認められている．この報告では，被検者のADL評価も併せて行われており，評価尺度の点数に反映する程度ではないものの，机上検査成績の改善に対応して車椅子の操作時や移乗時に認められていた左USNに関連した症状の軽減も認められている．病巣の拡がりを確認すると，前者の病巣は右前頭側頭葉であり，後者の右大脳半球に認められた損傷部位は，側頭頭頂葉であった．このことから，左大脳半球の活動性を抑制する刺激は，右大脳半球の損傷部位による影響を受けずに介入効果をもたらすのではないかと考えられる．

2 特定の課題を用いた訓練法

1）左手の能動的使用

　左上肢を使用することで左空間へ注意を促す方法も検討されている．これまでの報告の中には，左手で課題に取り組む条件[18]のほかに，右手で抹消課題を行っている際に左手指を動かす条件が採用されている[19]．いずれも効果を認めているが，この方法を導入する際には，左USN患者の麻痺側上肢の随意性がある程度保たれている必要がある．

2）視覚性走査法

　これは，左方向への自発的な視覚探索を促す方法であり，Weinbergら[20]によって初めて紹介されたものである．左USN患者が十分に左方へ注意を向けられるように，横書き文章の左端に縦に引かれた線の存在を確認してから音読することや，各行の左端に書かれた数字を確認した後に，音読することが訓練の中で要求される．

　Pizzamiglioら[21]は，大きなスクリーンに提示された数字を検出する課題，文章の音読と書写課題，線画の模写課題，写真に写った内容の説明課題で構成された訓練方法を考案している．この訓練を行う際には，視覚的や言語的な手がかりを与えて，左USN患者に左方探索を可能にし，症状の改善に合わせて，徐々に手がかりを減らす対応を行う．この方法を用いると机上検査に加えて，日常生活に類似した場面においても改善が認められており，それが，数カ月後においても維持されていたことが確認されている[21].

　Antonucciら[22]の報告でも，上記のPizzamiglioらの報告と同様に，介入期間を8週間に設定し，左USN患者の症状改善を報告している．そのため，左USN患者の左方探索に対する行動変容を獲得するためには，長期間の介入を繰り返し実施するが必要と考えられる．

Ch.11 半側空間無視

3) プリズム順応課題

プリズム順応（prism adaptation：PA）課題とは，Rossettiら[23]によって初めて報告された治療介入方法である．方法としては，視界が右に10度偏倚する楔形プリズムレンズを取り付けた眼鏡を被検者が装着し，目の前に提示された左右2つの刺激に対して，胸元からできるだけ素早く到達運動を繰り返し，その視野世界に順応することが求められる課題である．この反復到達運動課題は，50回であり，数分の後に終了するが，その直後から線分抹消課題，線分二等分課題，複数の線画で構成された模写課題で左USN症状の改善が認められ，介入から2時間後においてもその効果の維持されることが報告されている[23]．

このPA課題で得られる介入効果は，即効性や持続性，そして般化の面で，過去の治療介入方法と大きく異なり，非常に優れていると考えられる．そのため，その後，数多くの検討がなされている．また，近年の文献レビューでは，最も治療介入効果の期待できる方法と報告されている[24]．PA課題の特徴を以下にまとめる．

持続性：PA課題による効果の持続性を検討した研究では，1回の介入で4日後までその効果の持続が認められた症例が報告されている[25]．また，1日2回のPA課題を週に5日の頻度で2週間繰り返した研究では，その介入効果が5週間，持続したことを明らかにしており[26]，その後も1日1回の頻度ではあるが，それを10回繰り返す条件がPA課題で採用されている[27-30]．このほか，輪投げの輪やペグ棒などをPA課題として採用した報告では，それを1回平均50分実施する内容で8カ月継続し，介入より2年半〜3年経過した時点でも対象者の左USN症状が軽減した状態で維持されていたことを明らかにしている[31]．これらのことより，1回の介入でも持続的な改善効果が得られる場合もあるが，PA課題も繰り返すことにより，長期間の改善効果の得られることが期待できると考えられる．

効果の般化：PA効果は，上記のような紙と鉛筆を用いた机上検査にとどまらず，心的表象に対する左USN（フランス人の左USN患者に，フランスの地図を頭の中でイメージしながら，その都市名を列挙してもらうと，地図の左側，正確にはその西側にある都市名を挙げることが困難となる現象）や立位重心の右方偏倚，車椅子駆動で認められる左USN症状に対する治療効果も報告されている[32-35]．

楔形プリズムレンズ：PA課題に用いられるプリズムレンズの偏倚角度は，報告によって異なり，Rossettiらの研究グループ以外では，12.4度（20 diopter）[30]のほか，15度のレンズも採用されている[36]．筆者らは，これまでに市販の楔形レンズを用いて視野角度が5.7度（10 diopter）偏倚するプリズム眼鏡を作成し，偏倚角度が小さいながらも，Rossettiらと同様の効果が得られたことを報告している[37] 図11-15．

発症からの経過：発症からの経過期間とPA効果の関係性をみると，複数例を対象とした研究では，発症より1カ月に満たない左USN患者であっても，また，発症から1年以上経過した慢性期の左USN患者であってもPA効果が認められている[36,38]．また，発症から約6年および，11年経過した患者の左USN症状もPA課題による改善が報告されおり[39,40]，発症からの経過期間を問わずに効果の期待できる介入方法であると考えらえる．

PA効果と病巣：Chenら[41]は，右大脳半球損傷後に左USNを呈した症例を対象として，右前頭葉

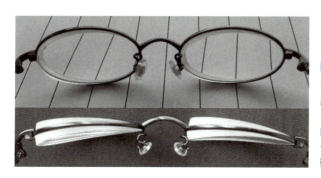

図11-15 筆者が作成したプリズム眼鏡
市販の楔形プリズムレンズを用いた眼鏡．偏倚角度は，5.7度．眼鏡の重さは，Rossettiら[23]が使用したプリズム眼鏡の約1/7の21gである．この眼鏡を用いると，被検者は，その重さを気にせず，そして，眼鏡がずり落ちることなく，反復到達運動を行うことができる．

を含む領域に損傷を認める群とその部位の損傷を免れた群に分け，PA効果が日常生活動作に及ぼす影響を検討している．その結果，PA効果を認めたのは，前者のみであり，両者の病巣の違いを検討したところ，右側頭葉内側に損傷が及ばないことが順応成立に重要であると結論づけている．一方，Serinoら[29]の報告では，PA効果と損傷部位の関係性を検討し，左USN患者の病巣が後頭葉に及ぶ場合，PA効果の得られにくいことを明らかにしている．

PA効果と脳機能画像研究：PA課題がもたらす脳の活動変化を明らかにするために左USN患者を対象とした脳機能画像研究も行われている．Luautéら[42]は，PETを用いてPA効果に関連した局所脳血流量の変化を検討しており，右大脳半球内では後部頭頂葉，左大脳半球内では，側頭後頭葉，側頭葉内側，左視床のほかに，右小脳における血流増加を報告している．fMRIを用いた検討においても，両側の大脳半球で賦活が認められ，左右の大脳半球内で前頭葉から頭頂葉，後頭葉にかけての活動が増加したことを明らかにしている[43]．SPECTを用いて脳血流量の変化を調べた研究では，左半球内の頭頂葉と脳梁の近傍で血流増加を認め，右頭頂葉では血流の増加傾向が確認されている[36]．これらの結果は，PA課題が損傷した右大脳半球のみならず，その反対側の左大脳半球の活動性向上にも関与していることを示している．この両側大脳半球の活動性向上が，右へ偏倚した方向性注意の修正に作用しているのであれば，左大脳半球のそれは，損傷側の機能を代償するよう作用しているのではないかと推察される．

おわりに

複数の左USN患者を対象に症状の評価を行うと，患者によって検査結果の特徴に違いのあることが明らかとなる．そのため，同一の刺激を与えても，また，同一の訓練課題を提供しても，各患者に同様な改善が得られるとは限らない．実際，非侵襲的脳刺激法においても，PA課題においても，介入効果の得られなかったことが報告されている[44-46]．

今後，治療介入効果を検証する際には，患者の呈する左USN症状の特性を分析することに加えて，病巣部位と介入効果との関連性を検討することが，効率的なリハビリテーションの展開につながるかもしれない．また，脳機能画像を用いて治療介入効果を機能的変化として捉えることは，左USN症状の改善を理解する上で大いに役に立つものであると考えられる．

Ch.11 半側空間無視

文献

1) Heilman KM, Watson RT, Valenstein E. Neglect and related disorders. In: Heilman KM, Valenstein E, eds. Clinical neuropsychology. 3rd ed. New York: Oxford University Press; 1993. p.279-336.

2) Bowen A, McKenna K, Tallis RC. Reasons for variability in the reported rate of occurrence of unilateral spatial neglect after stroke. Stroke. 1999; 30: 1196-202.

3) Arene NU, Hillis AE. Rehabilitation of unilateral spatial neglect and neuroimaging. Eura Medicophys. 2007; 43: 255-69.

4) 石合純夫（BIT日本版作製委員会代表）．BIT行動性無視検査日本版．東京: 新興医学出版; 1999.

5) 長山洋史, 水野勝広, 中村祐子, 他．日常生活上での半側無視評価法 Catherine Bergego Scale の信頼性, 妥当性の検討．総合リハ．2011; 39: 373-80.

6) 小泉智枝, 石合純夫, 小山康正, 他．半側空間無視診断における抹消試験遂行時間の意義　BIT パーソナルコンピュータ版による検討．神経心理学．2004; 20: 170-6.

7) Seki R, Ishiai S, Seki K, et al. Leftward deviation of eyes in human face drawing: a new diagnostic measure for left unilateral spatial neglect. J Neurol Sci. 2010; 297: 66-70.

8) Azouvi P, Marchal F, Samuel C, et al. Functional consequences and awareness of unilateral neglect: study of an evaluation scale. Neuropsychol Rehabil. 1996; 6: 133-50.

9) Rubens AB. Caloric stimulation and unilateral visual neglect. Neurology. 1985; 35: 1019-24.

10) Pizzamiglio L, Frasca R, Guariglia C, et al. Effect of optokinetic stimulation in patients with visual neglect. Cortex. 1990; 26: 535-40.

11) Kerkhoff G, Keller I, Ritter V, et al. Repetitive optokinetic stimulation induces lasting recovery from visual neglect. Restor Neurol Neurosci. 2006; 24: 357-69.

12) Karnath HO, Christ K, Hartje W. Decrease of contralateral neglect by neck muscle vibration and spatial orientation of trunk midline. Brain. 1993; 116: 383-96.

13) Karnath HO, Fetter M, Dichgans J. Ocular exploration of space as a function of neck proprioceptive and vestibular input—observations in normal subjects and patients with spatial neglect after parietal lesions. Exp Brain Res. 1996; 109: 333—42.

14) Johannsen L, Ackermann H, Karnath HO. Lasting amelioration of spatial neglect by treatment with neck muscle vibration even without concurrent training. J Rehabil Med. 2003; 35: 249-53.

15) Hesse MD, Sparing R, Fink GR. Ameliorating spatial neglect with non-invasive brain stimulation: from pathophysiological concepts to novel treatment strategies. Neuropsychol Rehabil. 2011; 21: 676-702.

16) Nyffeler T, Cazzoli D, Hess CW, et al. One session of repeated parietal theta burst stimulation trains induces long-lasting improvement of visual ncglect. Stroke. 2009; 40: 2791-6.

17) Shindo K, Sugiyama K, Huabao L, et al. Long-term effect of low-frequency repetitive transcranial magnetic stimulation over the unaffected posterior parietal cortex in patients with unilateral spatial neglect. J Rehabil Med. 2006; 38: 65-7.

18) Robertson IH, North NT, Geggie C. Spatiomotor cueing in unilateral left neglect: three case studies of its therapeutic effects. J Neurol Neurosurg Psychiatry. 1992; 55: 799-805.

19) Gainotti G, Perri R, Cappa A. Left hand movements and right hemisphere activation in uni-

lateral spatial neglect: a test of the interhemispheric imbalance hypothesis. Neuropsychologia. 2002; 40: 1350-5.

20） Weinberg J, Diller L, Gordon WA, et al. Visual scanning training effect on reading-related tasks in acquired right brain damage. Arch Phys Med Rehabil. 1977; 58: 479-86.

21） Pizzamiglio L, Antonucci G, Judica A, et al. Cognitive rehabilitation of the hemineglect disorder in chronic patients with unilateral right brain damage. J Clin Exp Neuropsychol. 1992; 14: 901-23.

22） Antonucci G, Guariglia C, Judica A, et al. Effectiveness of neglect rehabilitation in a randomized group study. J Clin Exp Neuropsychol. 1995; 17: 383-9.

23） Rossetti Y, Rode G, Pisella L, et al. Prism adaptation to a rightward optical deviation rehabilitates left hemispatial neglect. Nature. 1998; 395: 166-9.

24） Yang NY, Zhou D, Chung RC, et al. Rehabilitation interventions for unilateral neglect after stroke: a systematic review from 1997 through 2012. Front Hum Neurosci. 2013; 7: 187.

25） Pisella L, Rode G, Farnè A, et al. Dissociated long lasting improvements of straight-ahead pointing and line bisection tasks in two hemineglect patients. Neuropsychologia. 2002; 40: 327-34.

26） Frassinetti F, Angeli V, Meneghello F, et al. Long-lasting amelioration of visuospatial neglect by prism adaptation. Brain. 2002; 125: 608-23.

27） Làdavas E, Bonifazi S, Catena L, et al. Neglect rehabilitation by prism adaptation: different procedures have different impacts. Neuropsychologia. 2011; 49: 1136-45.

28） Serino A, Angeli V, Frassinetti F, et al. Mechanisms underlying neglect recovery after prism adaptation. Neuropsychologia. 2006; 44: 1068-78.

29） Serino A, Barbiani M, Rinaldesi ML, et al. Effectiveness of prism adaptation in neglect rehabilitation: a controlled trial study. Stroke. 2009; 40: 1392-8.

30） Goedert KM, Chen P, Boston RC, et al. Presence of motor-intentional aiming deficit predicts functional improvement of spatial neglect with prism adaptation. Neurorehabil Neural Repair. 2013; 28: 483-93.

31） Shiraishi H, Muraki T, Itou A, et al. Prism intervention helped sustainability of effects and ADL performances in chronic hemispatial neglect: a follow-up study. Neuro Rehabil. 2010; 27: 165-72.

32） Rode G, Rossetti Y, Boisson D. Prism adaptation improves representational neglect. Neuropsychologia. 2001; 39: 1250-4.

33） Tilikete C, Rode G, Rossetti Y, et al. Prism adaptation to rightward optical deviation improves postural imbalance in left-hemiparetic patients. Curr Biol. 2001; 11: 524-8.

34） Jacquin-Courtois S, Rode G, Pisella L, et al. Wheel-chair driving improvement following visuo-manual prism adaptation. Cortex. 2008; 44: 90-6.

35） Watanabe S, Amimoto K. Generalization of prism adaptation for wheelchair driving task in patients with unilateral spatial neglect. Arch Phys Med Rehabil. 2010; 91: 443-7.

36） Shiraishi H, Yamakawa Y, Itou A, et al. Long-term effects of prism adaptation on chronic neglect after stroke. Neuro Rehabil. 2008; 23: 137-51.

37） 太田久晶, 村上育子, 谷口百恵, 他. 改定版プリズム順応課題による左半側空間無視の症状改善について. 北海道作業療法. 2004; 21: 2-6.

Ch.11 半側空間無視

38) Nys GM, de Haan EH, Kunneman A, et al. Acute neglect rehabilitation using repetitive prism adaptation: a randomized placebo-controlled trial. Restor Neurol Neurosci. 2008; 26: 1-12.

39) Nijboer TC, Nys GM, van der Smagt MJ, et al. Repetitive long-term prism adaptation permanently improves the detection of contralesional visual stimuli in a patient with chronic neglect. Cortex. 2011; 47: 734-40.

40) Humphreys GW, Watelet A, Riddoch MJ. Long-term effects of prism adaptation in chronic visual neglect: a single case study. Cogn Neuropsychol. 2006; 23: 463-78.

41) Chen P, Goedert KM, Shah P, et al. Integrity of medial temporal structures may predict better improvement of spatial neglect with prism adaptation treatment. Brain Imaging Behav. 2014; 8: 346-58.

42) Luauté J, Michel C, Rode G, et al. Functional anatomy of the therapeutic effects of prism adaptation on left neglect. Neurology. 2006; 66: 1859-67.

43) Saj A, Cojan Y, Vocat R, et al. Prism adaptation enhances activity of intact fronto-parietal areas in both hemispheres in neglect patients. Cortex. 2013; 49: 107-19.

44) Smit M, Schutter DJ, Nijboer TC, et al. Transcranial direct current stimulation to the parietal cortex in hemispatial neglect: a feasibility study. Neuropsychologia. 2015; 74: 152-61.

45) Frassinetti F, Angeli V, Meneghello F, et al. Long-lasting amelioration of visuospatial neglect by prism adaptation. Brain. 2002; 125: 608-23.

46) Rousseaux M, Bernati T, Saj A, et al. Ineffectiveness of prism adaptation on spatial neglect signs. Stroke. 2006; 37: 542-3.

［太田久晶］

Chapter 12 病態失認

はじめに

　病態失認（anosognosia）は，自らの神経学的な症状に気づかない状態をさす．歴史的には，von Monakow（1885）が盲を自覚していない症例を報告したのが初めである[1]．1899 年に Anton が盲と聾の症例において，自分の症状に気づかないこと自体を，一つの症状として取り上げた[2]．1914 年には Babinski が片麻痺に気づかない症例を報告し，片麻痺に気づかない症状を anosognosia，片麻痺に無関心な症状を anosodiaphoria と命名した[3]．その後，盲や片麻痺に限らず，さまざまな神経学的症状に気づかない状態を anosognosia と呼ぶようになった．

　病態失認は，自分の身体の状態に対する認識を探る手がかりとして，長年興味を持たれてきた．しかし，病態失認の発症メカニズムについてはまだわからないことも多い．ヒトの神経系は基本的に外界の情報を取り入れるようにできており，自分自身の状態をモニターするしくみは乏しい．他者に自分と類似の症状があるときには気づいても，患者自身の症状に気づかないことはしばしばある．また，1 人の患者に複数の神経学的症状がある場合，症状ごとに病識に乖離がみられることがある．例えば，半側空間無視には気づくのに片麻痺に対し無認知を示す患者がいる一方，片麻痺には気づいても，半側空間無視には無認知な患者もいる[4]．したがって，個々の神経学的症状に対して病態失認の出現するメカニズムは一様ではなく，それぞれ異なる機序が単独でまたは組み合わされて関与していると考えられる．本稿では病態失認の症状について神経学的症候ごとに概説する．

I　片麻痺の病態失認

1 症状

　片麻痺の認知にはいくつか段階がある．自分で気づき，言語的にも行動的にも自覚している状態（片麻痺認知正常），自分で気づいているが，深刻感がない状態（片麻痺無関心），自分では気づかないが，他者に指摘されれば認める状態（片麻痺無認知），自ら気づかないだけでなく，指摘されても片麻痺を否定する状態（片麻痺否認）である．また，意識的（言語的）な認知と，行動から推測される潜在的な認知が二重乖離する場合がある．すなわち，意識的（言語的）にはわからない（または否定する）が，行動から察するに潜在的には気づいている状態，言語的には認めるものの潜在的には気づいておらず麻痺肢に配慮した行動がとれない状態である[5]．

1）片麻痺無関心

　片麻痺があることには自ら気づいているが，深刻感はない．言語的に気にしていないだけでなく，日常生活動作上も動かない肢に対して特に配慮しているようにみえない．

2）片麻痺無認知

　ある程度以上の片麻痺に，自らは気づかない状態．指摘されれば一応は認めるものの，その後も片麻痺に気づいていないように振る舞う．また動かないことを認めても，"一生懸命動かせば動きますが，ちょっと動かしたくないので"などと取り繕うこともある．手を挙げてくださいと命ずると，

Ch.12 病態失認

健側の手を挙げたり動かさずに平然としていたりする.

3) 片麻痺否認

片麻痺の存在を自分で気づかないだけでなく,それを他人から指摘され,麻痺肢を目の前に示されても,片麻痺の存在を否定する.欠損症状というより,より積極的な否定を示す陽性症状と考えられる.麻痺した手を物や他者の手のように言う半身パラフレニーがみられることもある.多くの例で深部感覚障害,皮質性感覚障害を伴う.

片麻痺の病態失認は脳血管障害や頭部外傷の急性期によくみられ,経過とともに改善する.左片麻痺に対する病態失認の頻度は,病態失認の定義,病期,原因疾患などにより7〜70%と大きな開きがある[6].片麻痺の病態失認の半定量的評価のために,質問紙票や臨床評価を用いて点数化する方法が数多く考案されているが,内容にはばらつきがある[7].

2 関連する病巣

片麻痺に対する病態失認は右半球病巣で生じることが多い.1938〜2001年の脳血管障害による片麻痺患者のメタ解析では,片麻痺の病態失認が右半球病巣73/135,左半球病巣13/142,両側病巣3/3でみられた[8].そのうち病態失認が1カ月以上持続した例は,全例が右半球病巣を含んでいた.その後のグループ研究でも,脳血管障害発症後1〜2カ月に左半球病巣で病態失認を示す例はあるが,右半球病巣に比べると数は明らかに少なかった[9].左半球病巣では失語症のために病態失認の出現率が低く見積もられる可能性が指摘されているが,左半球病巣66例中44例で検討可能だった場合でも,片麻痺の病態失認を示したのは側性化が通常の逆である1例のみであった[10].また,アミタールテスト終了直後に片麻痺に対する病識の有無を検討した研究でも,左半球注入時より右半球注入時に高頻度で病態失認を認め,左右差があることがわかった[11].以上より,片麻痺の病態失認には右大脳半球病巣が関連していると考えられる.

片麻痺の病態失認に関連する病巣部位としては,中心前回,中心後回,運動前野,下頭頂小葉,上側頭回などの皮質に加え[12],内包[13],島[14],視床[15],基底核[16],橋[17]なども報告されている.意識的に片麻痺を認知できない症例のうち,潜在的には麻痺を認知し障害側の手を使おうとしない症例は島,基底核,辺縁系などの比較的深部の損傷が主であり,潜在的にもまったく気づいていない例は前頭頭頂葉皮質が損傷されていることが多いとされる[18].

3 発症メカニズム

片麻痺に対する病態失認の発症メカニズムとしても多くの説が出されており,症例によりいくつかの要因が関与していると考えられる.代表的なものとして,運動意図と運動フィードバックの差分を検出することの障害(Feedforward/Feedback説)[19],半側空間無視,半側身体失認,運動幻覚などの関与,心理的防御反応説[20],離断症状としての作話[21],全般性注意低下が挙げられる.

Feedforward/Feedback説では,企図した運動とフィードバックされた運動痕跡を比べる比較器(comparator)の障害により,両者の不一致が検出されず,片麻痺が認識されないと考える.右半球病巣により麻痺側に対する重度の方向性注意障害があり,左半側空間無視,左半身身体失認を伴う場合には,麻痺した身体部位自体を認識できず,片麻痺への病態失認が出現する.また,片麻痺の病態失認例は麻痺肢の深部知覚低下を伴うことが多く,麻痺肢からの持続的な入力の欠如によりその状態が意識にのぼらないとも考えられる.一方,麻痺肢が動いているという運動幻覚から片麻痺

220

無認知が生じるという説もあるが[22]，運動幻覚と片麻痺無認知の程度は必ずしも関連しない．

心理的防御反応説は病態失認の根底に治癒への衝動があるとする説である．一方，片麻痺に対する病態失認のある患者に，一般的な質問において患者の反応を否定するようなコメントを繰り返すと，一過性に片麻痺に対する病態認知が改善したという報告がある[13]．患者の反応を支持するようなコメントの後では病態認知に変化はなく，心理的要因として楽観的態度をとらせないようにすることで，病態に対する認知を意識化することにつながった可能性がある．

右側病巣による左片麻痺への病態失認が多いことから，言語野との離断説も挙げられている．左半身の運動・感覚情報は右半球に入力し処理されるが，それが白質損傷により左半球の言語野に伝わらなければ，左片麻痺を言語化することはできないという考えである[21]．必要な情報がないまま勝手に言語野が活動することにより，左片麻痺を否認するような作話になることもある．

左片麻痺についての病態失認は，比較的大きな右大脳半球の脳血管障害急性期に多くみられることから，全般性注意低下の影響も考えられる．右大脳半球は注意機能について優位半球であるため，右大脳半球病巣では全般性注意低下が強く，昏迷状態にもなりやすい．片麻痺否認や半身パラフレニーは，昏迷状態を背景に出現した妄想的解釈とも考えられる．

II 半側空間無視の病態失認

1 症状

半側空間無視は，患者自らは気づきにくい症状である．自分を中心とした片側空間，もしくは対象の片側に注意を向けられないため，それを欠損として意識できない．"歩行中に左肩をぶつけやすい"など個々の具体的な症状は認めるものの，一側への注意が低下しているという認識はない．一方，慢性期に半側空間無視を調べる検査を行い，どの程度できたかを主観的に判断させると，抹消課題，音読課題，図形の模写では主観的判断と成績に相関があったのに対し，線分二等分検査や時計描画課題では相関がみられなかった[23]．このように，半側空間無視を検出する課題によって障害の認知に乖離が生じるのは，多彩な左半側空間無視の発症メカニズムを反映しているものと考えられている．

左半側空間無視が重度の場合は広汎な右半球損傷により全般性注意の低下を伴いやすく，半側空間無視だけでなく合併する感覚障害などに対しても病態失認を示すことが多い．

右半球損傷例における左半側空間無視に対する病態失認は，時間経過とともに減少し，発症後10日目に25％，3カ月後には10％，1年後には7％という報告がある[4]．

2 病巣

半側空間無視は左右とも起こりうるが，右半球損傷による左半側空間無視が頻度も高く，持続も長い．左半側空間無視は主に右下頭頂小葉を中心とする病巣に関連し，それに対する病態失認も右縁上回と右上側頭回で生じると言われている[24]．

3 発症メカニズム

右大脳半球の脳血管障害では急性期に左半側空間無視の病態失認が比較的高頻度にみられたが，慢性期には減少することから，急性期には全般性注意低下などの要因も影響していると考えられる．慢性期に左半側空間無視以外の症状に対する病態失認は消失し，半側空間無視に対する病態失

Ch.12 病態失認

認だけが残存することがあり，視空間認知に特異的なモニター機能の障害が想定されている．

Ⅲ 盲・聾の病態失認（Anton症候群）

1 症状

自分の盲または聾に気づかない状態はAnton症候群と呼ばれるが，聾より盲に対する病態失認の報告が多い．Anton症候群では言語的に盲を否定するだけでなく，あたかも見えているように行動する（症例参照）．両側後大脳動脈領域梗塞による皮質盲でAnton症候群を呈する場合は，健忘・作話を伴い，コルサコフ症候群様になることがある．

2 病巣

両側後頭葉病巣による皮質盲，両側側頭葉およびその皮質下病巣による皮質聾だけでなく，眼や耳など末梢性の原因による盲・聾に対しても病態失認がみられることがある．末梢性の原因の場合は，ほとんどが全般性認知機能低下や昏迷状態などを伴う．

3 発症メカニズム

突然生じた皮質盲などに対しては，治りたいという衝動の表現としての心理的防御反応が関与するとの考えがある．しかし，同時に生じた失語など他の症状は認識していることもあり，視覚に特異的な注意・モニタリング機能の異常も想定される．また，幻視が関与するという説もある．末梢性の盲・聾の場合は，全般性注意機能低下や認知機能低下の影響が大きいと考えられる．

Ⅳ 同名性半盲の病態失認

1 症状

健常者は生理的暗点には気づかないが，これは無意識のうちに欠損部を補う視覚情報処理がなされているためとされる．脳損傷により同名性半盲が生じた場合にも，その存在に気づく患者は少ない．半盲に気づいている症例でも，半盲側の片目（右同名性半盲の場合であれば右眼）が悪いと訴えることが多い（hemianopic misinterpretation）．半盲視野にはしばしば幻視や変形視が出現するが，このような陽性現象があると半盲は認知されやすい[25]．

2 病巣

同名性半盲患者において，同名性半盲に対する病態失認の有無で病巣に明らかな差は認められず，同名性半盲に対する病態失認の責任病巣は明らかでない[25]．また，同名性半盲に対する病態失認の出現頻度は，左右大脳半球病巣で有意な差はない．

3 発症メカニズム

半盲患者において時計の半分を有効視野に提示した場合，時計全体として認知することがある．このように半盲側を自動的に補って認知する補完現象が知られており，そのため半盲が意識されない例があると考えられる．また，視覚に特異的な注意機能の障害も想定されており，視野検査を繰り返すことにより，半盲に対する病識が改善することがある．

Ch.12 病態失認

V 視覚性失認の病態失認

1 症状

　視覚性失認は，基本的な視覚機能は保たれているが，形態情報から対象を認知できない状態である．基本的な形態認知も困難な知覚型，視覚対象の形をまとめ上げることができない統合型，物の絵を模写可能でもそれを認知できない連合型がある．いずれの型でも患者は言語的には視力が低下している，眼鏡が合わない，部屋が暗いなどと述べ，明確な病識をもたないことが多い[26]．

2 病巣・発症メカニズム

　視覚性失認の責任病巣は一側または両側の後頭側頭葉，すなわち腹側視覚路である．視覚処理の意識化にも腹側視覚路での処理が不可欠であるとする説があり[27]，視覚処理とそれに対する意識が同時に障害されている可能性がある．

VI 健忘の病態失認

1 症状

　健忘のある患者が自分の健忘の程度を正確に把握していることは稀である．軽症の純粋健忘症では健忘を自覚していることもあるが，重度の健忘や他の認知障害を伴う場合は，"家族から忘れっぽいといわれる"と述べることはあっても，自ら訴えることはない．

　アルツハイマー型認知症[28]，前頭側頭型認知症[29]において，健忘に対するモニタリングが不良であることが示されている．ただし，軽度認知障害では，自分の記憶低下への気づきがみられる[30]．

2 病巣

　健常高齢者および認知症患者において，自分の記憶機能に対するモニタリングの低下は右島回[31]，前部帯状回，右下前頭回三角部[32]の体積減少に関連しているという報告があるが，今後さらに検討が必要である．

3 発症メカニズム

　健忘により，日々の体験をもとに自己の状態についての知識（self knowledge）を更新していくことが困難であると，健忘を自覚できないという説がある[33]．認知症においては，全般性注意低下や全般性認知機能低下も関与する．

VII 失語の病態失認

1 症状

　失語の病態認知は一様ではなく，失語型により異なる．ウェルニッケ失語は病態認知が不十分なことが多い．特に重度ウェルニッケ失語では大量のジャルゴン発話がみられ，相手にまったく通じていないことに無頓着な場合がある．ブローカ失語などの非流暢性失語や伝導失語では病態認知は保たれ，誤りを訂正しようとする努力がみられる．

　原発性進行性失語症では，失語だけが目立つ初期には言語障害について訴え，病識があるが，認知症が進行するにつれ，失語を含む認知機能障害に対する病識は低下する．

Ch.12 病態失認

2 病巣・発症メカニズム

　ウェルニッケ失語は側頭葉上部後方の病巣で生じ，聴覚連合野や言語ネットワークの要と考えられる側頭頭頂移行部が損傷されている．他者および自分の言葉の受容に障害があり，自己の発話に対するフィードバックがかからない状態で，失語に対する病態失認が出現するものと考えられる．

VIII その他の神経学的症状・認知機能障害に対する病態失認

　口舌顔面失行のある患者は，自分の口舌顔面失行や上肢の観念運動性失行に気づきにくいことが報告されている[34]．

　半球離断症候群では，言語非優位半球での神経活動が言語優位半球に伝わらない．したがって，言語的に質問すると，例えば，左視野に出た視覚刺激に対し「何も見えなかった」と言い，左麻痺に対しては無関心である．真の病態失認とはいえないが，言語的な現象としては類似している．

　認知症においてはその原因疾患によらず，自身の認知機能障害に対するモニタリングが不十分で，病識が低下している．したがって，認知機能障害についての質問紙票を認知症患者本人と介護者に行うと，患者は家族より認知機能障害を軽く評価することが多い．一方，軽度認知障害では，患者本人はわずかな認知機能低下に気づいているが，行動面では明らかな変化がみられないため，家族は気づいていないことがある．

IX 症例呈示 （文献35，36より改変）[35, 36]

> **症 例** **73歳，右利き女性，多発性脳梗塞**
>
> 　解離性大動脈瘤の手術後に多発性脳梗塞をきたし，左片麻痺，皮質盲が出現した．CTでは両側後頭葉内側，右側頭側頭頭頂葉，左前頭葉に梗塞巣を認めた．
>
> 　発症後3カ月で神経学的には全般性注意低下，失見当識，病態失認，皮質盲，軽度左片麻痺，左半身感覚低下，左腱反射亢進，左半側空間無視を呈した．開眼しており，言語による質問にはすぐに答えるが，眼前に刺激を呈示してもまったく反応しない．刺激がない場合に顔は正中ないし右方に向けていることが多く，ものを探そうとするときは常に右側へ顔を向ける．麻痺や盲について自ら訴えることはない．

1 左片麻痺に対する病態失認

（左手，右手を触ってどちら側かを尋ねると正答する）

左手の調子はどうですか：普通です．

左手を挙げてみてください：左肩を動かす．

（別な日に質問）

左手はどうですか：とってもよい．

左手を挙げてください：右手で左手をつかんで挙げる．

（右手で患者の左手を握らせて）これは何ですか：銅壺，神様の左手

（右手で診察者の手を握らせて）これは何ですか：ドウリン寺の奥さんの手

Ch.12 病態失認

片麻痺に対する病態失認の中でも，病態否認に近い状態で，単に麻痺に気づかないだけでなく積極的に否認する．さらに，麻痺した手を物や他者の手のように言う半身パラフレニーがみられる．行動としても，立ち上がろうとして転びそうになるなど，麻痺の無認知がみられる．

2 皮質盲に対する病態失認（Anton症候群）

目はどうですか：最近はよくなった．

室内にあるものに関する質問にもまったく躊躇せず，即座に誤った答えをいう．書字や描画も嫌がることなく行い，自分で書いた字の上に重ねて字を書く．

（このような診察をしてから再度質問）

目はどうですか：ぼやっとするけどよく見える．バックがすっきりしていればわかる．

多少の見にくさは感じているような発言もみられるが，見えない自覚はない．

3 発症メカニズム

右中大脳動脈領域の広汎な梗塞により，左片麻痺・感覚障害，左半側空間無視に加え，軽度意識障害（昏迷状態）を呈した．両側前頭葉病巣により保続や作話傾向が出現し，全般性モニタリング機能も低下している．軽度意識障害と全般性モニタリング機能の低下に外界からの入力低下（皮質盲，半身感覚低下），左半側空間無視が加わり，左片麻痺，盲，の病態失認が認められたと考えられる．

おわりに

病態失認はさまざまな要因の関わる複雑な症状である．個々の病態失認についてそのメカニズムを解きほぐしていくことが，臨床的にはリハビリテーションに役立ち，自分を認識する神経基盤の解明にもつながるものと期待される．

文献

1）von Monakow C. Experimentelle und pathologisch-anatomische Untersuchungen über die Beziehungen der sogenannten Sehphäre zu den infrakorticalen Opticuscentren und zum N. Opticus. Archiv für Psychiatrie und Nervenkrankhiten. 1885; 16: 151-99.

2）Anton G. Ueber die Selbstwahrnehmung der Herederkarankungen des Gehirns durch den Kranken bein Rindenblindheit und Rindentaubheit. Arch Psychiatrie. 1899; 32: 86-127.

3）Langer KG, Levine DN. Babinski, J.(1914). Contribution to the study of the mental disorders in hemiplegia of organic cerebral origin（anosognosia）. Translated by K. G. Langer & D. N. Levine. Translated from the original Contribution a l'Etude des Troubles Mentaux dans l'Hemiplegie Organique Cerebrale（Anosognosie）. Cortex. 2014; 61: 5-8.

4）Jehkonen M, Ahonen JP, Dastidar P, et al. Unawareness of deficits after right hemisphere stroke: double-dissociations of anosognosias. Acta Neurol Scand. 2000; 102: 378-84.

5）Bisiach E, Geminiani G. Anosognosia related to hemiplegia and hemianopia. In: Prigatano GP, Schacter DL, eds. Awareness of deficits after brain injury. New York: Oxford University Press; 1991. p.17-39.

6）Orfei MD, Robinson RG, Prigatano GP, et al. Anosognosia for hemiplegia after stroke is a multifaceted phenomenon: a systematic review of the literature. Brain. 2007; 130: 3075-90.

7）Nurmi Laihosalo ME, Jehkonen M. Assessing anosognosias after stroke: a review of the methods used and developed over the past 35 years. Cortex. 2014; 61: 43-63.

8) Pia L, Neppi-Modona M, Ricci R, et al. The anatomy of anosognosia for hemiplegia: a meta-analysis. Cortex. 2004; 40: 367-77.

9) Hartman-Maeir A, Soroker N, Katz N. Anosognosia for hemiplegia in stroke rehabilitation. Neurorehabil Neural Repair. 2001; 15: 213-22.

10) Baier B, Vucurevic G, Muller-Forell W, et al. Anosognosia for hemiparesis after left-sided stroke. Cortex. 2014; 61: 120-6.

11) Breier JI, Adair JC, Gold M, et al. Dissociation of anosognosia for hemiplegia and aphasia during left-hemisphere anesthesia. Neurology. 1995; 45: 65-7.

12) Besharati S, Forkel SJ, Kopelman M, et al. Mentalizing the body: spatial and social cognition in anosognosia for hemiplegia. Brain. 2016; 139 (Pt 3): 971-85.

13) Besharati S, Forkel SJ, Kopelman M, et al. The affective modulation of motor awareness in anosognosia for hemiplegia: behavioural and lesion evidence. Cortex. 2014; 61: 127-40.

14) Karnath HO, Baier B, Nagele T. Awareness of the functioning of one's own limbs mediated by the insular cortex? J Neurosci. 2005; 25: 7134-8.

15) Karussis D, Leker RR, Abramsky O. Cognitive dysfunction following thalamic stroke: a study of 16 cases and review of the literature. J Neurol Sci. 2000; 172: 25-9.

16) Starkstein SE, Fedoroff JP, Price TR, et al. Anosognosia in patients with cerebrovascular lesions. A study of causative factors. Stroke. 1992; 23: 1446-53.

17) Evyapan D, Kumral E. Pontine anosognosia for hemiplegia. Neurology. 1999; 53: 647-9.

18) Heilman KM. Possible mechanisms of anosognosia of hemiplegia. Cortex. 2014; 61: 30-42.

19) Heilman KM, Barrett AM, Adair JC. Possible mechanisms of anosognosia: a defect in self-awareness. Philos Trans R Soc Lond B Biol Sci. 1998; 353: 1903-9.

20) Weinstein EA, Kahn RL. The syndrome of anosognosia. AMA Arch Neurol Psychiatry. 1950; 64: 772-91.

21) Geschwind N. Disconnexion syndromes in animals and man. I. Brain. 1965; 88: 237-94.

22) Frederiks J. The agnosias. Disorders of perceptual recognition. In: Vinken P, Bruyn G, eds. Handbook of clinical neurology. Amsterdam: North Holland Publishing Company; 1969. p.35-9.

23) Ronchi R, Bolognini N, Gallucci M, et al. (Un)awareness of unilateral spatial neglect: a quantitative evaluation of performance in visuo-spatial tasks. Cortex. 2014; 61: 167-82.

24) Vossel S, Weiss PH, Eschenbeck P, et al. The neural basis of anosognosia for spatial neglect after stroke. Stroke. 2012; 43: 1954-6.

25) Celesia GG, Brigell MG, Vaphiades MS. Hemianopic anosognosia. Neurology. 1997; 49: 88-97.

26) 鈴木匡子, 野村 宏, 山鳥 重. 水平性上半盲を伴った"連合型"視覚性失認の1例. 臨床神経学. 1997; 37: 31-6.

27) Milner A, Goodale M. The visual brain in action. Oxford: Oxford University Press; 1995.

28) Dodson CS, Spaniol M, O'Connor MK, et al. Alzheimer's disease and memory-monitoring impairment: Alzheimer's patients show a monitoring deficit that is greater than their accuracy deficit. Neuropsychologia. 2011; 49: 2609-18.

29) Rosen HJ. Anosognosia in neurodegenerative disease. Neurocase. 2011; 17: 231-41.

30) Lindau M, Bjork R. Anosognosia and anosodiaphoria in mild cognitive impairment and Alzheimer's disease. Dement Geriatr Cogn Dis Extra. 2014; 4: 465-80.

31) Cosentino S, Brickman AM, Griffith E, et al. The right insula contributes to memory awareness in cognitively diverse older adults. Neuropsychologia. 2015; 75: 163-9.

32) Spalletta G, Piras F, Piras F, et al. Neuroanatomical correlates of awareness of illness in patients with amnestic mild cognitive impairment who will or will not convert to Alzheimer's disease. Cortex. 2014; 61: 183-95.

33) Morris RG, Mograbi DC. Anosognosia, autobiographical memory and self knowledge in Alzheimer's disease. Cortex. 2013; 49: 1553-65.

34) Canzano L, Scandola M, Pernigo S, et al. Anosognosia for apraxia: experimental evidence for defective awareness of one's own bucco-facial gestures. Cortex. 2014; 61: 148-57.

35) Suzuki K, Endo M, Yamadori A, et al. Hemispatial neglect in the visual hallucination of a patient with Anton's syndrome. Eur Neurol. 1997; 37: 63-4.

36) 鈴木匡子. 症例で学ぶ高次脳機能障害―病巣部位からのアプローチ. 東京: 中外医学社; 2014. p.203-7.

［鈴木匡子］

Chapter 13 脳梁

はじめに

　我々ヒトは，右脳と左脳という2つの大脳を持っているにもかかわらず，日常生活でこれを自覚することはない．目の前のコーヒーに手を伸ばす際に左右の脳が喧嘩をすることもなければ，デートに着ていく服を選ぶのに右脳と左脳のどちらの意見を採用するか悩むこともまずないはずである．我々は2つの脳を持っていながら，常に"心"は1つであると自覚している．このように，普段気づくことなく平然と行われている左右大脳の連携は，左右の大脳を連絡する大脳交連線維，すなわち脳梁や前交連，海馬交連，後交連によるところが大きい．その中でも脳梁は2億本以上の神経線維からなる最大の交連線維として知られている．

　脳梁が損傷されると，これまで連携をとっていた左右の大脳半球は孤立して機能することとなり，その結果さまざまな症候を呈することが知られている．こうして生じる特異な症候は脳梁離断症候群と呼ばれ，主に難治性てんかんに対する脳梁離断術後の，いわゆる分離脳（split brain）患者を対象に古くから研究が行われ，今日の神経心理学の礎となる数多くの知見を生み出してきた．脳梁離断症候群は分離脳患者以外にも，脳卒中や外傷性脳損傷，脳腫瘍，Marchiafava-Bignami病や多発性硬化症などの脱髄疾患でも生じることがあり，こうした疾患では脳梁離断症状が唯一の神経症候であることも稀ではない．一方で，患者自身が症状を自覚していないことが多く，通常の診察では見逃されることも少なくないため，正しい診断を行うためには，わずかな訴えや病変部位から脳梁離断症状を疑うこと，さらに適切な診察を行うための正しい知識や技術を身につけることが必要となる．

　本章では，脳梁離断症候群について，実際の評価法を中心に概説を行う．

I　脳梁の解剖

　脳梁は，吻（rostrum），膝（genu），幹（truncus；前部，後部），膨大（splenium）に分類され，前方4/5は前大脳動脈，後方1/4は後大脳動脈の支配域であり，中大脳動脈からの供給はないとされる．局所大脳病変による脳梁のWaller変性部位の検討[1]や霊長類を対象とした組織解剖学的検討[2]，さらに近年の拡散テンソル画像（diffusion tensor imaging：DTI）を用いた検討[3]などから，脳梁の各部位がどの大脳領域に投射するのかについてもおおよそわかってきている．すなわち，吻と膝，幹前部は左右の前頭葉を，幹後部は頭頂・側頭葉を，膨大は上頭頂小葉，側頭葉の一部，後頭葉を連絡しているとされ，概ね大脳皮質の分布に対応して吻側から尾側へ配列していることがわかる[4]　図13-1, 2．また，脳梁を通過する軸索の径や線維密度は一様ではないことも知られており，髄鞘化が進んだ太い線維は脳梁体部の中間部から後部にあり，髄鞘化が乏しい細い線維は吻や膝，膨前大部から幹後方にかけて高密度に存在するとされる　図13-3．このことは，前頭前野などのより高次の情報を連絡するのは，脳梁前方を通る髄鞘化の乏しい伝導速度の遅い線維であり，左右の一次運動感覚野などを連絡するのは，脳梁後方を通る伝導速度の速い線維であるともいえる[2]．

228

Ch.13 脳梁

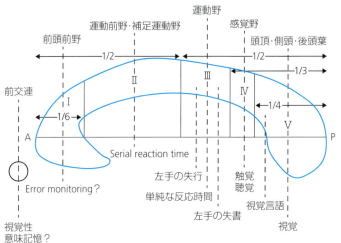

図13-1 脳梁の各部位と症候の関係
上段は各部位と連絡を持つ大脳部位．下段は伝達する情報．（de Lacoste MC, et al. J Neuropathol Exp Neurol. 1985; 44: 578-91 より一部改変し引用）[1]

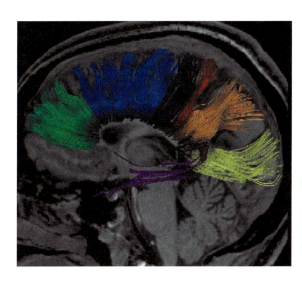

図13-2 拡散テンソル画像を用いた脳梁の各部位と大脳の対応
緑：前頭前野，薄青：運動前野と補足運動野，濃青：一次運動野，赤：一次感覚野，オレンジ：頭頂葉，紫：側頭葉，黄色：後頭葉
（Hofer S, et al. Neuroimage. 2006; 32: 989-94 より）[3]

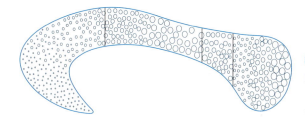

図13-3 脳梁の線維構成
円の大きさは線維の内径を表している．
（Aboitiz F, et al. Braz J Med Biol Res. 2003; 36: 409-20 より）[2]

　MRI volumetry や DTI を用いた神経放射線学的検討からは，さまざまな精神・神経疾患においても脳梁をはじめとした白質線維の異常が報告されている．例えば，統合失調症については，脳梁膝部などの前方領域や膨大部などの後方領域において，体積減少や白質線維の障害を示唆する FA（fractional anisotropy）値の異常が報告されている[5]．これらの領域は前述の通り髄鞘化が乏しく，さらに高次脳機能に関連する前頭前野や後方連合野へ投射している領域であり興味深い[6]．近年で

Ch.13 脳梁

はMRIを用いて軸索や樹状突起の密度や方向のばらつきを推定するNODDI（neurite orientation dispersion and density imaging）といった神経突起イメージング[7]や，グラフ理論（graph theory）を応用した脳内ネットワーク解析による神経・精神疾患の画像解析[8]が注目されている．こうした新たな画像解析手法を用いることにより，精神疾患や神経変性疾患と脳梁の関連性が今後さらに明らかになるかもしれない．

II 脳梁離断症候の歴史

　脳梁離断症候群の臨床に入る前に，本項では少し歴史的な背景についても触れておく．先人達の偉業の数々を知ることは，脳梁離断症候群のみならず，神経心理学の源流そのものの理解に繋がる．

　言語野や視覚野といった脳の機能局在とその連合を前提とした"局在論"は，BrocaやWernickeらによる失語症理論を発端とし19世紀後半にかけての神経学の主流となり，左右の大脳を連絡する脳梁機能についてもさまざまな知見が積み重ねられていった．例えば，1892年にフランスの神経内科医Dejerineが，左後大脳動脈領域の脳梗塞により純粋失読を呈した症例を報告し，左視覚野損傷による右半盲に加えて，脳梁膨大部損傷により右視覚野の情報が言語中枢へ到達しなくなったため失読が生じたと考察した．Liepmannは，左前大脳動脈領域の梗塞による左手の失行例を報告し，脳梁損傷により左半球に存在する運動の記憶（motor engram）が右運動野へ到達できなくなったためと考察した．

　しかし，20世紀前半になると，大脳機能は等価でありさまざまな機能を脳全体で処理するという全体論が局在論に変わり趨勢となったことから，脳梁は表舞台から去ることとなる．1940年，Akelaitisらは脳梁切断術が施行されたてんかん患者26例に対して各種神経心理検査を行ったのだが，脳梁機能に対する多くの知見があったにもかかわらず，彼らは脳梁離断術による欠落症状はみられなかったと結論した．このような報告以降，脳梁にはてんかんを全般化させる以外に何の機能もないと考えられるようになったのである[9]．実際に脳梁離断手術を受けた症例の多くは，急性期には無言状態となり，左手の使用困難や両手が拮抗する動きをみせることがあるが，しばらくするとそうした症状は消失し，全身性痙攣が減少したこと以外には術前と大きく変わらないようにみえた．

　しかし，1953年にMyersとSperryの行った動物実験により再び脳梁は脚光をあびることとなる．彼らは視交叉を切断した猫（片眼への視覚情報は同側半球のみに入力される）に対し片眼での視覚弁別の訓練を行ったところ，訓練していない方の眼を用いても課題が遂行できることに気づいた．次に視交叉と脳梁を切断した猫で同様の課題を片眼について行ったところ，学習効果は一側の大脳にとどまり，対側脳へは伝達しないことが明らかとなった[10]．すなわち，脳梁が記憶情報の半球間伝達に関わっていることを証明したのである．

　Sperryの研究室にいたGazzanigaは，てんかん治療のため脳梁離断術が施行された12例の分離脳患者（6例は前交連も切断）について，Sperryらの動物実験を参考にしながら，左右の脳機能を別々に測定する技巧を凝らした多くの検査を開発し施行した[11]．その結果，分離脳患者においてもMyersとSperryの猫のようにさまざまな症候がみられることがわかり，ヒトにおいても脳梁が左右半球の情報伝達に重要な役割を果たしていることを証明し，今日の脳梁離断症候群の礎を築いた．さらに同様の検査手法により，右半球は視覚・空間情報処理に優れ，左半球は言語処理の優位性を

230

Ch.13 脳梁

持つといった半球間の機能側性化や，前交連や脳梁の各部位の機能局在を次々に明らかにしていった．こうした功績から Sperry らは 1981 年にノーベル生理学・医学賞を受賞することとなったのである．

以上のように，脳梁研究についての歴史は，分離脳研究の歴史といっても過言ではない．しかし，分離脳患者はそもそも難治性てんかんの患者でもあるため，脳機能局在がてんかんにより修飾されている可能性や，脳梁以外にも機能低下部位が存在する可能性などについても留意が必要である．

Ⅲ 脳梁離断症候の診察

脳梁離断症候の理解のためには，まず大脳の側性化と情報の入出力経路について知識を整理しておくことが重要である．すなわち右手利き者では，言語・行為（慣習的動作のプログラミング）に関しては左半球が優位に，視空間認知や相貌認知，構成能力については右半球が優位に機能することを念頭におくとよい．特に言語が左半球に側性化している点は脳梁離断症候を理解する上で重要である．

次に実際の診察手技であるが，刺激を一側半球にのみ与える，あるいは一側半球のみからの出力を検出することがポイントとなる．例えば右半球に線画などの視覚情報を呈示し，左右それぞれの手を用いて複数物品の中から正しいものを選択させ，各条件の反応や正答率を比較する．ここで問題となるのが，いかにして一側半球に限定して刺激入力を行うかという点である．

体性感覚に関しては，一側上肢（特に遠位）への刺激は基本的に対側半球の感覚中枢に入力される．一側視野への視覚刺激も同様に対側の後頭葉へ投射されるのだが，一側視野のみに適切に視覚刺激を与えるには，眼球運動による固視点の移動を制御しなければならない．このためには，衝動性眼球運動が生じる前に刺激を消す，すなわち瞬間呈示を行えばよい．一般的に衝動性眼球運動の潜時は 180 ms とされているため，150 ms 以下の瞬間視覚提示を一側視野（黄斑より外側）に行うことで，眼球運動の影響を無視できるとされる．これまで，瞬間呈示を行うためにはタキストスコープ（瞬間露出器）などの大掛かりな装置が必要であったが，近年はパーソナルコンピュータを用いて比較的簡単に視覚刺激を作成・呈示することが可能となっている．

聴覚に関しては，一側耳からの入力は両側大脳半球へ投射することが知られているが，両耳に同時に聴覚刺激を与えると，同側刺激が抑制され一側耳からの情報のほとんどは対側半球に到達することが知られている．この現象を応用した両耳分離聴検査（dichotic listening），すなわち左右耳に同時に異なる聴覚刺激を呈示することで，一側半球のみに聴覚情報を入力することが可能となる．簡易なものであれば音楽ファイル編集ソフトを用いて比較的容易に刺激の作成ができる．嗅覚については他の感覚モダリティーと異なり，一側鼻腔からの嗅覚情報は交叉せずに同側半球へ到達することが知られているため注意が必要である．

このような工夫により刺激を一側半球にのみ与えた場合でも，刺激が適切に入力されているかを確認することも重要である．例えば，脳梁損傷患者の左視野に線画を呈示し呼称ができなかったとしても，単純に左同名性半盲の可能性を除外しなければならない．この場合，左手を用いて複数の物品から対象を選択することが可能であれば，左視野の情報が適切に右半球へ入力されていることの証明となる．

Ch.13 脳梁

出力系の側性化については，一側上肢の運動は対側半球が支配しているとされるが，近位筋については同側性支配の影響もあることを知っておく必要がある．また，発話や書字などの言語出力は基本的に左半球からの出力であるが，個人差はあるものの右半球にもある程度の言語能力が備わっている点にも留意する．

Ⅳ 脳梁離断症候群（callosal disconnection syndrome）

脳梁の離断や損傷によりさまざまな症候が生じるが，ここでは①一側半球に側性化する機能の障害，②両側半球に対称性に存在する機能の障害，③左右半球の相互制御の障害の3つに大別し解説を行う 表13-1 [12]．

1 一側半球に側性化する機能の障害 表13-1-①

言語や行為といった左半球優位の機能については，左側からの入力（左視野視覚刺激や左手触覚刺激など）や，左手の出力（左手での書字や行為など）を介した課題で障害が生じ，右半球優位の相貌認知や視空間認知，構成能力については，右側からの入力，あるいは右手の出力を介した課題で障害がみられるのが原則である．

1）優位半球への入力障害（言語中枢などに情報が到達しない）

左視野の失読・呼称障害

文字や絵を左視野のみに瞬間呈示すると，右後頭葉へ到達した視覚情報が脳梁損傷のため左半球の言語野へ到達できず，読字や絵の呼称ができない 図13-4a-①．両視野に異なる視覚刺激を瞬間呈示すると，左視野の刺激についてのみ呼称ができない．

左視野の失読は脳梁膨大部損傷で生じやすいとされているが，日常場面では眼球運動や頭部の回旋により両視野で対象を捉えることが可能であるため，症状に気づかないことが多い．呼称障害を

表13-1 脳梁離断症候群

①一側半球に側性化する機能の障害
　　優位半球への入力障害
　　　左視野の失読・呼称障害，左手の触覚性失読・呼称障害
　　　左耳刺激の言語音消去現象，右鼻腔への嗅覚刺激に対する呼称障害
　　優位半球からの出力障害
　　　左手の失書，左手の失行（脳梁性失行）
　　劣位半球の入力障害，出力障害
　　　右視野の形態認知や相貌認知障害，右手の構成障害，右手の半側空間無視

②両側半球に対称性に存在する機能の障害
　　同種感覚間の連合の障害
　　　左右視野視覚刺激・触覚刺激の異同判断，crossed-point localization,
　　　cross-replication of hand postures など
　　異種感覚間の連合の障害
　　　左右側間の視覚-触覚の伝達障害など
　　感覚運動連合の障害
　　　交叉性視覚性運動失調など

③左右半球の相互制御の障害
　　拮抗失行，道具の強迫的使用，conflict of intensions

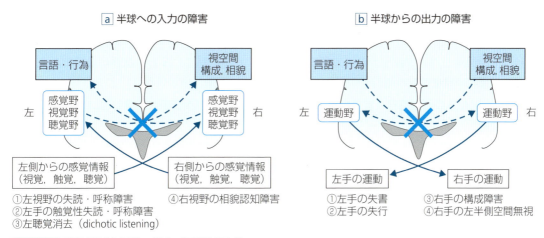

図13-4 脳梁離断症候群の機序（冠状断図式）

伴わない左視野の失読も報告されており，脳梁膨大部の前方から中部が物品呼称についての情報を，後腹側部が文字に関する情報を伝達していると考察されている[13]．

左手の触覚性呼称障害

閉眼させた状態で，片手に物品（歯ブラシやハサミ，鍵など）を触覚呈示し呼称させると，右手で触れた場合は呼称できるが，左手で触れた場合は呼称できない．これは，左手から右半球に到達した触覚情報が，左半球の言語野へ到達できないことによる 図13-4a-②．一方，触覚情報は右半球では知覚されているため，複数物品の中から左手で対象を選択することや，使用法を左手で示すことは可能である．検査に先立って，左手に感覚障害がみられないことを確認することも重要である．脳梁幹後半部の病変で生じるとされる[14]．

左手の触覚性失読

凹凸をつけた文字盤を用いて閉眼下で触覚性読字をさせると，右手では読めるにもかかわらず左手では読めない．触覚性呼称障害と同様，左手からの触覚情報が言語野へアクセスできないため生じる 図13-4a-②．脳梁幹後半部の障害で生じるとされる．

左耳刺激の言語音消去現象

前述の両耳分離聴検査を行うと，左耳から入力した語音を報告できなくなる．健常者でも右耳刺激の優位性が報告されているが，脳梁損傷例ではそれが顕著となる．脳梁膨大部から幹後端にかけての障害でみられるとされ，左耳から右聴覚野に到達した情報が，言語野にアクセスできないためと説明される 図13-4a-③．

なお，音程判断などの非言語音や，情動プロソディ判定課題については，右耳の消去現象が報告されている[15]．

検査に先立ち聴力に問題がないことを，純音聴力検査などで確認しておく必要がある．

右鼻腔への嗅覚刺激に対する呼称障害

前述のように，右鼻腔への嗅覚刺激は右側半球の嗅皮質にのみ到達する．そのため，交連線維が障害されると，左半球の言語野へ嗅情報が到達しないため，右鼻腔への嗅覚刺激に対する呼称障

Ch.13 脳梁

害が生じる．一方で，右鼻腔からの嗅情報は右半球で知覚されるため，左手で複数物品からにおいの元を示すことは可能であり，このことから単純な嗅覚障害と鑑別できる．なお，嗅覚情報は脳梁ではなく前交連や海馬交連を介して対側半球へ伝達するとされているため注意が必要である．また，嗅覚は右半球優位との報告もあるが，反対意見もあり結論は出ていない[4]．

2) 優位半球からの出力障害（言語中枢・行為中枢から右運動野へ情報が到達しない）

左手の失書

　右手では書字が可能であるにもかかわらず，左手で正しく書字ができない．通常，右手利きでは，書こうと思えばある程度は左手でまとまった文字を書くことができる．しかし，分離脳患者では，左半球の言語中枢あるいは行為中枢から右運動野へアクセスができないため，左手で書字ができず，錯書や無意味反応を示す 図13-4b-① ．左右手それぞれを用いて，文字・単語・文章・図形についての書き取りや写字を行わせ，写字や図形描画も障害されていれば失行性要素が強く，自発書字の障害，錯書が目立つ場合は失語性要素が強いと考える．左手の失行を伴わない左手の失書例も報告されており，両者は異なる経路で交連していると考えられている[16]．また，漢字と仮名で成績が異なる症例も報告されている[16,17]．左手の失書は脳梁幹後半から膨大部にかけての損傷で生じるとされる．

左手の失行（脳梁性失行（callosal apraxia））

　麻痺や失調などがなく命令も理解できているのに，合目的な運動が正しく遂行できない状態を失行と呼ぶ．左半球，特に頭頂葉損傷で生じることが多いとされるが，脳梁損傷では左上下肢のみに失行を生じることがある．これは左半球に"行為の中枢"，あるいは"運動のエングラム"が存在し，その情報が右運動野へ到達できないためと考えられている 図13-4b-② ．脳梁幹部の中1/3あるいは後端を除く後半部の損傷が重要とされる[18]．

　そもそも失行は古典的に，肢節運動失行，観念運動性失行，観念性失行の3つに分類されるが，それぞれの評価法や分類法は統一されておらずさまざまな考えがある．一般に物品を使用しない"敬礼"などの単純な動作や，"トンカチで釘を打つ真似"などのパントマイムが障害されるものを観念運動性失行，実際の道具使用，あるいは複数物品の使用障害を観念性失行，手指の細かい運動が拙劣になる状態を肢節運動失行と呼ぶことが多い．

　脳梁性失行においても，模倣や物品使用が左手で障害されるが，特に模倣の障害はほとんどの例でみられる．一方，模倣や実物品使用は保たれ，口頭指示に対してのみ障害を有する例も報告されているが[19]，これは言語野へ入力された情報が右半球へ転送されないために生じたと解釈される．しかし，こうした症例はどちらかというと例外的であり，多くの例では言語命令，模倣，実物品の使用それぞれが障害される[18]．また，失書を伴うことが多いとされるが，失書を伴わない左手の失行例の報告もある[20]．

見せかけの消去現象（apparent extinction）

　両耳分離聴検査における語音消去については前述の通りであるが，要素的刺激（単純な触覚刺激など）に対する見せかけの消去現象（apparent extinction）が西川らにより報告されている[21]．これは，両側刺激に対して口頭では「右」と答える消去現象がみられるが，挙手反応では消去現象がみられない．左側刺激が左半球言語野に到達しないため，言語による回答はできないが，言語を用い

Ch.13 脳梁

ない挙手反応では正答に至るためと考えられる.

左手の交叉性逃避反応（crossed avoiding reaction of the left hand）

　左上肢を用いて（体軸の）右側にあるものをつかもうとすると，左手に力が入り固くなり，左肩は挙上し，体幹ものけぞり動くことができなくなる．つまり左手を動かすことができなくなる．一方で，左側にあるものに関しては躊躇なく左手で捉えることができ，右手の基本的な運動についても問題はない．脳梁とその周囲の損傷により生じる比較的稀な症候であり，これまで少数例の報告がある．動作が開始できないという点で，後述の視覚性運動失調とも異なる[22]．到達可能な範囲（manual space）は左右半球で異なり，左半球は右上肢を用いて両側空間に手を伸ばすことができるが，右半球は左手を用いて左側にしか手を伸ばすことができないためと説明されるが[22]，詳細は不明である.

3）劣位半球への入力障害・劣位半球からの出力障害

右視野の形態認知や相貌認知障害

　タキストスコープなどを用いて右視野に呈示した図形や相貌の認知成績が，左視野刺激に比べ悪くなる．例えば，無意味な形態を3〜4個くらいの破片に分解し，これを右視野へ視覚呈示して，その後全体像を右手で対応させる[23, 24]．左後頭葉へ到達した視覚情報が，視空間・相貌認知に優位な右半球へアクセスできないことによる 図13-4a-④ .

右手の構成障害

　図形や立方体の模写，コース立方体試験やウェクスラー成人知能検査改訂第3版（WAIS-III）の積み木課題のような組み合わせ課題を一側上肢で行うと，右手で構成障害がみられる．手指のパターン模倣（キツネの手など）も構成障害の有無と関連することが知られており，簡易な検査として有用である．脳梁幹部の障害で生じることが多いが，一過性であることが多いとされる.

　症状発現機序については，構成能力が優れた右半球の情報が左運動野へ到達しないためと考えられている 図13-4b-③ .

右手の半側空間無視

　右手で図形の模写や線分抹消試験，線分二等分試験を行うと左半側空間無視が生じる．これは，右半球は左右空間に方向性注意を向けられるのに対し，左半球は右空間にのみにしか向けられないとする方向性注意の左右差により説明される[25]．すなわち，方向性注意能力の優れた右半球から左運動野へのアクセスが障害されることによる 図13-4b-④ ．左手を用いた検査では半側空間無視が生じないことを示すことが重要となる.

2 両側半球に対称性に存在する機能の障害 表13-1-②

　両側半球に対称的に存在する機能が，脳梁障害により適切に連合していないため生じる症候であり，左右半球それぞれに与えた要素的感覚の異同判断や，一側半球に入力した情報を対側半球から出力することができなくなる.

　例えば同種感覚間の連合を調べる方法としては，一側の手で物品を触らせ対側の手で同じ物品を触覚のみで選択させる触覚性物品選択や，患者の一側の手指（例えば左小指）に検者が触れ，対側母指（例えば右親指）を用いてどの指に触れたか指示させる交叉触点定位（crossed-point localization），閉眼下で一側手に姿勢を取らせ対側手で同じ姿勢をとらせる（cross-replication of hand postures），

JCOPY 498-22874

235

Ch.13 脳梁

タキストスコープを用いて両側視野に異なる視覚情報を呈示し異同判断を行うなどの検査が挙げられる．手の姿勢の連合検査を行う際，言語での代償を防ぐため，なるべく言語化しにくいパターン（I-Vリングなど）を用いることや，上肢近位の感覚は両側性支配であるため刺激は遠位に与えるなどいくつか注意すべき点がある．

　異種感覚間の連合を調べる方法としては，一側視野に1〜5本の指を視覚呈示し対側の指で同じ本数だけ患者の指を見せるよう指示する検査や，一側視野に視覚呈示した物品を対側肢でつかませる検査などがある．感覚と運動の連合については，単純反応時間（simple reaction time：SRT）を用いた実験が知られている．これは一側視野に視覚刺激が出現した際に，一側上肢で可能な限り速くボタンを押すという単純な課題であり，健常者でも刺激と同側肢でボタンを押す条件（非交叉条件）の方が，刺激の対側肢で押す条件（交叉条件）に比べ3〜4 ms速いことが知られているが，この差は脳梁を介する時間と考えられる．脳梁離断患者ではこれが30〜60 msに延長することが知られている[26, 27]．

交叉性視覚性運動失調

　視覚性運動失調とは，視覚と四肢運動との協調が適切に行えないため，視野内の対象物を手で捉えることができない現象であり，注視点にある対象物を捉えることができないBálint型のoptische Ataxieと，周辺視野にある対象物を捉えられないGarcin型のataxie optiqueに大別される[28]．脳梁損傷においては，後者が特徴的な形式をとって出現することが知られており，左視野の標的を右手で，右視野の標的を左手で捉えることができない（交叉性視覚性運動失調）．これは，一側半球に入力された空間定位に関する視覚情報が，対側半球の体性感覚情報にアクセスできないためとされ，感覚運動連合の障害と考えることができる．

　ataxie optiqueの診察法は，視力や視野，深部感覚が保たれ，中心視野に呈示した指標を手でつかめることを確認し，続いて患者に正面の一点を注視させ，指標のついた棒を視野の外側から患者の周辺視野に呈示する．指標が見えていることを確認した後，手で対象を捉えさせる．これを左右の視野，左右上肢それぞれについて実施する．交叉性視覚性運動失調は脳梁幹後部背側の損傷で生じると推察されている．

③ 左右半球の相互制御の障害 　表13-1-③

　左右大脳半球が相互に情報伝達を行うことで，我々は両手を協調して動かし円滑に動作を遂行することができる．一方，脳梁離断術後の患者に左右肢を使う動作を行わせると，習熟した動作であれば可能であるが，新規の動作は両上肢が同期しないため困難になることがわかっている．こうした左右肢の運動調整障害として，拮抗失行や道具の強迫的使用などが知られている．これらの用語の定義については一定しておらず，特に"他人の手徴候"という名称は研究者間でも使用法がまちまちであることから，文献を読む際には注意を要する．

他人の手徴候

　そもそもは，BrionとJedynekが，視覚情報なしに左手を右手で触ると自身の手であることに気づかない現象を"*signe de la main étrangère*（strange hand sign）"と報告したのが最初であった[29]．しかし，Bogenが，右手でシャツのボタンを留め左手でボタンを開けるといった，脳梁切除後の患者でみられる片手に出現する各種の行為異常を，他人の手徴候（alien hand sign）として報告したのを機

に，今日では一側上肢が他人の手のように非協力的に振る舞う現象として扱われることが多くなった．後述する道具の強迫的使用や拮抗失行などもこれに含まれる．自分の手であることは否定しない（"他人の手"とは思っていない）ことが多いため，anarchic handと呼ばれることもある[30]．Feinbergらは後述する拮抗失行を中心とした"脳梁性他人の手徴候"と，本能性把握反応や道具の強迫的使用を中心とした"前頭葉性他人の手徴候"に分類し検討している[31, 32]．

このように"他人の手徴候"の定義は変遷し，何を指しているのか曖昧な面がある．そのためこの用語を用いる際には，どの原典に基づきどのような意味で用いているのかを明確にする必要がある．

拮抗失行（diagonistic apraxia）

右手あるいは両手の意図的な動作に際して，左手が目的と反対の動作や無関係な動作を行ってしまう現象．例えば右手で服を着ると左手が脱がし，右手がドアを開けると左手がこれを閉じてしまうなどの行為が報告されている[33]．左手に生じる異常動作が右手と拮抗するのが特徴であるが[34]，右手と同一の異常行動や無関係動作を含める立場もあり，研究者間でも意見は一致していない．責任病巣は確定していないが，おそらく脳梁の前方部が関与していると予測されている[35]．

道具の強迫的使用（compulsive manipulation of tools）

眼前に置かれた物を意図に反して右手で強迫的に使用してしまう現象．左手は意思を反映してこの動作を抑えようとし，開始された行為は左手による抑制が成功するまで続く．右手には必ず強い把握反射や本能性把握反応を伴っている．

本症候は前部帯状回，補足運動野を含む左前頭葉内側と脳梁膝部の病巣で生じ，左半球の道具使用のプログラムが，脳梁と同側前頭葉内側の障害により，両側性に抑制が解除されたことで生じる解放現象であると考えられている[36]．すなわち，学習された行為レベルの運動パターンが解放されるという，病的把握現象の延長線上にある現象と理解される[31]．

一方，利用行動（utilization behavior）[37]も道具使用に関しての症候であるが，こちらは眼前に置かれた道具を両手でなんとなく使用してしまうという現象で，両側前頭葉損傷による外的環境に対する被影響性，環境に対する依存性の亢進の表れである．強迫性はなく命令による抑制が可能である点などが道具の強迫的使用と異なる[31, 36]．

意図の抗争（conflict of intensions）

全身を用いる行為に際して，その意図とは拮抗する意図が出現して本来の行為ができなくなることをいう．椅子から立ち上がった直後に座りたい衝動を感じて座り直す，風呂に入ろうという気持ちとトイレに行こうという気持ちが一遍に出てきて洗面器を持ってトイレに行ってしまう，言おうとしていることの反対のことを言ってしまう（「その服似合っているね」と言おうとして「その服良くないね」と言ってしまう）などが報告されている[38]．Nishikawaらの検討によると，少なくとも脳梁体部の後方半分に病変を有し，脳梁損傷の発生後数週間を経て，拮抗失行や道具の強迫的使用の回復とともに，あるいは当初より単独で出現し，患者の自発的行動に際して出現するとされ，複数の意図の葛藤を自覚していることもあるという[38]．

道具の強迫的使用や拮抗失行，意図の抗争などの症候は，人格や意識の単一性という先験的な概念に疑問を投げかける，非常に示唆に富んだ現象である．

Ch.13 脳梁

Ⅴ 脳梁と意識

　脳梁離断による特異な症候を観察すると，あたかも我々には右脳と左脳という2つの意識があるようにもみえてくる．しかし，自分が2人いるとすると，自由意志も2つあるということなのだろうか？　一体どちらが主体なのだろうか？　この疑いようのない精神の統一感はどこからきているのだろうか？　脳梁離断症候群の患者を通して，ヒトの意識や心，精神について数々の疑問が生じてくる．本項では分離脳研究の第一人者であるGazzanigaの意識に対する考え方を紹介する[11, 39]．

　Gazzanigaは意識を"複数のサブシステムが機能するモジュール構造である"と考えている．彼は"意識の中枢"ともいうべき単一の中枢があるのではなく，また右脳と左脳のように意識が2つに分離しているわけでもなく，意識は専門の能力を有する複数のモジュールから生じる感覚と考えている．モジュールとは，独立の完成した機能を持つ交換可能な構成要素を表し，例えば自動車生産においては空調用のモジュールやドアモジュールなどの部品群を指す．ヒトは進化の過程で脳容積が増え，神経ネットワークの規模も拡大していった．しかし，ニューロン同士が接続できる数には上限があるため，脳は複数のモジュールに分散化したというのである．実際，もし1個のニューロンが他のすべてのニューロンと接続したとすると，計算上では脳は直径20 kmになるという[40]．

　Gazzanigaの発想は，分離脳患者の観察に起因する．脳梁離断術を受けた直後の患者に調子を尋ねると，「快調です」との答えが返ってくる．しかし実際には，患者は左視野の文字を読むことができなければ，左視野にある対象がなんであるか述べることもできない．それなのに，左半球は「左視野が見えません」とは騒がないのである．こうしたことから，意識，すなわちself-awareness（自己意識）は，単一の中央実行系によるものではなく，特定の活動を伴う局所的なプロセス，つまりモジュールが生み出すものと考えたのである．意識は創発的なものであるが，それぞれ個別の精神システムから生じる．システム間の連絡が途絶えたり損傷したりすると，創発的特性が生まれる基本回路そのものも存在しなくなるため，脳梁が離断されたとしても左脳は右脳を懐かしがったりしないというのだ．

　それでは，我々の脳内では複数の"意識"がひしめき合っているにもかかわらず，なぜ常に精神は1つであると感じているのだろうか？　脳の中にホムンクルスのような主体があるように感じるのはなぜか？　この問題について，Gazzanigaは左半球の機能を重視している．彼らはある分離脳症例 P. S. の右視野（左半球）にニワトリの足の絵を，左視野（右半球）に雪景色の絵を呈示し，つづいて患者の両視野に複数枚の絵を呈示して，前に見た絵と関連するものを選択させた．すると，左手は雪景色に対応するショベルの絵を，右手はニワトリを選択した　図13-5　ここまでは予想通りであった．しかし，それらの絵を選んだ理由を尋ねたところ，「簡単なことですよ．ニワトリの足だからニワトリを選び，ニワトリ小屋の掃除にはショベルを使いますからね」と即答したという[11, 41]．つまり，左脳はなぜ左手（右半球）がショベルの絵を選んだかわからないまま，無理やり文脈に当てはめて結果を解釈したのである．興味深いのは，左半球が「わかりません」とは答えなかったことだ．同様の実験は他にもある．別の分離脳患者の左視野（右半球）に女性のグラビア写真を瞬間呈示したところ，患者はニヤニヤ笑った．笑った理由を尋ねると，「おかしな実験装置を使っているからですよ」と患者は答えたという[39]．

238

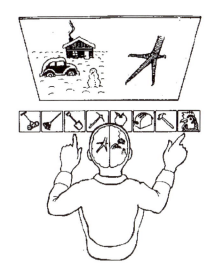

図13-5 Gazzaniga らの実験
（Gazzaniga MS, LeDoux JE, 著．柏原恵竜，訳．二つの脳と一つの心：左右の半球と認知．京都：ミネルヴァ書房；1980より）[11]

　Gazzanigaはこうした左半球で行われるプロセスを「インタープリター（解釈装置）」と名づけた[41]．このモジュールは入力情報を基に，状況と矛盾しないストーリーを組み立てる．意識は統合的な単一のプロセスではなく，分散したプロセスから生成されたものをインタープリターモジュールが大胆に統合しているというのだ．我々の自己意識は，筋の通った一本の流れとして瞬間瞬間よどみなく自然に流れている．この心理的統一性は，左脳に存在するインタープリターモジュールから生じるとGazzanigaは考えている[39]．
　"心"や"意識"に対する考えは，自然科学分野のみならず哲学，宗教学など多くの分野を含んだ多面的な側面を有する．そうした中でも，分離脳患者の研究から発展したGazzanigaの考えは，失語症や病態失認，半側空間無視などの高次脳機能障害を説明する上でも一定の説得力があり，非常に興味深い．

おわりに

　本章では，脳梁損傷でみられる症候の基本事項について概説を行った．前述したとおり脳梁離断症候群は，主にてんかん患者を対象に発展してきた分野であるため，脳卒中や外傷例，脳梁離断術以外の術後症例に適応する際に注意すべき点がある．例えば，脳卒中や外傷例では脳梁以外にも障害が及んでいることがほとんどであることや，脳腫瘍や脳動静脈奇形などでは脳の側性化や機能局在が健常人とは異なる可能性があること，そもそも相貌認知や視空間認知の側性化には個人差があることなどが挙げられ，実際の臨床場面での応用は単純ではない．また，発症からしばらく経過していると，代償法を習得していることもあり，適切な診察を行ったつもりでも症状に気づかないことがある．例えば左手の触覚性呼称障害の検査をしている際に，対象物を落としたり叩いたりした際の音を頼りに正答に至るなどである．
　適切な診察技術と正確な症候の知識は，日常診療に必ず還元されるものであるため，きちんと知識を整理しておく必要がある．

Ch.13 脳梁

📖 文献

1) de Lacoste MC, Kirkpatrick JB, Ross ED. Topography of the human corpus callosum. J Neuropathol Exp Neurol. 1985; 44: 578-91.

2) Aboitiz F, Montiel J. One hundred million years of interhemispheric communication: the history of the corpus callosum. Braz J Med Biol Res. 2003; 36: 409-20.

3) Hofer S, Frahm J. Topography of the human corpus callosum revisited—comprehensive fiber tractography using diffusion tensor magnetic resonance imaging. Neuroimage. 2006; 32: 989-94.

4) Heilman MDKM, Valenstein E. Clinical neuropsychology. OUP USA; 2011.

5) Wheeler AL, Voineskos AN. A review of structural neuroimaging in schizophrenia: from connectivity to connectomics. Front Hum Neurosci. 2014; 8: 653.

6) 西川 隆. 【脳梁を再検討する】脳梁と精神疾患 精神疾患の神経心理学的モデルの展開. 神経内科. 2015; 82: 297-304.

7) Zhang H, Schneider T, Wheeler-Kingshott CA, et al. NODDI: practical in vivo neurite orientation dispersion and density imaging of the human brain. Neuroimage. 2012; 61: 1000-16.

8) Fornito A, Zalesky A, Breakspear M. The connectomics of brain disorders. Nat Rev Neurosci. 2015; 16: 159-72.

9) Glickstein M, Berlucchi G. Classical disconnection studies of the corpus callosum. Cortex. 2008; 44: 914-27.

10) Myers RE, Sperry RW. Interhemispheric communication through the corpus callosum: mnemonic carry-over between the hemispheres. AMA Arch Neurol Psychiatry. 1958; 80: 298-303.

11) Gazzaniga MS, LeDoux JE, 著. 柏原恵竜, 訳. 二つの脳と一つの心: 左右の半球と認知. 京都: ミネルヴァ書房; 1980.

12) 東山雄一, 田中章景. 【脳梁を再検討する】脳梁損傷の症候 失行以外について. 神経内科. 2015; 82: 288-96.

13) Suzuki K, Yamadori A, Endo K, et al. Dissociation of letter and picture naming resulting from callosal disconnection. Neurology. 1998; 51: 1390-4.

14) Ihori N, Kawamura M, Fukuzawa K, et al. Somesthetic disconnection syndromes in patients with callosal lesions. Eur Neurol. 2000; 44: 65-71.

15) Ley RG, Bryden MP. A dissociation of right and left hemispheric effects for recognizing emotional tone and verbal content. Brain Cogn. 1982; 1: 3-9.

16) Yamadori A, Osumi Y, Ikeda H, et al. Left unilateral agraphia and tactile anomia. Disturbances seen after occulusion of the anterior cerebral artery. Arch Neurol. 1980; 37: 88-91.

17) 大槻美佳, 相馬芳明. 脳梁. In: 平山惠造, 田川皓一, 編. 脳卒中と神経心理学. 東京: 医学書院; 1995.

18) 板東充秋. 【脳梁を再検討する】脳梁損傷の症状 失行を中心に. 神経内科. 2015; 82: 280-7.

19) Geschwind N, Kaplan E. A human cerebral deconnection syndrome. A preliminary report. Neurology. 1962; 12: 675-85.

20) Kazui S, Sawada T. Callosal apraxia without agraphia. Ann Neurol. 1993; 33: 401-3.

21) 西川 隆, 田辺敬貴, 奥田純一郎, 他. 脳梁損傷例における消去現象 "見かけ上の消去現

象"および両耳聴検査における知見補遺. 神経心理学. 1988; 4: 33-46.

22) Nagumo T, Yamadori A, Soma Y, et al. Crossed avoiding reaction: a disturbance of the manual spatial function. J Neurol Neurosurg Psychiatry. 1993; 56: 552-5.

23) Nebes RD. Superiority of the minor hemisphere in commissurotomized man for the perception of part-whole relations. Cortex. 1971; 7: 333-49.

24) Nebes RD. Dominance of the minor hemisphere in commissurotomized man on a test of figural unification. Brain. 1972; 95: 633-8.

25) Weintraub S, Mesulam MM. Right cerebral dominance in spatial attention. Further evidence based on ipsilateral neglect. Arch Neurol. 1987; 44: 621-5.

26) Clarke JM, Zaidel E. Simple reaction times to lateralized light flashes. Varieties of interhemispheric communication routes. Brain. 1989; 112(Pt 4): 849-70.

27) Marzi CA, Bisiacchi P, Nicoletti R. Is interhemispheric transfer of visuomotor information asymmetric? Evidence from a meta-analysis. Neuropsychologia. 1991; 29: 1163-77.

28) 平山惠造. 神経症候学. 東京: 文光堂; 2010.

29) Brion S, Jedynak CP. Disorders of interhemispheric transfer (callosal disonnection). 3 cases of tumor of the corpus callosum. The strange hand sign. Rev Neurol (Paris). 1972; 126: 257-66.

30) Della Sala S, Marchetti C, Spinnler H. Right-sided anarchic (alien) hand: a longitudinal study. Neuropsychologia. 1991; 29: 1113-27.

31) 森 悦朗.【高次脳機能障害のすべて】高次脳機能障害各論 把握現象, 行動障害 道具の強迫的使用. 神経内科. 2008; 68(Suppl. 5): 327-30.

32) Feinberg TE, Schindler RJ, Flanagan NG, et al. Two alien hand syndromes. Neurology. 1992; 42: 19-24.

33) Akelaitis AJ. Sudies on the corpus callosum. 4. Diagonistic dyspraxia in epileptics following partial and complete section of the corpus callosum. Am J Psychiatry. 1945; 101: 594-9.

34) 福井俊哉.【高次脳機能障害のすべて】高次脳機能障害各論 把握現象, 行動障害 Alien hand と呼ばれるさまざまな症候. 神経内科. 2008; 68(Suppl. 5): 331-40.

35) 平山惠造, 田川皓一. 脳血管障害と神経心理学. 東京: 医学書院; 2013.

36) 森 悦朗, 山鳥 重. 左前頭葉損傷による病的現象 道具の強迫的使用と病的把握現象との関連について. 臨床神経学. 1982; 22: 329-35.

37) Lhermitte F. 'Utilization behaviour'and its relation to lesions of the frontal lobes. Brain. 1983; 106(Pt 2): 237-55.

38) Nishikawa T, Okuda J, Mizuta I, et al. Conflict of intentions due to callosal disconnection. J Neurol Neurosurg Psychiatry. 2001; 71: 462-71.

39) S・ガザニガ. "わたし"はどこにあるのか: ガザニガ脳科学講義. 東京: 紀伊國屋書店; 2014.

40) Nelson ME, Bower JM. Brain maps and parallel computers. Trends Neurosci. 1990; 13: 403-8.

41) Gazzaniga MS. Organization of the human brain. Science. 1989; 245: 947-52.

［東山雄一, 田中章景］

Chapter 14 行動変化

1 アパシー

I 医学用語としてのアパシー

apathy（アパシー）は，語源（ギリシア語）的には否定を表す接頭辞"a"を pathos（passion）につけた語であり，pathos がない状態を指す．pathos 自体が何を指すか，ということになると，語源をさかのぼるといくつか難しい問題が出現するので，ここではあまり深入りせず，「外的刺激によって惹起された内的反応（特に情動）」という程度の定義にとどめる．したがって，一般用語としての apathy は，「感情・情動・興味・関心が欠如した状態」を指す．

この用語が医学用語として注目されるきっかけとなったのは，Marin の一連の論文であり，ここでは1990年の論文[1]に従って，まずはどのように考えられたのかについて追っていきたい．

彼はまず，アパシーという状態が，さまざまな疾患のみならず，健常者においても社会環境変化などに伴って広くみられることを指摘する．さらに，医学的にはあまり顧みられていないことを述べた後，その理由がおそらくさまざまな似た状態像との鑑別が難しく，はっきりとした定義がなされていないことだと述べている．アパシーの一般的な意味合いである「感情・情動・興味・関心が欠如した状態」という定義では，前頭葉損傷患者などの，アパシーを呈する一方で衝動性や易怒性を生じる疾患にはうまく当てはまらないことを指摘し，アパシーの本質は「動機づけ（motivation）」の欠如とするべきだろうと提案している．その上で，アパシーがほかの原因によって二次性に生じる場合は，アパシーがその症候群の症状として現れているにすぎなく，アパシー症候群そのものとは鑑別すべきであると述べている．ちなみに，このように鑑別すべき症候群・状態像として，delirium, dementia, depression, abulia, akinesia, despair and demoralization（最後のみ健常者にみられる状態像）を挙げている．delirium に関しては，異論はないところだろう．意識障害の結果としてアパシーが生じたとしても，それは意識状態の改善に伴って改善しうるものであり，さらにアパシーは意識障害の本質的特徴でもない（ただし，後述のように akinetic mutism については，覚醒の障害とすべきとする意見もある）．健常者の心因反応として生じるアパシーについても，多くの説明は不要だろう．天変地異のような圧倒されるような出来事の後で，将来への希望をなくし意欲を失う状態は，アパシー症候群そのものとはいえないということである．さらに，対象選択的なアパシーは健常者にも認められることを指摘し，それを selective apathy と呼び，適応的なものであると述べる一方，より広範な対象へのアパシーで，社会生活に影響を与えうるものについては，pervasive apathy とし，一部の personality disorder の特徴として当てはまると論じている．

dementia, depression, abulia, akinesia については，多少詳しくその後の展開をみる必要があるた

1 アパシー

め後述する．ただし，一つ付け加えておくと，彼はこの論文での syndrome，symptom，sign という用語について多少の懸念を覚えたようで，翌年の論文[2]において，それらの用語の過去の学者からの定義を拾い，検証しつつ，アパシーを症候群として定義していることは興味深い．特に，Spitzer[3]を引用し，DSM-Ⅲ-TR のいくつかの disorder の定義を引きながら，アパシー症候群にそれらと同等の価値づけをしようと試みていることは，現在の DSM-5 に至っても，アパシーが独立した症候群としての地位を得ていないことを考えても，いろいろと考えさせられるものがある．

Ⅱ アパシーの下位分類

Marin は，前述のようにアパシー症候群を定義した上で，それを主に3つの下位分類に分けている[2]．冗長かもしれないが，アパシー分類の変遷をみる上で重要なので，ほとんど省略せずに訳出する．

①目的志向型の意図的行動の量が低下した状態（以下のことで示唆される）

　生産性の欠如

　努力の欠如

　興味・関心があることに費やす時間の欠如

　自発性や持続性の欠如

②目的志向型の認知が低下した状態（以下のことで示唆される）

　新しいことを学んだり，新しい体験をしたりすることに対する興味・関心の欠如

　自身の健康や機能的な問題に対する関心の欠如

　合目的的な活動に対する価値の低下

③目的志向型の行動に伴って生じる情動の低下（以下のことで示唆される）

　変化しない情動

　良いことあるいは悪いことに対する情動反応の欠如

　多幸的あるいは平坦な情動

　興奮の欠如あるいは情動の強さの欠如

ここで注意したいのは，Marin 自身は，認知や情動の問題について，あくまで「目的志向型の行動に伴う認知・情動」としているのであって，一般的な認知・情動の低下がある場合には，これをアパシー症候群から除外する，としている点である．例えば認知症のために，一般的な認知機能が低下している場合，結果としてアパシーを生じていたとしても，それは認知症（例えばアルツハイマー病）の一症状として現れたアパシーとすべきだし，不快な情動を伴ううつ病にアパシーが生じていたとしても，それはうつ病の一症状としてアパシーが生じているという理解である．その上で，アパシーを量的に信頼しうるやり方で評価するべく，Apathy Evaluation Scale（AES）を作成した[4]．アメリカで精神科医によって作られたこの評価尺度は，アルゼンチン出身の精神科医 Starkstein らによって，変性疾患，脳卒中などのさまざまな神経疾患の中で検証されていく．Marin 自身は，統合失調症にみられるアパシーについて，特に Crow の提唱した Schizophrenia Type Ⅱ[5]（陰性症状を主体とした慢性統合失調症）とアパシーの関連についてたびたび言及しているが，ほとんど検証されていない（調べた限りでは少なくとも 1990 年代には統合失調症研究で AES を使用したものは見つ

Ch.14 行動変化

からなかった）のも，ある意味で興味深い．1992年にはStarksteinがオリジナルのAESを改変し[6-8]，項目数を減らすとともに，下位分類について＜1目的志向行動の減少＞＜2目的志向認知の低下＞＜3目的志向行動に付随する（はずの）現象の減少＞としているが，中身そのものはMarinのそれとほとんど変わらないものである．

一方，パーキンソン病などの皮質下核の変性を生じる疾患に伴う認知症〔subcortical dementia（皮質下認知症）〕の研究の中でも，アパシーが注目されつつあった．アメリカの神経内科医であるCummingsらは，認知症に伴う神経精神症状を包括的に評価するために，Neuropsychiatric Inventory（NPI）を作成し[9]，その有用性について報告した．この評価尺度では，アパシーは独立した一つの症状として（うつ状態とは別に）取り上げられ，depressionとdysphoriaを等値とする一方，apathyとindifferenceを等値なものと見なしている．この評価尺度を利用し，"Apathy is not depression"という耳目を引くタイトルで論文を発表したのが，Cummingsの同僚であったMorgan Levyである[10]．彼らは，アルツハイマー病，前頭側頭型認知症，パーキンソン病（認知症を伴う群），進行性核上麻痺（認知症を伴う群），ハンチントン病（認知症を伴う群）の計154名に対し，NPIを含む検査を施行し，NPIのapathyおよびdepressionの項目の点数が，いずれの群でも有意な相関を示さなかったこと，さらに他の認知機能などの点数と，この2つの項目の点数が異なった形で関連していたことを示している．しかしながら，読者諸氏がすでにお気づきの通り，NPIのdepressionの質問項目は，DSM-IV，-5におけるdepressionの定義からapathyの症状を除外した内容となっており，端的に言えば，結局depressionの定義の問題に帰着するものと思われる．

2000年には，カナダの神経心理学者であるStussが，MegaとCummingsによってまとめられた皮質-皮質下回路の分類[11]を援用しながら，アパシーの分類を試みている[12]．彼らは，まず前頭眼野あるいは補足運動野の障害から生じるアパシーを，主に運動に関連したアパシーとして取り上げる．前頭眼野の場合，障害と反対側に主に現れる無視，補足運動野の障害の場合は，verbal fluencyの障害や，意図した運動ができないという意味でエイリアンハンド症候を，アパシーに含めて論じている．さらに，背外側前頭前野，（外側）眼窩前頭皮質，前部帯状回領域の損傷が，行動として現れるアパシーにそれぞれ関連していると主張している．背外側前頭前野（およびその関連領域）の損傷では，主に遂行機能を中心とした認知機能の障害に基づきアパシーが生じ，（外側）眼窩前頭皮質（およびその関連領域）の障害では，主に辺縁系からの情動情報の入力の障害に基づきアパシーが生じ，前部帯状回領域（およびその関連領域）の障害では，運動の遂行そのものだけでなく，外界や内界の刺激に対する反応の選択の障害によって，アパシーが生じる，というのが彼らの主張である．また，ここには含めていないものの，前頭極領域などが関連するタイプとして，自己意識，社会意識の障害に基づくアパシーがあるのではないかと提案している．

さらに，フランスのサルペトリエール病院の神経内科医であったRichard Levyは，Marinの定義が「動機づけ」という内面的な問題を取り扱うのをよしとせず，「目的志向型の行動の量的減少」とアパシーを外から測定できるものとして定義し直した．そして，StussらのアパシーUC分類のうち，主に運動に関連した2つのアパシーは除外した上で，"emotion"，"cognition"，"auto-activation"の障害とそれぞれ関連する3群に分類することを提案した[13]．

2008年には，ニースで開かれたEurope Psychiatric Association（EPA）の総会において，Starkstein

244

のアパシーの定義の改定が協議され，合意案が提示された[14]．それによれば，アパシーの下位分類（Domain）は，次のようなものである．

①目的志向型の行動の消失または減少

②目的志向型認知の消失または減少

③情動反応の消失または減少

筆者には，この中で R. Levy による分類，定義が，最もすっきりしていて，しかも後述のようにアパシーの発症機序まで踏み込んだ提案のように思える．

III アパシーの発生機序

本項では，主に R. Levy の 2006 年の論文[13]に従って，アパシーの発生機序について述べていきたい．これまでのアパシーの定義にみたように，すべての研究者が，アパシーが目的志向型の活動が低下する状態という点では同意している．そこで，Levy は，目的志向型の活動がどのように成立するか，という点から，その発生機序（さらには分類）について論考を進めている．

1 Apathy related to disruption of "Emotional-affective" processing

現在進行形のあるいは今後生じてくる行動についての，情動・感情的な反応が低下または消失することによって，目的志向型の行動が減少または消失する型．眼窩前頭前皮質・および内側前頭前皮質〔ブロードマン野（BA）13，14，腹側 10〕およびその関連領域の損傷から起因する．眼窩前頭前皮質・内側前頭前皮質は，解剖学的には，扁桃体や腹側被蓋野などの辺縁系領域，視床下部などの自律神経系に関わりの深い領域への線維結合があり，さらに外側部は視覚および聴覚連合野，一次嗅覚野，一次味覚野，体性感覚野からの投射を受ける．また，腹側線条体との強い神経連絡を持つ．この領域は，刺激に対する報酬判断や価値判断に大きく関与する脳領域であり，この領域の損傷により，志向する目的そのものへの興味，関心，喜びなどが低下するために，行動量が低下すると考えられる．

2 Apathy related to disruption of "Cognitive" processing

行動の計画を立てるための能力が低下したことに伴う，目的志向型の行動の減少または消失を指す．外側前頭前皮質，すなわち背外側前頭前皮質（BA 9/46），腹外側前頭前野（BA 12，44，45，47），前頭極（BA 10）およびその関連領域の損傷から起因する．これらの前頭葉領域は背側線条体，特に尾状核頭と密接な神経連絡を持つ．この領域は遂行機能に強く関わり，これらの領域の損傷により，法則を発見したり，柔軟性を発揮したりといった目的を遂行するために必要な能力が障害され，志向する目的そのものは保たれているにもかかわらず，それを達成するための手段，方法が見出せないために行動量が低下すると考えられる．

3 Apathy related to an "Auto-activation" deficit

行動を完遂するのに必要な，思考を活性化したり運動計画を開始したりする能力の低下に伴う，目的志向型の行動の減少または消失を指す．内側前頭葉（内側上前頭回と腹側前部帯状皮質）（BA 内側 9/10，24，25，32）およびその関連領域の損傷から起因する．この型のアパシーは，最も重篤な症状を呈しやすく，精神的な空虚さを特徴とする自発的行動・思考の欠如を特徴とする．一方で，刺激に対する反応自体は比較的障害されていないのも特徴である．大脳基底核の損傷例でも報

Ch.14 行動変化

告され，特に両側淡蒼球内節の損傷例での報告が多い．それ以外には，視床の背内側核および前方の神経核，さらには前頭葉の深部白質損傷例でも同様のことが報告されている．Levyらはさらに，akinesia, delayed initiation, freezing などの運動面に現れる症状についても，この型のアパシーの特徴として理解していいのではないかと提案している．

Ⅳ アパシーの評価尺度

1 Apathy Evaluation Scale

1991年にMarinが作成・報告したアパシーの評価尺度である[4]．18項目からなり，本人評価，介護者評価，医療者評価の3つの版があるが，どれも評価項目自体は同じであり，原疾患などの条件によって使い分けることが推奨されている．過去4週間以内の状態について，18項目にそれぞれ1点（ほとんどそういうことはない）から4点（非常にそうだ）の点数をつけ（ただし，3つの項目は逆転項目），したがって，最低点は18点，最高点は72点となる（高得点ほどアパシーが強い）．それぞれの項目は，cognitive, behavior, emotional, other の4つに分類され，例えば次の通りである．

cognitive：興味を持っていることがある

behavior：その日の仕事をその日のうちに済ませている

emotional：新しい体験をすることに興味がある

other：自主性がある

日本語版は，介護者評価版について最近東北大学の葛西らが翻訳・作成し，報告している（上記項目は葛西らの論文から日本語を引用）[15]．

2 Apathy Scale

Marinの評価尺度を簡略にし，本人評価のみにしたもので，Starksteinを中心としたIowa大学のRobinsonらのグループにより作成され，1990年代の前半にいくつかの疾患を対象にした研究が報告された[6-8]．過去2〜4週間の間の状態について，14項目，0〜3点の点数をつけるものである．項目9〜14までは逆転項目になっており，0〜42点，原版でのカットオフ得点は14点であるが，日本語版では16点となっている．ほとんどの項目はMarinのものと似たような内容だが，「自主性がある」「友人がいる」といった項目が省かれた一方で，「将来のことについて」の項目が足されたりしており，単なる省略版とは言いがたい．Apathy Evaluating Scale と違い，特に下位分類は設定されておらず，項目ごとの特性も記されていない．

日本語版は，島根医科大学の岡田らが翻訳・作成し報告しており[16]，この中で上記のようにカットオフ得点を症例の感度・特異度をもとに変更している．本人評価版のみであるため，認知症患者などを対象にした場合，正確な評価にならない可能性がある．

3 Neuropsychiatric Inventory と Frontal Systems Behavior Scale

Neuropsychiatric Inventory（NPI）はもともと，アルツハイマー病を含む認知症の神経精神症状評価のために，Cummingsらによって作成されたものである[9]．基本的には，外からみて判断できるような行動上の変化を抽出するもので，下位尺度として，「妄想」「幻覚」「激越・攻撃性」「抑うつ症状・不快気分」「不安」「気分高揚・多幸」「アパシー・無関心」「脱抑制」「易刺激性・不安定性」

「異常な運動行動」「睡眠と夜間の行動障害」「食欲と食行動障害」の12尺度に分けて点数をつける．それぞれの項目について，頻度（1〜4）と重症度（1〜3）をつけ，より高得点になれば症状が重篤であることを示す．さらに，介護者の負担度を別に評価できるようにしている点が特徴的である．点数は，頻度×重症度をそれぞれの項目（最初の10項目または自律神経系の症状を含めた12項目）を足すことで，基本的には120点（144点）が最高点となる．前に述べたように，この評価尺度では，そもそも「抑うつ症状」と「アパシー」は別個に評価される仕組みとなっていることは注意が必要である．日本語版は，博野らが翻訳・作成し，信頼性，有用性についての報告を行っている[17]．

　さらに，Cummingsらの提唱する，肉眼的解剖学に基づく大脳皮質-線条体-視床-大脳皮質回路を取り入れ，前頭前野を3つの領域に分類し，それぞれと強い関連のある行動異常を抽出するべくGraceらによって作成されたのが，Frontal Systems Behavior Scale（FrSBe）である[18, 19]．彼女らは，前頭葉の器質的・機能的障害で生じる症状を，Cummingsらの提唱する前頭葉の肉眼的解剖学分類に従い，「背外側前頭前皮質と関連の深い遂行機能障害」「内側前頭葉・前部帯状皮質に関連の深いアパシー，無動症」「眼窩前頭皮質と関連の深い脱抑制行動と感情的爆発」という3つに分類し，それぞれの行動障害を行動量として定量できる，46項目からなる質問紙を作成した．この質問紙は，評価するのが誰かによって，家族版・本人版・医療従事者版が存在する．得られた素得点は，性別・年齢・教育年数に従って標準得点に変換される．日本語版は我々のグループが作成し，原版と同様に性別・年齢・教育年数によって標準化得点に変換できるようにデータを集積した[20]．

4 The Lille Apathy Rating Scale（LARS）

　フランスの神経内科医Sockeelらによって，2006年に開発，発表された[21]．このスケールは，半構造化面接により，検査者間の不一致を減らすこと，症状について「はい；1点」「回答なし；0点」「いいえ；−1点」と採点することによって，再現性を高めることをねらっており，9項目の質問項目からなる．Everyday productivity, Interests, Taking the initiative, Novelty seeking, Motivation-voluntary actions, Emotional responses, Concern, Social life, Self-awareness, の9項目で，彼らはこの質問紙を159名のパーキンソン病患者および58名の健常者を対象に行い，結果について因子分析を行うことで4因子を抽出し，それぞれをIntellectual curiosity, Emotion, Action initiation, Self-awarenessと名づけている．特に最後の病識の項目は，Stussらの主張[12]に従って，アパシーの特徴として付け加えたと記載されているが，因子分析では他の8項目とほとんど関連がなく，項目9のまさに病識の項目のみが，この因子に寄与する形となっている．最初の3つの因子についてはMarinらの主張する分類と大きく違いはないが，それぞれについて点数を算出できる点が特徴といえるだろう．また，この論文では，うつ状態についてもthe Montgomery and Asberg Depression Rating Scale（MADRS）で評価を行い，それぞれの下位尺度ごとの相関をみることで，アパシーがうつ状態とは独立したものであると主張している．

5 他の評価尺度

　Dementia Apathy Interview and Rating[22]（認知症，特にアルツハイマー病）やUnified Parkinson's Disease Rating Scale（UPDRS）-I（パーキンソン病），Key Behaviors Change Inventory[23]（外傷性脳損傷）のように対象疾患を特定している評価尺度，Irritability-Apathy Scale[24]（ハンチントン病とアルツハイマー病）のようにある程度対象疾患を限定している評価尺度などが存在している．これら

Ch.14 行動変化

のスケールの評価については，Marinらのグループが，統合失調症の陰性症状評価（Marinは初期の論文から一貫して，統合失調症のアパシーも同じように議論すべきであると主張している）である PANSS-negative symptom scale などと併せて報告しているので，興味のある読者は参照していただきたい[25]．

　上述の評価尺度のうち，特に自記式のものに共通していえることであるが，アパシーによる興味・関心の低下では，多くの場合，自身の状態や社会との関わりについての関心自体も低下する．つまり，「自らのアパシー症状」に対しても，無関心となるわけである．そのため，「興味・関心が低下した状態の被検者」に対し，「あなたは興味や関心が低下していますか？」と問う質問項目への回答の評価については，患者自身が自らの症状を過小に評価している可能性を考え，慎重な解釈が必要となるだろう．

V アパシーの類義語および鑑別すべき状態像

　「1．医学用語としてのアパシー」でみたように，Marinはそもそも，アパシーを独立した一つの症候群として取り出そうと試みた．繰り返すと，意識障害やうつ病などの他の疾患・症候群を背景にアパシーが生じたとしても，それはその疾患・症候群の症状としてのアパシーという位置づけであり，独立した症候群としてのアパシーと区別すべきである，という立場である．その後，神経変性疾患を含むさまざまな疾患・症候群を対象にアパシーが検討されていくなかで，「3．アパシーの発生機序」で述べたように，アパシーの神経基盤が検討されていく．そうすると，困ったことに，Marinの想定したような，独立した症候群としてのアパシーという概念が，ある意味で成立しがたくなっていく．例えば，Marinは，頭部外傷後のアパシーを，独立したアパシー症候群として捉えようとしているが，外傷性脳損傷によって前頭葉眼窩面が障害された結果として生じるアパシーと，front-temporal lober degeneration（FTLD：前頭側頭葉変性症），特にその frontal variant とされる前頭葉の葉性萎縮を生じる疾患で生じるアパシーとは区別できるのだろうか．答えはおそらく，立場による，としかいいようがないだろう．現実的には，原疾患とアパシーの神経基盤を併記する，つまり「外傷性脳損傷により眼窩前頭皮質が損傷されて生じたアパシー」あるいは「前頭側頭葉変性症により前頭葉の萎縮が生じた結果生じたアパシー」というような表現が，臨床と研究をつなぐ上でも役立つのではないかと考えられる．とはいえ，アパシーの類義語は多く，アパシーを部分症状として含む疾患について述べておく意味はあると思われるので，以下概説する．

1 Abulia, Anhedonia, Athymhormia, Akinesia（Akinetic mutism）

　abuliaはもともと，フランスの心理学者Ribotがその著書 "Diseases of the Will"[26] の中で提唱した概念で，否定の接頭語aに boul: will, motivation を組み合わせて作られた用語である．意思や意図といった側面の欠如を表し，動機の欠如（a lack of will or motivation），決断不能の状態（an inability to decide）という意味合いで統合失調症の陰性症状の記載として使用された．その後，発動性の低下を示す用語として他疾患でも使用されるようになった．anhedonia も，Ribotが提唱した概念で，"The Psychology of the Emotion"[27] の中で詳しく説明されている．彼はこの概念を，painの知覚の障害である analgesia（無痛覚症）との対概念として捉えており，pleasure（喜び）の知覚の障害

248

と考えている．語源的にはギリシア語の否定の接頭語 an に pleasure を表す hedone を組み合わせて作った言葉である．

一方，athymhormia は Dide と Guiraud が1922年に提唱した概念で，否定を表す接頭語 a に thymos：mood, humor, feeling, etc.，horme：rapid motion forward, impulse to do a thing を組み合わせて作られた言葉である．はじめは統合失調症の陰性症状の記載として使用されたが，その後他の疾患の状態像の表現としても用いられている[28]．alexithymia も，同様の意味合いを持つが，もともとは心身症を専門とした Sifneos が，否定の接頭語 a に言語を表す lexis と先ほど同様の thymos を組み合わして作り出し発表した用語で[29]，心身症の患者が，自らの内面特に感情についてうまく表出できないという特徴を持つことを表現するために作られた．したがって，原義的には，athymhormia が情動そのものの低下を示すのに対し，alexithymia は感じられた情動を表出する行動（言語表出）の低下を意味する．

akinesia（akinetic mutism：無言無動症）は，もともと，オーストラリア人でオックスフォード大学の脳神経外科医であった Cairns が，第三脳室の類上皮腫（類表皮囊胞）の症例で発見し，1941年に Brain 誌に報告した病態である[30]．この症例は，一時期脳圧の亢進により意識障害を呈したが，脳室穿刺による減圧により意識状態が改善した後も無言無動症が続き，類上皮腫を穿刺して囊胞の内容物を取り出し，囊胞そのものを減圧して初めて症状が改善した．この結果から，類上皮腫の内圧が，視床下部と視床の連絡を障害し，結果として大脳皮質の機能低下が生じたのではないかと推測している．akinetic mutism は，R. Levy らのいう，auto-activation の障害と同じ型のアパシーとも考えられる一方，Stuss らは，「正常な睡眠-覚醒サイクルと，正常な大脳皮質機能を背景にした，覚醒の障害」と捉え，腹側被蓋野から内側前脳束を経由して側座核や前頭葉皮質に至る経路の障害であると提唱している．ただし，Stuss らも，これをアパシーを論じている文脈の中で取り上げており，アパシーの一特殊形態と見なしていると思われる[12]．

このように，もともとは出自も対象疾患も異なる用語であるが，Marin も含め，これまでの研究者の多くは，これらの病態像を，基本的にはアパシーの重症型として捉えている．ただし，どの研究者も，これらの病態像が，アパシーの重症型である理由は述べていないことを付け加えておく．

（この項は，文献31を一部改変引用した）[31]

2 Dementia

Marin は，アパシーを独立した症候群として捉えようとこだわったため，dementia を基盤として生じた全般的認知機能障害に基づくアパシーについては，これを dementia の症状としてのアパシーと呼ぶことを提唱した．しかしながら，dementia の定義そのものがこの10年ほどで大きく様変わりしつつあり，再考が必要となっているのではないかと考えられる．

1つ目の理由は，さまざまな染色法の開発により，認知症全般が，病理学的な所見から（あるいは少なくとも病理学的所見を参考に）分類されるようになってきており，「どういった病理学的所見」が，「脳のどの領域に認められるか」で理解されるようになってきたことが挙げられる．この考え方では，前頭葉の特定の領域を主に障害する dementia 症候群があってもよいわけで，実際に Pick 病あるいは前頭側頭葉変性症の前頭葉タイプはほぼそれにあたる．つまり，「変性疾患によるアパシーの神経基盤の障害」と，「その他の原因によるアパシーの神経基盤の障害」とを区別すること

Ch.14 行動変化

に，どのような意味合いがあるか，ということに帰着するだろう．

　もう一つの理由は，1つ目の理由にも関連するが，認知症の概念そのものが変化しつつある，ということである．Diagnostic and Statistical Manual of Mental Disorders（DSM）の最新版であるDSM-5では，従来dementia（認知症）と呼ばれていた症候群を，neurocognitive disorder（認知症＜DSM-5＞：訳語がどちらも認知症となっているので，元の語がどちらかを確認する必要がある）と捉え直し，アルツハイマー病を中心とした従来の認知症の概念において特別視されていた記憶の障害を，neurocognitive disorderの一つの症状に格下げし，複雑性注意・実行機能・言語・知覚-運動（失行・失認）・学習と記憶・社会的認知のいずれかに障害を認めれば，neurocognitive disorderとすることとした．アパシーの一部は少なくとも，情動認知・情動表出の障害に基づく社会的認知・社会的行動の障害と考えられているため，この定義に従えば，アパシーのみの存在でneurocognitive disorderとしてはいけない理由がなくなってくるのである．

　もちろん，症状としてのアパシーについては，これまでさまざまな認知症を含む変性疾患において検討され，報告されているが，ここでは詳しくは述べない．

3 Depression

　depressionとアパシーとの鑑別は，最も難しいといえるかもしれない．そもそも，DSM-IVまたは-5によれば，depressionの定義は，下記のA項目の中で5つ以上を満たすべきとされている．

　①ほとんど一日中，毎日の抑うつ気分
　②ほとんど一日中，毎日の興味・喜びの著しい減退
　③著しい体重減少，あるいは体重増加，またはほとんど毎日の食欲の減退または増加
　④ほとんど毎日の不眠または睡眠過多
　⑤ほとんど毎日の精神運動性の焦燥または制止
　⑥ほとんど毎日の易疲労性，または気力の減退
　⑦無価値観，または過剰あるいは不適切な罪責感
　⑧思考力や集中力の減退，または決断困難
　⑨死についての反復思考，自殺念慮，自殺企図

　この中で，1または2のいずれかを必ず含むべきと規定されている．この，「または」というところが肝心で，「抑うつ気分」のみでも，あるいは「興味または喜びの喪失」のみでも，ほかに4つのA項目を満たしていれば，大うつ病エピソードという診断がなされる仕組みとなっている．実際には，「他の医学的状態に起因するものではない」という除外規定が存在するため，何らかの原因で生じた脳機能障害に続発する抑うつ状態は，「大うつ病エピソード」とは診断されない．したがって，正確には，何らかの原因による脳機能障害から生じた抑うつ気分は，「器質性に生じた」「大うつ病エピソードのような状態」という診断が下される．しかしながら，研究の文脈においては，器質性の要素がある場合でも，depressionと単純に表記されることが多い．例えば，老年期初発のdepressionの一部では，脳血管障害が基盤にあることが想定されており，vascular depression（VDep）と呼ばれることがある[32, 33]．症候性の脳卒中の後に生じるdepressionはpost-stroke depression（PSD）と呼ばれる[34]．これらのdepressionは，若年発症のdepressionと比較すると，抑うつ気分が目立たず，むしろ興味や喜びの喪失が中心症状として認められることが多く，Hamaらはこれをapathetic depressionと呼ぶことを提唱している[35]．つまり，アパシー症状が目立つ場合でも，depressionの枠内で検討しよう，という方向である．逆に，アパシーをdepressionと分けて論じるべきだとする立場の研究報告もあり，オランダのvan Dalenらは，脳卒中後のアパシーとdepressionの2つの症状をともに評価している過去の研究についてメタアナリシスを行っているが，その中で，脳卒中後にアパシーを生じた症例は全症例の約1/3に及び，そのうちdepressionと同時に診断された症例は40%に過ぎないことを報告している[36]．さらには，depressionをアパシーの枠内で論じようとする研究者も存在する．スペインの神経内科医であるPagonabarragaらは，その論文の中で，アパシーのサブドメインとしてdepressionを扱っている[37]．これは精神科医からすると一見奇異にもみえる意見ではあるが，同じ前頭葉-基底核回路のどの領域が主に障害されているか，という視点でまとめている，という点では納得のいくものである（後述）．

このように，アパシーとdepressionの関係は非常に錯綜しているが，それは主に定義が錯綜していることによるものと考えられるし，「2. アパシーの下位分類」で述べたように，どのような評価尺度を用いるかによっても，随分と影響を受ける．

実際の診療場面では，アパシー症例，特に外傷でみられる前頭葉眼窩面損傷に基づくアパシー症例は，うつ病とは印象が大きく異なる．それは，うつ病患者が自らの症状や困っていることについて，切実な態度で訴えるのに対し，アパシー症例では自らの症状に対しても無関心なため，極端な場合では，「困っていることはないか？」というこちらの問いに対して，「ない」と答えることが多いことである．このような場合，困っているのは家族を含めた関係者だけ，ということが多い．病識とアパシー，うつ状態との関係については他稿でも論じているので，関心のある方は参考にしていただきたい[31]．

VI アパシーの治療

アパシーの治療は，もともとの疾患によってそれぞれ検討されてきた歴史がある．具体的には，アルツハイマー型認知症を中心とした認知症疾患，パーキンソン病やハンチントン病などの運動症状を伴う変性疾患，外傷性脳損傷，脳卒中である．最後の脳卒中については，主にPSDについての検討が多いが，アパシーについての検討も一部されている．Krishnamoorthyの2011年の総説がよくまとまっており，ここでは主にその総説に基づき，解説を行う[38]．

アルツハイマー型認知症を中心とした認知症疾患においては，コリンエステラーゼ阻害薬の有効性がたびたび報告されている．ドネペジル，リバスチグミン，ガランタミンのいずれにおいても，アパシーの改善をみたとする報告がある．認知症そのものの改善あるいは進行の抑制に伴うものではないか，という議論もあるが，一部の研究では，認知機能の変動とは独立にアパシーの改善が認められたことが報告されており，R. Levyらは，コリンエステラーゼ阻害薬が，最終的にドパミンの放出を促進する方向に働くからではないかと示唆している[13]．

パーキンソン病を中心とした運動症状を伴う変性疾患では，ドパミンの前駆体であるレボドパ，モノアミン脱酸化酵素阻害薬であるセレギリン，NMDA型グルタミン酸受容体阻害薬でありドパミンの放出を促進すると考えられているアマンタジン，ドパミンD_2受容体作動薬であるブロモクリプチン，ノルアドレナリン・ドパミン再取り込み阻害薬であるブプロピオン（日本では販売され

Ch.14 行動変化

ていないが，アメリカでは抗うつ薬として使用されている）などについて，有効性が報告されている．このうち，アマンタジンについては，日本でも脳梗塞後遺症に伴う意欲・自発性低下などの改善が，保険適応となっており，使いやすいかもしれない．外傷性脳損傷に伴うアパシーについても，アマンタジンは有効性が報告されている．

精神刺激薬についても検討がなされている．メチルフェニデートは，ドパミンの作用時間や反応性を高め，ノルアドレナリンの再取り込みを阻害する作用を持ち，注意欠如・多動性障害に用いられる薬である．この薬については，アルツハイマー病，脳血管障害などでの有効性の報告がある．海外では外傷性脳損傷後のアパシーにも使用されることがあるようだが，少なくとも有効性についてのエビデンスはほとんどない．アトモキセチンもノルアドレナリンの再取り込みを阻害し，注意欠如・多動性障害に用いられる薬剤である．この薬についてもいくつか検討があるが，よい結果は得られていない．また，モダフィニルについても検討がされている．この薬の作用機序はよくわかっていない点が多いが，ドパミン，ノルアドレナリンの作用を高める方向に働くと考えられており，ナルコレプシーや睡眠覚醒サイクルの障害に対して使用される．症例報告のみではあるものの，有効性が報告されている．

脳卒中後のアパシーについては，セロトニン選択性再取り込み阻害薬についての報告がいくつかある．多くがRobinsonらのグループによる報告で，最近ではエスシタロプラムが脳卒中後のアパシーの予防に効果があったことを報告している[39]．ただし，depressionの予防にも効果があったことも以前に報告している．

独特な切り口としては，前述のPagonabarragaらが，アパシーを4つのサブドメインに分類し，前頭葉眼窩面や腹内側前頭前野の機能障害から生じる報酬反応の障害に対しては，ドパミン受容体作動薬またはメチルフェニデート，ブプロピオンを，前部帯状回膝下部の機能障害から生じる情動障害（depressionに対応する）には抗うつ薬を，背外側前頭前野の機能障害から生じる遂行機能の障害に対してはアセチルコリンエステラーゼ阻害薬を，腹側被蓋野や淡蒼球内節の機能障害から生じる"auto-activation"の障害に対してはドパミン受容体作動薬を使うのがよいのではないかと示唆している[37]．

おわりに

アパシーはさまざまな神経疾患，精神疾患において認められる，非常に頻度の高い症状（あるいは症候群）である．また，社会生活に与える影響は計り知れず，高頻度かつ切実な問題となっている．一方で，それぞれの専門領域内で独自に検討されてきた歴史から，定義や尺度，治療法などについて，未だ統一された見解が存在せず，議論をより複雑なものにさせている．今後，神経内科，リハビリテーション科，精神科などの関係各科の領域を超えた話し合いや理解の統一が望まれる．

📖 文 献

1) Marin RS. Differential diagnosis and classification of apathy. Am J Psychiatry. 1990；147：22-30.
2) Marin RS. Apathy：a neuropsychiatric syndrome. J Neuropsychiatry Clin Neurosci. 1991；3：243-54.

3）Spitzer RL, Endicott J. Medical and mental disorder: proposed definition and criteria. In: Spitzer RL, Klein DF, eds. critical issues in psychiatric diagnosis. New York: Raven; 1978. p.15-40.

4）Marin RS, Biedrzycki RC, Firinciogullari S. Reliability and validity of the Apathy Evaluation Scale. Psychiatry Res. 1991; 38: 143-62.

5）Crow TJ. Molecular pathology of schizophrenia: more than one disease process? Br Med J. 1980; 280: 66-8.

6）Starkstein SE, Mayberg HS, Preziosi TJ, et al. Reliability, validity, and clinical correlates of apathy in Parkinson's disease. J Neuropsychiatry Clin Neurosci. 1992; 4: 134-9.

7）Starkstein SE. Apathy and withdrawal. Int Psychogeriatr. 2000; 12: 135-7.

8）Starkstein SE, Leentjens AF. The nosological position of apathy in clinical practice. J Neurol Neurosurg Psychiatry. 2008; 79: 1088-92.

9）Cummings JL, Mega M, Gray K, et al. The Neuropsychiatric Inventory: comprehensive assessment of psychopathology in dementia. Neurology. 1994; 44: 2308-14.

10）Levy ML, Cummings JL, Fairbanks LA, et al. Apathy is not depression. J Neuropsychiatry Clin Neurosci. 1998; 10: 314-9.

11）Mega MS, Cummings JL. Frontal-subcortical circuits and neuropsychiatric disorders. J Neuropsychiatry Clin Neurosci. 1994; 6: 358-70.

12）Stuss DT, Van Reekum R, Murphy KJ. Differentiation of states and causes of apathy. In: Borod JC, ed. The neuropsychology of emotion. Oxford: Oxford University Press; 2000. p.340-63.

13）Levy R, Dubois B. Apathy and the functional anatomy of the prefrontal cortex-basal ganglia circuits. Cereb Cortex. 2006; 16: 916-28.

14）Robert P, Onyike CU, Leentjens AF, et al. Proposed diagnostic criteria for apathy in Alzheimer's disease and other neuropsychiatric disorders. Eur Psychiatry. 2009; 24: 98-104.

15）葛西真理，目黒謙一，中村 馨．Apathy Evaluation Scale介護者評価の日本語版（AES-I-J）作成．日老医誌．2014; 51: 445-52.

16）岡田和悟，小林祥泰，青木 耕，他．やる気スコアを用いた脳卒中後の意欲低下の評価．脳卒中．1998; 20: 318-23.

17）博野信次，森 悦朗，池尻義隆，他．日本語版 Neuropsychiatric Inventory─痴呆の精神症状評価法の有用性の検討．Brain Nerve．1997; 49: 266-71.

18）Grace J, Stout JC, Malloy PF. Assessing frontal lobe behavioral syndromes with the frontal lobe personality scale. Assessment. 1999; 6: 269-84.

19）Stout JC, Ready RE, Grace J, et al. Factor analysis of the frontal systems behavior scale （FrSBe）. Assessment. 2003; 10: 79-85.

20）吉住美保，上田敬太，大東祥孝，他．前頭葉機能に関する行動評価尺度 Frontal Systems Behavior Scale日本語版の標準化と信頼性，妥当性の検討．精神医学．2007; 49: 137-42.

21）Sockeel P, Dujardin K, Devos D, et al. The Lille apathy rating scale （LARS）, a new instrument for detecting and quantifying apathy: validation in Parkinson's disease. J Neurol Neurosurg Psychiatry. 2006; 77: 579-84.

22）Strauss ME, Sperry SD. An informant-based assessment of apathy in Alzheimer disease. Neuropsychiatry Neuropsychol Behav Neurol. 2002; 15: 176-83.

23) Kolitz BP, Vanderploeg RD, Curtiss G. Development of the Key Behaviors Change Inventory: a traumatic brain injury behavioral outcome assessment instrument. Arch Phys Med Rehabil. 2003; 84: 277-84.

24) Burns A, Folstein S, Brandt J, et al. Clinical assessment of irritability, aggression, and apathy in Huntington and Alzheimer disease. J Nerv Ment Dis. 1990; 178: 20-6.

25) Clarke DE, Ko JY, Kuhl EA, et al. Are the available apathy measures reliable and valid? A review of the psychometric evidence. J Psychosom Res. 2011; 70: 73-97.

26) Ribot TA. The diseases of the will. New York: The Humboldt Publishing; 1884.

27) Ribot TA. The psychology of the emotions. London: W. Scott Pub. Co.; New York: C. Scribner's; 1897.

28) Habib M. Athymhormia and disorders of motivation in Basal Ganglia disease. J Neuropsychiatry Clin Neurosci. 2004; 16: 509-24.

29) Sifneos PE. The prevalence of 'alexithymic' characteristics in psychosomatic patients. Psychother Psychosom. 1973; 22: 255-62.

30) Cairns H, Oldfield RC. Pennybacker JB, et al. Akinetic mutism with an epidermoid cyst of the 3rd ventricle. Brain. 1941; 64: 273-90.

31) 上田敬太, 村井俊哉. うつとアパシー「注意と意欲の神経機構」. 東京: 新興医学出版社; 2014.

32) Krishnan KR, Hays JC, Blazer DG. MRI-defined vascular depression. Am J Psychiatry. 1997; 154: 497-501.

33) Alexopoulos GS, Meyers BS, Young RC, et al. 'Vascular depression' hypothesis. Arch Gen Psychiatry. 1997; 54: 915-22.

34) Robinson RG, Jorge RE. Post-Stroke Depression: A Review. Am J Psychiatry. 2016; 173: 221-31.

35) Hama S, Yamashita H, Yamawaki S, et al. Post-stroke depression and apathy. Interactions between functional recovery, lesion location, and emotional response. Psychogeriatrics. 2011; 11; 68-76.

36) van Dalen JW, Moll van Charante EP, Nederkoorn PJ, et al. Poststroke apathy. Stroke. 2013; 44: 851-60.

37) Pagonabarraga J, Kulisevsky J, Strafella AP, et al. Apathy in Parkinson's disease: clinical features, neural substrates, diagnosis, and treatment. Lancet Neurol. 2015; 14: 518-31.

38) Krishnamoorthy A, Craufurd D. Treatment of apathy in Huntington's disease and other movement disorders. Curr Treat Options Neurol. 2011; 13: 508-19.

39) Mikami K, Jorge RE, Moser DJ, et al. Prevention of poststroke apathy using escitalopram or problem-solving therapy. Am J Geriatr Psychiatry. 2013; 21: 855-62.

［上田敬太, 村井俊哉］

2 社会的行動障害

I 高次脳機能障害の症候としての社会的行動障害

　平成13年度に開始された高次脳機能障害支援モデル事業に基づく診断基準によれば，「高次脳機能障害」の主要症状として，記憶障害，注意障害，遂行機能障害と並んで社会的行動障害が挙げられている．高次脳機能障害者支援の手引きでは，社会的行動障害の診断基準として，意欲・発動性の低下，情動コントロールの障害，対人関係の障害，依存的行動，固執が列挙され，訓練プログラムの章では，抑うつ，感情失禁，引きこもり，被害妄想，徘徊もそこに加えられている．同じ高次脳機能障害として並列に挙げられてはいるものの，本書の他の章で述べられている記憶障害・注意障害・遂行機能障害と社会的行動障害はその背景が異なる．前者は特定の情報処理過程の障害として定義され，脳の特定のネットワークの損傷がその神経基盤として想定される．一方で，社会的行動障害はある脳領域が障害されると起こるという，脳との明確な対応関係があるものではなく，さまざまな問題行動の総称として用いられる．このことが，社会的行動障害を神経心理学的に理解することを難しくしており，医療機関においてもその対応に難渋することが多い．しかし社会的行動障害は，高次脳機能障害に伴うそれ以外の主要症状以上に，脳損傷患者および介護者の生活に多大な困難をもたらすことが多い．先行研究においても，その病態把握の困難さとともに，社会的行動障害があると脳損傷患者自身のquality of life（QOL）の低下をきたす，または介護者の介護負担感が増すという報告もある．このことから，社会的行動障害の病態および対応を理解することは，臨床上非常に重要であるといえる．

　社会的行動障害の理解を困難にしている要因は，大きく3つに分けられる．第1に，どういう症状を社会的行動障害として定義するかという点である．例えば，職場や家庭での意欲の低下とみられる症状は，実は記憶や遂行機能などの狭義の認知機能の結果であって，社会的行動障害という概念が本当に必要なのか，という問題である．理屈だけで考えると，脳損傷による認知面でのあらゆる障害の影響は，社会生活での行動に及ぶだろうから，社会的行動障害という概念を，記憶障害，注意障害などと並列に挙げるのは概念的におかしいのではないか，という意見もあるだろう．第2に，社会的行動障害は，脳損傷の直接の結果として理解できるのかという点である．例えば脳損傷に伴う引きこもりは，脳損傷の直接の結果なのだろうか？　あるいは，脳損傷によって生じた身体障害，記憶障害，失業や経済的困難に対する心理的反応なのだろうか？　事情は個別の症例によって異なるだろうが，要因としてそれほど多様な可能性を含む症候を，例えば「引きこもり」と一括して，高次脳機能障害の診断・治療の指針に含めることができるのかという問題である．第3は上述したように，社会的行動障害のうち脳損傷の直接の結果として理解できる部分についても，脳損傷部位との関連が，狭義の認知機能障害と比べて明確ではないという問題がある．この点は，神経解剖学的基盤の詳細が明らかにされている記憶障害などと比べると事情が大きく異なっている．ただし，社会的行動障害と脳損傷部位との関連は，一対一の対応関係ではないものの，統計的に脳の

Ch.14 行動変化

損傷部位と生じやすい行動パターンにはいくらかの関連がみられる．例えば，左前頭葉損傷の患者では抑うつ症状を生じることが多く，それに伴い意欲・発動性の低下をきたすことが知られている[1,2]．したがって，まずは，脳損傷との対応関係が比較的明瞭な症候から理解を進めていくことが，社会的行動障害の理解の第一歩となるだろう．ただし，その上で個々の症例に応じて脳の損傷の直接の結果以外の要因を考えることも必要である．

上記のような観点から，まずは脳損傷と症候の対応関係について相対的に理解が進んでいる前頭葉損傷と社会的行動障害について，具体的な症例を紹介しながら，社会的行動障害の症候学について考えていきたい．その上で，臨床場面での社会的行動障害に対する評価，対応，治療について述べる．

Ⅱ 前頭葉を神経学的基盤とした社会的行動障害

前頭葉損傷後には，脱抑制・衝動性，自発性の低下など，情意面でのさまざまな変化がみられる．また，複雑な社会状況下での行動・意思決定の障害についても，前頭葉損傷による情動面の障害の反映ではないかとの見方が提唱されている．ただし，前頭葉損傷の症例をみてみると，ある人では行動の計画性の障害が目立ち，ある人では意欲の低下が目立つ，というように，行動変化の特徴に個人差が大きいことも，前頭葉損傷の特徴である．前頭前野は広大な脳領域であり，下位領域ごとにその機能に大きな違いがある．したがって，損傷部位の個人差が，表出される行動変化の個人差に関連しているのではないかという考えがある．

前頭前野は，運動前野および補足運動野の前方に位置する皮質を指す．そしてこの広大な領域である前頭前皮質は，おおまかに背外側前頭前皮質（dorsolateral prefrontal cortex：DLPFC），内側前頭前皮質（medial prefrontal cortex：MPFC），および眼窩前頭皮質（orbitofrontal cortex：OFC）の3つの領域に区分される．前帯状皮質（anterior cingulate cortex：ACC）はMPFCの一部として前頭前皮質に含める立場と含めない立場がある[3]．巨視的に分類されるこれらの前頭前皮質の3つの領域は，それぞれが神経連絡をする皮質・皮質下領域の分布が違い，ヒトの認知・行動においても，異なった役割を果たすと考えられている[4]．損傷研究（脳損傷患者を対象とした神経心理学的研究）や健康被験者を対象とした機能的神経画像研究から，DLPFCは主に遂行機能や作業記憶に主要な役割を演じることが示されてきた．またMPFC（ACCを含む）は主に意欲や心の理論との関連で議論されてきた．これらに対してOFCは主として，社会的行動，情動処理，およびそれらと関連する意思決定との関連が示唆されている．さらに，このような観点から前頭葉損傷に伴う社会的行動障害をアパシー，脱抑制，遂行機能障害の3つの軸に分け，それぞれをMPFC，OFC，DLPFCの損傷と対応させる考えがあり，さらにその3軸の行動障害を定量化する質問紙も開発されている[5,6]．アパシーについては前項Ch.14-1で取り上げたため，ここでは割愛する．以下に前頭葉損傷に伴う社会的行動障害に関わる脱抑制，遂行機能障害について，まずは歴史的に有名な症例Phineas GageとE.V.R.を紹介する．

■ 眼窩前頭皮質（OFC）損傷と社会行動：Phineas Gage と E.V.R.[7]

OFC損傷に伴う行動変化については，脱抑制，自らの行動の結果を評価することの障害，不機嫌症としばしば交代する多幸症など，情動面の諸症状が中心と考えられている．OFC損傷について

2 社会的行動障害

は，神経心理学の歴史の中で著明となった症例がいくつか存在する．19世紀半ば，Harlowによって報告されたPhineas Gage（事故当時25歳）はその代表であり，「OFC（またはventral medial prefrontal cortex：VMPFC）損傷による社会行動障害の典型例」として度々紹介されている[8,9]．Phineas Gageは鉄道敷設現場での爆発事故により金属棒が前頭葉眼窩面から内側前頭葉を貫通したが，奇跡的に一命を取り留めた．しかし事故から20年後，すでにGageが死亡した後のHarlow[9]の報告では，Gageの事故後の人格は事故前の「職場における非常に優秀なリーダー」から一変し，「移り気で，不遜で」「同僚にはほとんど敬意を払わず，自分の欲求と合わない束縛や忠告には我慢ができず，手に負えないほど頑固になることがある一方で，気まぐれで，優柔不断で，将来の行動についてたくさん計画を立てるが，準備が整ったと思うと，もっとうまくいきそうにみえる別の計画と引き換えに放棄する」ようになっていったという．事故後にGageが示したこれらの行動障害については，脱抑制および衝動性の関与が示唆され，その神経基盤として脳の損傷部位は両側のVLPFC（OFCとMPRF）を中心としDLPFCはほとんど損傷を受けていないという検証がある[10]．一方で別の研究者らは先の結果とは異なり，損傷が左前頭葉に限局していた可能性が高いことを示している[11]．

OFCと社会行動障害の関連について，Phineas Gageに続き，Eslingerらによって報告されたE.V.R.と呼ばれる男性例も頻繁に引用されている[11]．E.V.R.は35歳時に行われた前頭葉眼窩面の髄膜腫の手術後，著しい行動変化を示した．術前は職業的にも成功を収め家庭生活も幸福だったが，術後，評判のよくない昔の同僚と手を組んで家屋建設の事業に手を出した．家族や友人の忠告にもかかわらず，E.V.R.はすべての貯蓄をその事業に投資したが，事業は失敗し破産に至った．その後もいくつかの仕事を転々とするがいずれも解雇された．解雇の理由は，基本的技能やマナーや気性には問題がないが，秩序だった仕事が行えず仕事が遅いということであった．同様の理由で17年間続いていた結婚生活も破綻に至った．これらE.V.R.の行動障害のうち，事業の失敗などみずからの資産管理における判断のまずさは，「複雑な社会状況における意思決定の障害」という観点でうまく説明できる．また仕事の組み立てのまずさは，遂行機能障害の結果として生じていることが推測される．実生活場面での著しい行動障害がみられる一方で，E.V.R.は通常の知能テストで測定されるIQの低下は認められず（WAIS-R: VIQ 129, PIQ 135），ウィスコンシンカード分類検査など狭義の前頭葉機能検査でも問題解決能力の低下が検出されなかった．このように知能や狭義の前頭葉機能が保たれているにもかかわらず社会的行動障害をきたすといった，認知機能検査の結果と行動障害が解離することはその後の前頭葉眼窩面損傷症例においても度々報告されている．ただし，術後の画像検査で確認されたE.V.R.の損傷部位は，両側のOFCとVMPFCを広範に含んでいたものの，右側に関してはDLPFCの損傷も広汎であることが示されている[12]．このような問題から，神経心理学においてVMPFC（ないしOFC）と社会行動障害の関連についてこの最も頻繁に引用される症例についても，社会行動障害と関連する損傷部位が前頭前皮質のうちのどの部位なのか絞りこむことは難しい．

上記2症例から示唆されることは，実際の脳損傷のケースでは，そもそも損傷の広がりがまちまちであることもあって，損傷部位の位置から，それぞれのケースの行動変化のパターンを予測するところまではいかないことがほとんどである，ということである．特に外傷性の脳損傷例の症例の

Ch.14 行動変化

ように，画像上に描出される病変部位以外にも，損傷・機能低下部位が拡がっていることが予測される状態では，上記の3つの下位領域の機能障害が複合して生じてきている可能性を考えておく必要があるだろう．

OFC損傷後の情動・社会的行動障害に関して，病変と症候の対応関係の問題の理解に加えて，行動変化を定量的に捉えるような神経心理学的検査の開発がなされてきた．E.V.R.のように，著名な実生活場面での行動障害を示しながら従来の神経心理学的検査では異常が見出されないOFC損傷例が存在することから，Becharaらは，課題の性質を実生活場面に近づければE.V.R.の障害を客観的な検査所見で検出できるのではと考え，後にIowa Gambling Task（IGT）と呼ばれることになる新しい神経心理学的検査を考案した[13]．以後，臨床現場においてもこの検査が度々用いられるようになっている．しかし注意しなければならないのは，OFC損傷を持つ患者が必ずIGTの成績低下をきたすということはなく，反対にOFC損傷があってもIGTでは成績低下が認められないこともあるという事実である．したがって，社会的行動障害を反映するように開発された検査を用いても，1つの検査成績のみから前頭葉損傷による行動障害の証拠であると断定することは難しい．

Ⅲ 臨床場面における社会的行動障害の評価と対応

1 急性期から亜急性期の行動障害

社会的行動障害の評価においては，その障害がどの時期に生じているかによって評価，対応が異なる．亜急性期に生じる脱抑制，情動不安定，性的逸脱行動，徘徊などの行動の変化は，継続した記憶を保持することができない状態で生じていることが多い．急性期の昏睡による意識障害と連続性を持った軽微な意識障害の残存の可能性を疑う．外傷性脳損傷の場合には外傷後健忘（post-traumatic amnesia）と呼ばれる時期，およびそれに続く時期に相当し，一見覚醒して受け答えをしているように見えても，後になってこの間に起こったことは何も覚えていないことも多い．この時期の対応としては，一般身体疾患に伴うせん妄の治療に準ずる形で，基本的には患者の安全を確保し，覚醒と睡眠のリズムを獲得するように努め，必要に応じて薬物療法を行う．補助診断としては脳波が有用である．

2 慢性期における社会的行動障害

亜急性期を過ぎても後遺症として残存する行動障害は，病院などの枠組みの明確な環境下では顕在化せず，退院後，家庭や職場などの環境に戻った後に家族や周囲の人が患者の変化に初めて気づくことも多い．患者自身が自発的に医療機関を受診する場合もあるが，高次脳機能障害では病識の低下，すなわち自分自身の障害に対する気づきの障害が高頻度にみられ[14]，患者自身はむしろ問題はまったく感じていない場合も稀ではない．したがって，社会的行動障害の評価においては，家族や患者周囲の他者から情報を得ることが必要不可欠となる．情報収集の手段として，患者の行動を質問紙を用いて定量的に評価することは一つの有用な手段となる．前述した前頭葉行動評価尺度やTBI-31など[15]，さまざまな評価方法が開発されている．行動評価尺度を用いることは，障害の定量的な評価に加え，本人が自分の行動をどう捉え，また周囲の人にとってどのような行動が問題となっているかという視点を持った解釈の助けとなる．

さらに，神経心理学的検査で評価できる注意や記憶などの狭義の認知機能とは異なり，社会行動

2 社会的行動障害

には，病前性格，生活歴，現在の生活環境など，個人の特性が大きく反映されることに留意が必要である．これについては，受傷，発症後に生じている社会行動が脳の損傷に起因するものか，あるいはもともとのパーソナリティなどによるものかを判断するために，受傷後の行動特性に加えて受傷以前の行動特性を聴取することで把握することができる．例えば易怒性が高く，暴力的という行動上の問題があったとしても，その程度が病前の程度と変わらないのであれば，現在の行動上の問題は脳損傷の結果として生じた社会的行動障害とは考えにくい．実際，高次脳機能障害患者の行動障害については，脳の損傷という器質性以外にもともとのパーソナリティが関与するという報告もある[16]．思春期に脳損傷が生じた場合は，さらに思春期特有の心理状態の複雑さなども関連してくる．前頭葉機能に関する行動評価尺度[6]ではこうした問題を踏まえ，前頭葉損傷に関連するアパシー，遂行機能，脱抑制の3つの側面に関する行動について，病前・病後に分け，さらに患者自身が評価する「自己評価；主観的評価」版と家族や医療従事者などが評価する「他者評価；客観的評価」版の2つの版が用意されている．行動の評価に必ずしもこうした尺度を使う必要はないが，発症前・発症後の比較ならびに自己評価・他者評価の比較という視点を持って患者，家族からの情報を得ることは，社会的行動障害の評価においてきわめて重要である．

　社会的行動障害の評価においては，背景に生じている基本的な認知機能の障害を把握しておくことも重要である．上述したE.V.R.は「秩序だった仕事が行えず仕事が遅い」という理由で仕事を解雇されたが，これは効率よく物事を進めるための遂行機能が障害されていた可能性がうかがえる．さらに，ものごとに集中する，同時に2つ以上のことを進行するなどの注意機能の障害の可能性も示唆される．こうした認知機能の十分な評価がなされなければ，結果としての行動障害を理解することは難しい．以下，筆者らが臨床で用いている評価バッテリーを紹介する 表14-1 ．まず行動の基盤となる認知機能の評価のため，全般的知能，注意，記憶，遂行機能の検査は必須である．これらの検査は高次脳機能障害の臨床に携わる専門家にとっては馴染みの深いもので，特別なものではない．社会的行動障害の基盤となる認知機能評価においては，これらの古典的な神経心理検査で評価できる神経認知機能（neurocognition）に加え，社会認知（social cognition）を評価することも重要である．社会認知は，適応的な社会行動の実現にとっては必須の能力であり，前頭葉・側頭葉・頭頂葉，および辺縁系に拡がる広範な神経ネットワーク（「社会脳」と呼ばれることもある）を基盤とするさまざまな能力の総称である[17, 18]．そこには，対人関係の場面で，他人の意図を理解したり，他者が持つ怒りや嫌悪などの情動を理解したり，他者に共感する能力が含まれるが，これらはそれぞれ，心の理論，情動認知，共感と呼ばれる．自分勝手で自己中心的な行動や，他者に対する暴言や攻撃などの脱抑制的な行動は，これらの能力の障害によって生じる可能性もある．筆者らはこれら社会認知の評価に，目から心を読むテスト[19]や表情から情動を読み取るテスト[20, 21]，などを用いているが，上述する知能や記憶の検査などとは異なり，標準化がなされていないのが弱点である．記憶や遂行機能と同様に，標準化された適切な評価方法の開発が待たれる．

　また，脳損傷後には，認知機能の障害のみならず，頭痛やめまい，耳鳴り，感覚過敏，疲労感，睡眠障害などの身体症状，精神神経症状が一定の頻度で出現する[22-25]．ただし，これらの諸症状が脳損傷の直接の結果として生じているのか，脳損傷と関連する間接的な心理社会的要因によるものかの判定はしばしば困難である．例えば「脳震盪後症候群（post-concussive syndrome）」と呼ばれ

Ch.14 行動変化

表14-1 高次脳機能障害評価バッテリー

神経心理学的検査	
知能	ウェクスラー成人知能検査改訂第3版（WAIS-III）
注意	標準注意検査法（CAT）
記憶	ウェクスラー記憶検査（WMS-R）
	リバーミード行動記憶検査（RVMT）
	日常記憶チェックリスト（他者評価を含む）
遂行機能	言語流暢性課題
	Trail Making Test（TMT）A & B
社会認知	目から心を読むテスト
行動評価尺度	
前頭葉行動評価	Frontal Systems Behavior Scale（FrSBe）(他者評価を含む)
精神症状評価	
抑うつ	ベック抑うつ質問票（BDI-II）
アパシー	やる気スコア
強迫症状	Leyton 強迫性検査
身体症状・精神神経症状評価	
睡眠	ピッツバーグ睡眠評価尺度
疲労	チャルダー疲労尺度
社会機能評価	
社会機能	WHO Disability Assessment Schedule 2.0（WHODAS2.0）(他者評価を含む)
社会参加	Community Integration Questionnaire（CIQ）
介護負担感	Zarit 介護負担尺度
quality of life	WHO-QOL26

る状態では，軽傷の外傷性脳損傷後に，頭痛，めまい，集中力や記憶の障害の知覚，疲労やいらいら感などの訴えが長期間残存する．それが脳損傷の直接の結果として生じているのか，あるいは賠償をめぐって係争中であることなど心理社会的因子によって生じているのかによって，専門家の間で意見が分かれている．脳損傷の直接の結果か否かは重要な論点であることは十分に理解をした上で，頭痛やめまい，耳鳴り，感覚過敏，疲労感といった身体症状・精神神経症状が社会的行動に影響しうることを抑えておかなければならない．例えば聴覚過敏がある場合，公共交通機関の音声や音楽が不快刺激となり，外出を避けて引きこもりの原因となる場合もある．頭痛がいらいら感の誘因となり，他者への配慮に余裕がなくなり対人場面で不遜な態度をとるということも生じうる．疲労は外傷性脳損傷後の症状として出現頻度が高く，復職や社会参加を考える場合にはそのコントロールが重要となる[26]．一般に高次脳機能障害を持つ人は，自分の健康状態のモニタリングに困難をきたすことが多く，自分が疲れていることに気がつかず，疲労の蓄積が怒りの爆発の誘因となることもありうる．このような身体症状・精神神経症状が脳損傷の直接の結果として生じうるのか，そうだとすればそれぞれの症状に対応するのはどの脳領域の損傷なのかは，今後の検証が必要である．ただし臨床場面においては，これらの身体症状・精神神経症状が脳損傷によって生じやすいことを理解し，問診による定性的な評価に加えて，質問紙などを用いた定量的・体系的な評価を実施

することは，臨床上の有用性が高いと筆者らは考えている．

　最後に，上記の評価から捉えられた問題点が，具体的に社会機能にどういった影響を与えているかを総合的に判断するために，アウトカムとして社会機能評価を行う．社会機能の評価においては，客観的事実としての社会機能の自立度，社会参加の程度に加え，家族の介護負担度，患者本人の主観的満足度（QOL）などを考慮して包括的に評価を行う．アウトカムとしての社会機能の評価により，長期的なゴール設定を明確にすることが可能となり，治療・介入すべき対象を焦点化することができると考えられる．

IV 社会的行動障害の治療・対応

　脳損傷後の社会的行動障害の治療においては，特定の行動の改善をターゲットとした薬物療法が有効である場合がある．攻撃性や興奮，衝動性といった症状に対しては，リチウムの有効性や[27]，外傷性脳損傷例に対する抗うつ薬の効果を検証したランダム化比較試験（randomized controlled trial: RCT）では，易刺激性や攻撃性，およびうつ症状の改善が報告されている[28]．抗うつ薬の中でも，近年その使用が増えている選択的セロトニン再取り込み阻害薬（selective serotonin reuptake inhibitor: SSRI）については，不安症状に対する効果が攻撃性の改善に寄与するとの見解がある[29]．さらに，前頭葉眼窩面を中心とした脳損傷後の攻撃性，衝動性，気分の高揚については，複数例の症例研究においてバルプロ酸で行動の改善があったという報告もみられる[28]．ただし一般に高次脳機能障害による社会的行動障害に対する薬物療法は，患者によって大幅な改善を示すこともあれば，まったく効果がないこともあるなど，その効果について個人差が大きい．したがって，社会的行動障害への対応を考える際には，薬物療法を一つのオプションとして念頭におき，ただし，その効果判定を頻回に行って，薬物療法をそのまま継続するか，別の薬物に変更するか，あるいは薬物療法を中止するかの判断を，個別事例ごとに行っていくことが重要となる．

　薬物療法以外の治療介入・対応としては，環境調整および行動療法が挙げられる．上述したような，要素的な認知機能評価，身体症状・神経精神症状評価に基づき，整備すべき環境を検討する．調整を考慮すべき環境因子には，本人の疲労，空腹，不眠，体調不良，月経周期などの体内環境や，天気，気温，におい，騒音などの外的環境が含まれる[30]．例えば注意障害がある場合は，注意が散漫にならず作業に集中できる環境を整える．要因として疲労が重要と判断した場合には，あらかじめ作業時間を区切り，疲労が蓄積する前に休憩をとることができるよう予定に組み込み，周囲のものが休憩の声かけを行うなどの配慮を行う．行動療法的介入については，個々人の文脈に応じた問題行動の分析に基づく介入などの個別性の高い方法から，Social Skills Training（SST）などの定型的なものがあり，具体的なターゲットをどこにおくかによっておのずと選択が異なる．対人場面における怒りのコントロールを介入対象とする場合には，タイムアウトの有効性が示されている[31]．より文脈に応じた対応としては，焦点となる問題行動がどのようなきっかけで生じているか（例：道端で他者がゴミを捨てたなど，自分の行動規範からみておかしいと感じる行動に怒りを覚える．家族が迎えにきてくれないなど，相手の行動が自分の予測通りではなかった）を具体化し，そのきっかけとなる出来事や状況の把握に基づき行動マネジメントプログラムを構築する．すなわち，個々の問題行動に対してその文脈に合わせた対応をとることで問題行動の頻度を下げていくことを目指

Ch.14 行動変化

す.

　さらに，うつ病や不安障害などの精神障害に対して広く用いられているのと同様の認知行動療法が，脳損傷後の社会的行動障害に応用され始めている．ただ，これらの定型的介入方法は脳損傷患者の場合，気づきのレベルによって導入方法が異なるため，定型的な方法を一律に当てはめるのではなく，症例の詳細な個別評価に基づいた，個別化された介入が必要であることはいうまでもない．

　ここまで述べてきた非薬物療法全般にいえることであるが，本邦では体系的な介入方法は確立されておらず，高次脳機能障害の支援に携わる医療・福祉関係者の個人の経験と能力に依存している部分が大きい．どの医療機関で治療・リハビリテーションを受けることになったとしても誰もが一定水準の治療が受けられるような，治療ガイドラインの整備が望まれる．

　下記に具体的な症例を紹介しながら，社会的行動障害の評価，解釈，治療について述べ，社会行動障害の症候学について考えていきたい．

V 症例提示

症例 1 [32]

　受傷時41歳の男性．自転車走行中に車と衝突し救急搬送された．受傷後，約12時間の意識障害があり，続いて数日間程度の前向性健忘を残した．脳挫傷，左側頭骨骨折に対する入院加療の後，麻痺はなく意思疎通は良好で会話も流暢であるが，易疲労性や些細なことでイライラしやすくなったなどの症状を訴え精神科を受診した．受傷前は接客業の会社員であったが，事故に伴い退職し，家族以外との人付き合いが極端に少なくなっていた．家族からは，「怒りっぽくなり，突発的に近所の子供に怒鳴ったりすることがある．人に会うと，他人が困ることを言ったり行ったりすることがよくあるので困る」という話が聞かれた．また1，2時間でも外に出ると，次の日は何もできないほど体が重だるくなってしまうという強い疲労感と，天候により増悪する頭痛の訴えが聞かれた．何もする気が起きないことに加え，いらいらや頭痛，疲労感のために自宅に引きこもり，一日寝て過ごすという生活を送っていた．

　神経学的には嗅覚脱失を認める以外には異常所見を認めなかった．神経心理学的検査では，全般的知能（WAIS-Ⅲ：VIQ/PIQ/FIQ＝124/108/119，VC/PO/WM/PS＝120/112/121/97），記憶（WMS-R：Verbal/Visual/General/Attention/Delay＝106/122/111/128/116）のいずれの成績も良好であった．前頭葉機能検査では遂行機能障害症候群の行動評価（Behavioural Assessment of the Dysexecutive Syndrome：BADS）の標準化得点が108と異常は認めなかった．一方，社会的認知の評価においては，心の理論を評価する「目から心を読むテスト」の正当数が36問中14問であり，正答率38％であった．この検査における同年代健康被験者の正答率が約65％であることを考えると，明らかな成績低下を示しており，心の理論の能力における障害が疑われた．高解像度MRI（3.0テスラ）では，両側の前頭葉眼窩面から内側面，および左側頭極に損傷を認めた　図14-1 ．

　本症例の社会的行動障害として，意欲・発動性の低下，易怒性を中心とした情動コントロールの障害，対人関係の障害，引きこもりが認められた．意欲・発動性低下の機序としては，「何

2 社会的行動障害

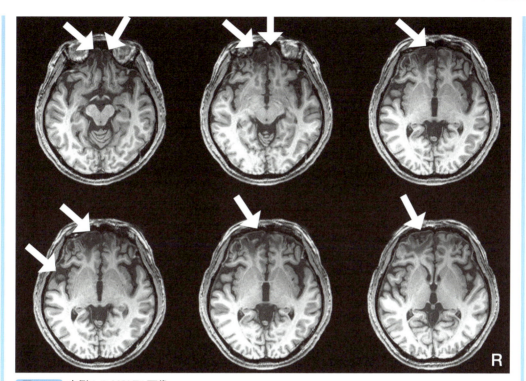

図14-1 症例1のMRI T1画像
両側の前頭葉眼窩面から内側面，および左側頭底面から側頭極に損傷を認める．

もする気が起きない」という訴えから，前頭葉眼窩面損傷による器質性のアパシーに加えて，頭痛や易疲労性などの症状が重なり，結果として自宅に引きこもる生活となっていると推測された．

　良好な対人関係の構築には，自身の感情コントロールや相手の気持ちや意図を推測する能力が必要とされる．前述したとおり，前頭葉眼窩面損傷では衝動性が増し，怒りのコントロールに困難をきたすことがしばしばみられる．本症例は相手が子供であっても，他者のルール逸脱行動に腹が立ち，後のことまで考えられずカーッとなるという易怒性が認められた．さらに本症例の損傷部位は前頭葉内側面に及んでおり，この領域の担う心の理論が障害されていることが社会的認知課題から伺えた．これらのことから，事故後に生じた対人関係の障害には，前頭葉損傷に起因する情動コントロールおよび心の理論の障害が影響していることが示唆された．

　本症例に対する治療介入として，頭痛に対しては，アミトリプチリンの少量投与がある程度奏功し，さらにプロプラノロールを追加処方することで，ほぼ消失した．イライラ感に対しては，まずカルバマゼピンが処方されたが，効果不十分であったためバルプロ酸ナトリウムに変更し，抑肝散を追加で使用している．意欲の低下に対しては，アマンタジンを処方し，一定の効果が得られていると考えている．受傷後数年は一日寝て過ごし，突発的に家族に対しても声を荒げることがあったが，薬物療法と並行して，睡眠や休息のとり方に対する生活指導，目標を設定した段階的な活動の提案などにより，家族に付き添って買い物に出かける，家の用事を

Ch.14 行動変化

手伝うなど行動範囲が拡大した．さらに情動面が安定することで，対人技能にも徐々に変化が現れ，古くからの知り合いと話すようになったなど対人関係も拡大した．

症例2

受傷時16歳の男性．バイク乗車中に車にはねられ救急病院に搬送された．受傷後約1カ月の意識障害および約3カ月の外傷後健忘を認めた．受傷前は高校生で，素行に問題はなかった．身体的な後遺症に対するリハビリテーションを2つの病院で受けADLが自立した後，記憶障害の評価および就労を見据えたリハビリテーション目的で受傷3年後に筆者らの医療機関を受診した．

神経学的には極軽度の左片麻痺，知覚障害が認められた．神経心理学的検査所見はWAIS-ⅢがVIQ/PIQ/FIQ＝106/91/100，VC/PO/WM/PS＝99/89/72/60，WMS-RがVerbal/Visual/General/Attention/Delay＝81/79/76/88/94であった．前頭葉機能検査ではBADSの標準化得点が54と低下を示した．すなわち，全般的な知能は保たれているが，処理速度およびワーキングメモリーの低下，記銘力の低下，遂行機能障害が認められた．就労を見据えて，記憶障害に対するリハビリテーション目的で個別およびグループでの訓練を導入した．訓練場面では一人でふざけ，過剰にはしゃぐことが度々みられた．話合いの場面においては自分の質問ばかりを繰り返して，周囲から嫌がられるようになった．個別での作業における指示では「これってどういうこと？」と説明や方法について何度も繰り返し尋ねることが目立った．一度こうした質問が始まると，次の説明に対しても「それはどういうこと？」と細部の意味にこだわり，対応には時間を要した．日常生活場面では，朝の身支度に時間がかかり，決められた予定時間には遅刻するにもかかわらず，朝に腹筋100回という日課はやめることができなかった．特徴的であったのは石鹸や洗剤は体に悪いという考えから，自分の手や食器を2時間近く洗い続ける一方で，自身の清潔管理には無頓着で，入浴の頻度は極端に少なかった．質問紙による行動評価では，医療スタッフ側の評価において，他者との関係構築，コミュニケーション，柔軟性の欠如がみられたが，これらの問題を本人は過小評価しており，自分の行動を問題と捉えておらず，障害に対する気づきの問題があることもわかった．3テスラMRIでは明らかな局在性の損傷は認めず，複数の点状出血と脳室の拡大といったびまん性軸索損傷に合致する所見が確認された 図14-2 ．

本症例の社会的行動障害として，脱抑制，固執，対人技能の低下が目立った．神経心理学的検査の結果から，処理速度やワーキングメモリーの低下が基本的な理解力の乏しさに関連していることが推測された．時間の見積もりや順序だてた行動計画などの遂行機能の障害により朝の支度に時間がかかると考えられた．対人技能が著しく低かったが，16歳という受傷年齢の低さから，社会経験の乏しさも影響していることがうかがわれた．本症例の社会的行動障害で最も問題と考えられたのは，コミュニケーションや自分のルールに対する固執やこだわりの強さであった．脳損傷後に生じる固執には，過剰な手洗いや収集癖といった一見強迫性障害と区別

2 社会的行動障害

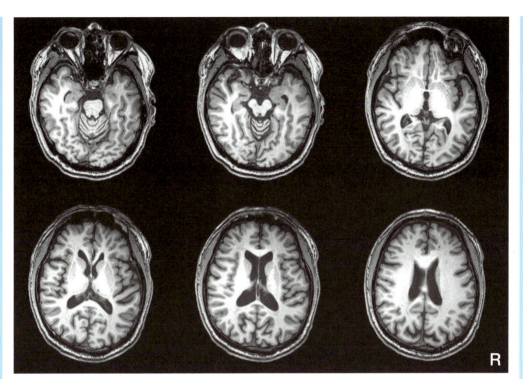

図14-2 症例2のMRI T1画像
点状出血および脳室の拡大を認める.

がつきにくいような症状と，自分の考えを変えることができないという固執傾向の両者が生じる．前者の過剰な手洗いや収集癖などの強迫性症状は，脳損傷後に生じる精神症状の一つとして，ある一定の割合で出現することが報告されている[33]．この器質性の強迫性症状については，前頭葉眼窩面，大脳基底核，大脳辺縁系および視床を含む神経システムの障害が神経基盤として想定されている[34]．一方，後者の要因としては，広義の強迫性，全般的認知機能低下に伴う二次的症状などさまざまな可能性が考えられる．さらに自己の病態に対する認識の低下が重なることで，「自分の考えは間違っているかもしれない」という訂正や修正が生じにくくなっていた可能性が考えられた．本症例においては，前者，すなわち狭義の強迫性障害については，薬物療法に強い拒否（こだわり傾向）があり，長期間にわたり症状が残存した．一方で後者の広義のこだわりについては，グループ訓練の中で同じような振る舞いをする他患者を見て，「あれはあかんと思った」と自らの振る舞いに還元して考えることができるようになり，徐々にではあるが改善がみられた．本症例はびまん性軸索損傷であり，局在損傷とは異なり，さまざまな症状の神経基盤を同定することが難しい．しかし近年の画像研究手法により，びまん性軸索損傷においてもある一定の局在性の構造変化をきたすことが筆者らの研究からも明らかとなりつつあり[35]，脳構造の変化と症状の詳細な関連について，今後の検証が待たれるところである．

Ch.14 行動変化

まとめ

　リハビリテーション医療で問題となる高次脳機能障害のうち,「社会的行動障害」においては, 定型的な評価方法やバッテリーが存在せず, 介入の方法においても記憶・注意・遂行機能障害と比べ, まだまだ不明確な要素が大きい. 社会的行動障害は脳の特定のシステムの破綻により生じるものではなく, 心理社会的因子も含めた多様な要因の影響下に生じているという可能性を考慮する必要がある. 一方で基本的な神経心理学的評価, 社会的認知の評価, 身体症状・精神神経症状の評価を行い, 問題となる行動の背景にある要因を要素的に理解することが必要である. 行動の捉え方は, 本人のみでなく, 家族や医療従事者など他者の評価, および病前の評価も極めて重要となる. 社会的行動障害の背景にある各要因に対しては, 薬物療法や行動療法的介入での治療が有効である場合がある. 社会的行動障害を持つ患者は, 交通外傷による外傷性脳損傷を中心として数多く, 客観的指標に基づいた神経心理学的検査に加え, 的確な画像診断による脳構造・機能異常の評価, 治療ガイドラインの整備が臨床現場において, 今後必要不可欠になると考えられる.

文献

1) Fedoroff JP, Starkstein SE, Forrester AW, et al. Depression in patients with acute traumatic brain injury. Am J Psychiatry. 1992; 149: 918-23.

2) Rapoport MJ. Depression following traumatic brain injury: epidemiology, risk factors and management. CNS Drugs. 2012; 26: 111-21.

3) Happaney K, Zelazo PD, Stuss DT. Development of orbitofrontal function: current themes and future directions. Brain Cogn. 2004; 55: 1-10.

4) Tekin S, Cummings JL. Frontal-subcortical neuronal circuits and clinical neuropsychiatry: an update. J Psychosom Res. 2002; 53: 647-54.

5) Grace J, Malloy PF. Frontal systems behavior scale™. Providence: Brown University; 2002.

6) 吉住美保, 上田敬太, 大東祥孝, 他. 前頭葉機能に関する行動評価尺度Frontal Systems Behavior Scale日本語版の標準化と信頼性, 妥当性の検討. 精神医学. 2007; 49: 137-42.

7) 村井俊哉. 前頭葉, 情動・社会行動. In: 武田克彦, 波多野和夫, 編. 高次脳機能障害 その概念と画像診断. 東京: 中外医学社; 2006. p.191-7.

8) Harlow JM. Passage of an iron rod through the head. Boston Medical Surgery Journal. 1848; 39: 389-93.

9) Harlow JM. Recovery from the passage of an iron bar through the head. Publications Mass Med Soc. 1868; 3: 1-21.

10) Damasio H, Grabowski T, Frank R, et al. The return of Phineas Gage: clues about the brain from the skull of a famous patient. Science. 1994; 264: 1102-5.

11) Ratiu P, Talos IF, Haker S, et al. The tale of Phineas Gage, digitally remastered. J Neurotrauma. 2004; 21: 637-43.

12) Eslinger PJ, Damasio AR. Severe disturbance of higher cognition after bilateral frontal lobe ablation: patient EVR. Neurology. 1985; 35: 1731-41.

13) Bechara A, Damasio AR, Damasio H, et al. Insensitivity to future consequences following damage to human prefrontal cortex. Cognition. 1994; 50: 7-15.

14) Bach LJ, David AS. Self-awareness after acquired and traumatic brain injury. Neuropsychol Rehabil. 2006; 16: 397-414.

2 社会的行動障害

15) 久保義郎, 長尾初瀬, 小崎賢明, 他. 脳外傷者の認知―行動障害尺度（TBI-31）の作成―生活場面の観察による評価. 総合リハビリテーション. 2007; 35: 921-8.

16) Ruff RM, Camenzuli L, Mueller J. Miserable minority: emotional risk factors that influence the outcome of a mild traumatic brain injury. Brain Inj. 1996; 10: 551-65.

17) Brothers L. The social brain: a project for integrating primate behavior and neurophysiology in a new domain. Concept Neuroscience. 1990; 1: 27-51.

18) Frith CD. The social brain? Philos Trans R Soc B Biol Sci. 2007; 362: 671-8.

19) Baron-Cohen S, Wheelwright S, Hill J, et al. The"Reading the Mind in the Eyes"Test revised version: a study with normal adults, and adults with Asperger syndrome or high-functioning autism. J Child Psychol Psychiatry. 2001; 42: 241-51.

20) Matsumoto D, Ekman P. Japanese and Caucasian facial expressions of emotion. San Francisco, CA, USA: Human Interaction Laboratory, University of California; 1988.

21) Sato W, Kubota Y, Okada T, et al. Seeing happy emotion in fearful and angry faces: qualitative analysis of facial expression recognition in a bilateral amygdala-damaged patient. Cortex. 2002; 38: 727-42.

22) Russo A, D'Onofrio F, Conte F, et al. Post-traumatic headaches: a clinical overview. Neurol Sci. 2014; 35: 153-6.

23) Jaramillo CA, Eapen BC, McGeary CA, et al. A cohort study examining headaches among veterans of Iraq and Afghanistan wars: Associations with traumatic brain injury, PTSD, and depression. Headache. 2016; 56: 528-39.

24) Ouellet MC, Beaulieu-Bonneau S, Morin CM. Sleep-wake disturbances after traumatic brain injury. Lancet Neurol. 2015; 14: 746-57.

25) Mollayeva T, Kendzerska T, Mollayeva S, et al. A systematic review of fatigue in patients with traumatic brain injury: the course, predictors and consequences. Neurosci Biobehav Rev. 2014; 47: 684-716.

26) Zgaljardic DJ, Durham WJ, Mossberg KA, et al. Neuropsychological and physiological correlates of fatigue following traumatic brain injury. Brain Inj. 2014; 28: 389-97.

27) Diaz-Arrastia R, Kochanek PM, Bergold P, et al. Pharmacotherapy of traumatic brain injury: state of the science and the road forward: report of the Department of Defense Neurotrauma Pharmacology Workgroup. J Neurotrauma. 2014; 31: 135-58.

28) Deb S, Crownshaw T. The role of pharmacotherapy in the management of behaviour disorders in traumatic brain injury patients. Brain Inj. 2004; 18: 1-31.

29) Kim E, Humaran TJ. Divalproex in the management of neuropsychiatric complications of remote acquired brain injury. J Neuropsychiatry Clin Neurosci. 2002; 14: 202-5.

30) 三村 將. 社会的行動障害への介入法―精神医学的観点からの整理―. 高次脳機能研究. 2009; 29: 26-33.

31) Stewart I, Alderman N. Active versus passive management of post-acquired brain injury challenging behaviour: a case study analysis of multiple operant procedures in the treatment of challenging behaviour maintained by negative reinforcement. Brain Inj. 2010; 24: 1616-27.

32) 生方志浦, 村井俊哉. 社会脳. 総合リハビリテーション. 2014; 42: 35-40.

33) Rydon-Grange M, Coetzer R. What do we know about obsessive-compulsive disorder fol-

Ch.14 行動変化

lowing traumatic brain injury? CNS Spectr. 2015; 20: 463-5.

34) Hofer H, Frigerio S, Frischknecht E, et al. Diagnosis and treatment of an obsessive-compulsive disorder following traumatic brain injury: a single case and review of the literature. Neurocase. 2013; 19: 390-400.

35) Ubukata S, Ueda K, Sugihara G, et al. Corpus callosum pathology as a potential surrogate marker of cognitive impairment in diffuse axonal injury. J Neuropsychiatry Clin Neurosci. 2016; 28: 97-103.

［村井俊哉，生方志浦］

Chapter 15 認知症

1 認知症の新しい診断基準について

はじめに

認知症は,「一度正常に達した認知機能が後天的な脳の障害によって持続性に低下し,日常生活や社会生活に支障をきたすようになった状態をいい,それが意識障害のないときにみられる」と定義される[1].この定義が示すように認知症はあくまで状態像であり,認知症状態を引き起こす疾患は多様である.その中で,アルツハイマー病(Alzheimer's disease:AD),血管性認知症(vascular dementia:VaD),レビー小体型認知症(dementia with Lewy bodies:DLB),前頭側頭葉変性症(frontotemporal lobar degeneration:FTLD)の4疾患は,近年4大認知症と称されようになった.認知症の早期診断,適切な診断に基づいた治療やケアが求められている現代社会において,認知症の診断基準が重要であることはいうまでもない.本稿では,比較的最近出版されたDSM-5の診断基準[2]を含めて紹介してみたい.

I DSM-5のMajor or Mild Neurocognitive Disordersの特徴

DSM-5において"dementia"という用語は廃止され,major neurocognitive disorder(major NCD)表15-1 という新しい名称に組み込まれた.また,mild neurocognitive disorder(mild NCD:軽度神経認知障害)という概念が採用され,軽度認知障害と訳されている[3].そして,major NCDとdementiaは厳密には同義語ではないが,認知症と訳されている.major NCDの定義はDSM-Ⅲ-RやDSM-Ⅳの"dementia"よりも広範になっていて,1つの認知領域の機能低下を示す患者もこの診断を受ける可能性がある.すなわち,かつては2つ以上の認知ドメインの障害を示すことが

表15-1 DSM-5のMajor Neurocognitive Disorderの診断基準

A.1つ以上の認知領域(複雑性注意,実行機能,学習および記憶,言語,知覚-運動,社会的認知)において,以前の行為水準から有意な認知の低下があるという証拠が以下に基づいている:
　(1)本人,本人をよく知る情報提供者,または臨床家による,有意な認知機能の低下があったという懸念,および,
　(2)可能であれば標準化された神経心理学的検査に記録された,それがなければ他の定量化された臨床的評価によって実証された認知行為の障害
B.毎日の活動において,認知欠損が自立を阻害する(すなわち,最低限,請求書を支払う,内服薬を管理するなどの,複雑な手段的日常生活動作に援助を必要とする).
C.その認知欠損は,せん妄の状況でのみ起こるものではない.
D.その認知欠損は,他の精神疾患によってうまく説明されない(例:うつ病,統合失調症).

(日本精神神経学会,日本語版用語監修.髙橋三郎,大野 裕,監訳.DSM-5精神疾患の診断・統計マニュアル.東京:医学書院;2014.p.583-634)[3]

Ch.15 認知症

"dementia"の条件であったが，DSM-5のNCDでは複雑な注意，実行機能，学習と記憶，言語，知覚-運動，社会認知のうち1つ以上の認知領域の低下を呈していることが要件になった．したがって，血管性NCD，レビー小体を伴うNCD，前頭側頭型NCDなど，必ずしも病初期から記憶障害が目立たない疾患を捉えやすくなっている．

DSM-5では，以前の水準からの認知機能低下は，本人，観察可能な情報提供者，あるいは医師からの懸念と，標準的な神経心理学的検査，ないしそれが無理なら，他の定量化された臨床評価による認知成績の重大な低下，の両方に基づく必要があると明記されている．周囲の懸念と客観的な証拠は相補的なものであり，両方必要であることが強調されている．なぜなら，もし客観的な神経心理学的検査を重視すれば，明らかに以前よりは低下しているもののもともと高機能の認知成績を有していたため"正常域"の成績を示した者を過小診断してしまう，あるいはもともと認知機能が低いために以前からの変化ではなく低い認知成績を呈した者，検査条件や一時的な体調不良などの外部の要因で，NCDであると誤診されてしまう可能性がある．一方，主観的な症候に焦点を当て過ぎると病識の乏しい者，情報提供者が症状を否定したり気づかなかったりするとNCDが診断されない可能性がある．あるいは，心気的な訴えに過敏に診断してしまうかもしれない．症候学を重視する立場と神経心理学的尺度の正しい用い方，すなわち臨床の基本姿勢が強調されていると思われる．

また，major NCDでは，以前は自分でできていたことを他人が取って代わらなければならないほど自立性が妨げられ，mild NCDでは自立性は保たれているものの微かな障害がみられたり，以前より努力や時間を要したり，代償的な方略や工夫をするかもしれない，と記載されている．

II アルツハイマー病診断基準

1 DSM-5の診断基準

表15-2 にDSM-5のAD診断基準[3]を示すが，基本的にDSM-5においても従来のDSM基準同様に，ADの診断に臨床症候を重視する立場は変わっていない．

今回の改訂における最大の変更点は，認知症（日常生活が自立できなくなっている状態）でなくでも，ADと診断できるようになった点であろう．ここには，ADを"認知症状態"になってから初めて診断できる疾患ではなく，"アミロイドβの脳内沈着を疾患の始まりとし，シナプス機能障害，神経細胞障害が進行することにより，臨床的には無症候期から軽度認知障害（mild cognitive impairment：MCI）の時期を経て認知症に至る一連のプロセスを経る疾患"として捉えるようになったADの疾患概念の変化が反映されている．この改訂により，DSM-IVではADと診断されなかったMCI状態であっても，一定の条件が整えばAD（mild neurocognitive disorder due to AD）と診断できることになった．

第2の変更点として，診断の正確度を臨床的確診（確実な：probable），臨床的疑診（疑いのある：possible）として表示するようになった点が挙げられる．これはADの診断基準として臨床，研究に幅広く用いられてきたNINCDS-ADRDS基準では以前から採用されていた手法である[4]．認知症患者をprobable ADとして診断するために必要な要件としては，遺伝子検査による疾患遺伝子の同定もしくは，典型的なADの臨床症候（記憶障害と他の認知障害が進行性の経過をたどり，脳血管

1 認知症の新しい診断基準について

表15-2 DSM-5のアルツハイマー病による認知症または軽度認知障害の診断基準

A．認知症または軽度認知障害の診断基準を満たす

B．1つまたはそれ以上の認知領域で，障害は潜行性に発症し緩徐に進行する（認知症では，少なくとも2つの領域が障害されなければならない）．

C．以下の確実なまたは疑いのあるアルツハイマー病の基準を満たす．
　認知症について：確実なアルツハイマー病は，以下のどちらかを満たしたときに診断されるべきである．そうでなければ疑いのあるアルツハイマー病と診断されるべきである．
　（1）家族歴または遺伝子検査から，アルツハイマー病の原因となる遺伝子変異の証拠がある．
　（2）以下の3つすべてが存在している．
　　（a）記憶，学習，および少なくとも1つの他の認知領域の低下の証拠が明らかである（詳細な病歴または連続的な神経心理学的検査に基づいた）．
　　（b）着実に進行性で緩徐な認知機能低下があって，安定状態が続くことはない．
　　（c）混合性の病因の証拠がない（すなわち，他の神経変性または脳血管疾患がない，または認知の低下をもたらす可能性のある他の神経疾患，精神疾患，または全身性疾患がない）．
　軽度認知障害について：確実なアルツハイマー病は，遺伝子検査または家族歴のいずれかで，アルツハイマー病の原因となる遺伝子変異の証拠があれば診断される．疑いのあるアルツハイマー病は，遺伝子検査または家族歴のいずれにもアルツハイマー病の原因となる遺伝子変異の証拠がなく，以下の3つすべてが存在している場合に診断される．
　（1）記憶および学習が低下している明らかな証拠がある．
　（2）着実に進行性で緩徐な認知機能低下があって，安定状態が続くことはない．
　（3）混合性の証拠がない（すなわち，他の神経変性疾患または脳血管疾患がない，または認知の低下をもたらす可能性のある別の神経疾患，全身性疾患または病態がない）

D．障害は脳血管疾患，他の神経変性疾患，物質の影響，その他の精神疾患，神経疾患，または全身性疾患ではうまく説明されない．

（日本精神神経学会，日本語版用語監修．高橋三郎，大野　裕，監訳．DSM-5精神疾患の診断・統計マニュアル．東京：医学書院；2014．p.583-634）[3]

障害などの他の疾患を合併しない）を呈することが挙げられている．これらのいずれも満たさない場合，診断の確からしさが減じ臨床的疑診（possible）と診断されることになる．一方MCIでは，遺伝子検査による裏づけがない限りprobable ADとは診断されない．この点については，MCIからAD以外の認知症に進展する患者や，認知症へは進展せずにMCIにとどまる患者が一定の割合で存在することを考慮した結果と考えられる．

　第3の変更点として，診断バイオマーカーとして遺伝子検査が採用されたことである．ここで注意が必要なのは，遺伝子変異には常染色体優性遺伝形式をとるAPP，PS-1, 2が該当し，ApoEε4多型は含まれていない点である．これは，ApoEε4多型はあくまでリスク遺伝子であり，ε4多型を有していてもADを発症しない場合の方が多いためである．また遺伝に関しては，必ずしも遺伝子検査で実証される必要性はなく，家族歴だけでもよいとされている．前述したように，遺伝子変異が確認されればMCI患者であってもprobable ADと診断できる．

2 NIN-AAの診断基準

　1984年に米国国立神経疾患・脳卒中研究所（National Institute of Neurological and Communicative Disorders and Stroke：NINCDS）とアルツハイマー病関連疾患協会（Alzheimer's Disease and Related Disorders Association：ADRDA）によって策定されたNINCDS-ADRDA基準が最も標準的なAD診断基準として30年近くの間用いられてきた[4]．この基準はADの臨床的確診（probable AD）の診断

Ch.15 認知症

表15-3 NIA-AA 診断基準（probable AD dementia）

1．認知症の基準を満たし，加えて次の特徴を有すること．
　　A．潜行性の発症．症状は数カ月から数年にわたって緩徐に発症し，数時間や数日のような急性発症ではない．
　　B．報告や観察による認知機能増悪の明確な病歴がある．
　　C．病初期に最も顕著な認知機能障害が，以下に示す認知領域の1つにみられることが病歴や検査で明確に示される．いずれの障害であっても，他の認知機能領域の少なくとも1つの機能障害の証拠がなければならない．
　　　　a．健忘症状：ADによる認知症において最も一般的な症候である．その障害は，学習と最近学んだ情報の想起の障害を含む．
　　　　b．健忘以外の症状：
　　　　　　・言語障害：最も顕著な障害は喚語困難である．
　　　　　　・視空間認知機能障害：最も顕著な障害は，物体失認，相貌認知障害，同時失認，失読を含む空間認知の障害である．
　　　　　　・遂行機能障害：最も顕著な障害は，推論，判断，問題解決能力の障害である．
　　D．ADによる認知症の臨床的確診の診断は，以下が証明されている場合は適用すべきではない．
　　　　a．認知症の発症や増悪と時間的に関連性のあることが病歴によって明らかにされている重大な脳血管障害の随伴，あるいは多発性脳梗塞・広範な脳梗塞・高度の白質病変の存在．
　　　　b．レビー小体型認知症の，認知症そのもの以外の中核特徴．
　　　　c．行動型前頭側頭型認知症の主要特徴．
　　　　d．原発性進行性失語症の意味型あるいは非流暢/失文法型の主要特徴．
　　　　e．他の活動性の神経疾患や非神経疾患の同時共存や，認知機能に重大な影響を及ぼす薬物の使用の証拠．

(McKhann GM, et al. Alzheimers Dement. 2011; 7: 263-9)[5]

において信頼度が高く，広く臨床治験や臨床研究に用いられてきた．しかし，疾患修飾薬の開発が開始されるとともに，「認知症状態」であることが前提とされている NINCDS-ADRDA 基準の見直しの必要性に迫られ，米国国立老化研究所（National Institute on Aging: NIA）とアルツハイマー病協会（Alzheimer's Association: AA）ワーキンググループにより新しい診断基準が2011年に提唱された 表15-3 [5]．このNIA-AA基準は，ADの診断の精度を高めること，認知症に至る以前のADの検出を可能にすることを主な目的としている．

　NIA-AA基準では，ADは，認知症期（dementia due to AD），軽度認知障害期（MCI due to AD），および無症候期（preclinical AD）の3つのステージからなり，認知症期とMCI期は臨床症状だけでも診断できるが，脳画像検査やCSFなどのバイオマーカーが支持すれば診断の確信度が高まり，一方バイオマーカーは陽性であるが臨床症候を認めない無症候期の診断基準は臨床研究目的と明記されている．この基準では，ADの最も特徴的な症状である記憶障害を重視するけれども，記憶障害以外の言語，視空間認知機能，遂行機能といった認知機能領域の障害が主要症状であっても，複数の認知領域に障害を認めればADと診断できる．したがってNIA-AA基準を用いれば，頭頂・後頭葉に限局した脳萎縮を認め，バリント症候群などの視空間認知障害を主徴とする後部皮質萎縮症（posterior cortical atrophy: PCA）[6]や左側頭・頭頂接合領域の脳病変により喚語困難，言葉数の減少，復唱障害を特徴とする失語症状のみが緩徐に進行する logopenic progressive aphasia（LPA）[7]も probable AD と診断することができる．また遺伝子変異については，臨床的確診の確実性を高めるものとして位置づけられている．NIA-AA基準はDSM-5よりも研究的な側面を重視した内容であ

1 認知症の新しい診断基準について

表15-4 DLBの臨床診断基準改訂版

1．中心特徴（central feature）：DLB診断に必須
　正常な社会的または職業的機能を妨げる進行性認知機能障害として定義される認知症の存在．病初期には記憶障害は目立たないこともあるが，進行すると通常認められる．注意，実行機能，視空間機能のテストで障害が強い場合もある．

2．中核症状（core features）：臨床的確診（probable DLB）には2つが，臨床的疑診（possible DLB）には1つが必要
　（a）注意や覚醒レベルの明らかな変化を伴う認知機能の変動
　（b）典型的にははっきりした形で詳細な内容の繰り返す幻視
　（c）特発性のパーキンソニズム

3．示唆的特徴（suggestive features）：中核症状の1個以上を満たしているときに，下記の症状のうち1個以上あれば，probable DLBと診断できる．中核症状がないときに，1個以上のsuggestive featureがあれば，possible DLBとする．suggestive feature単独では，probable DLBとは診断しない．
　（a）REM睡眠行動障害
　（b）抗精神病薬に対する重度の過敏性
　（c）SPECTもしくはPETで，基底核でのドパミントランスポーターの取り込み低下

4．支持的特徴（supportive features）：一般的にみられる特徴であるが，診断に特異的かどうか立証されていない
　（a）繰り返す転倒と失神
　（b）一過性の原因不明の意識消失
　（c）重度の自律神経障害（例：起立性低血圧，尿失禁）
　（d）幻視以外の他の感覚様式の幻覚
　（e）構築された妄想
　（f）うつ
　（g）CT/MRIで側頭葉内側領域の脳萎縮が軽度
　（h）SPECT/PETで後頭葉を含む全般的な血流/代謝の低下
　（i）MIBG心筋シンチでの異常（取り込みの低下）
　（j）脳波上，側頭葉での一過性鋭波を伴う顕著な徐波

(McKeith IG, et al. Neurology. 2005; 65: 1863-72)[8]

るが，日常診療の範囲内であればDSM-5とNIN-AAのいずれを用いても，大きな差は生じないと考えられる．

III レビー小体型認知症（DLB）の診断基準

　表15-4 にDLBの臨床診断基準を示す[8]．DLBの認知機能障害の特徴は，記憶障害は比較的軽く初期には目立たないこともある一方で，注意，遂行機能，視空間認知機能の障害が目立つことである．実際，Mini-Mental State Examination（MMSE）の下位項目の比較では，ADと比べて3単語想起の得点が高く，一方で視覚認知機能を反映した図形の模写の得点が低い．また認知機能が変動することも重要な特徴であり，変動の背景基盤としては意識レベルの変動が推定されている．精神症状に関しては，詳細で具体的な内容の頻発する幻視，REM睡眠行動障害（REM sleep behavior disorder：RBD），幻視以外の幻覚，体系だった妄想，うつなどの多彩な症状が認められ診断基準にも採用されている．特に幻視は中核特徴に，RBDは示唆特徴に含まれており，これらの症候はDLBに特異的な症候と考えることができる．神経症候としては，特発性のパーキンソニズム，抗精神病薬への過敏性の亢進，繰り返す転倒や失神，一過性の意識障害，重度の自律神経障害（例：起立性低血圧，排尿障害，頑固な便秘）が診断基準に記載されており，神経症候もDLBを特徴づける症候

Ch.15 認知症

である．このようにDLBは，認知機能障害に加えて，精神症状，神経症候など多彩な臨床症候を認める疾患である．DSM-5のレビー小体を伴う認知症ないし軽度認知障害の診断基準[2]にも，ほぼ 表15-4 の診断基準が採用されており，本文の解説には詳述されているものの，SPECTまたはPETでの線条体におけるドパミントランスポーター取り込みの低さや，MIBG心筋シンチグラフィーにおける取り込み低下といった画像所見は採用されていない．昨年末フロリダで開催されたInternational Dementia with Lewy Bodies Conference 2015ではRBDの中核特徴への格上げやMIBG心筋シンチグラフィーの異常の示唆的特徴への格上げが話し合われた．

Ⅳ 前頭側頭葉変性症（FTLD）の診断基準

FTLDは，著明な人格変化や行動障害を主徴とし，前頭葉・前部側頭葉に病変の主座を有する変性性認知症を包括した疾患概念である[9]．FTLDは最初に侵される領域に応じて，行動異常型前頭側頭型認知症（behavioural variant of frontotemporal dementia: bvFTD），進行性非流暢性失語（PNFA），意味性認知症（semantic dementia: SD）の3型に分類される．本稿では指定難病となったbvFTDとSDを中心に取り上げる．

表15-5 に2011年に提唱されたbvFTDの臨床診断基準を示す[10]．この診断基準では，脱抑制，無為・無気力，共感性の喪失，常同行動，食行動変化，神経心理所見の6つの症候が取り上げられ，その中の3つが存在すればpossible bvFTDと診断してよいことになっている．6つの症候のうちの5つまでが人格・行動面の変化に関する症候であり，認知機能については1項目しか含まれていない．しかもその内容は，「遂行機能障害を認める一方で，記憶や視空間認知が保たれる」ことが強調されており，この診断基準をみる限り，粗大な認知機能低下を認めないことがbvFTDの特徴と考えることができる．したがって，認知症と精神疾患の鑑別において認知機能障害の有無が重要な鑑別指標となるべきところが，bvFTDと精神疾患との鑑別の際にはその指標がほとんど役に立たないという問題が生じる．それゆえ，以下に記述する画像所見が重要な役割を果たすことになる．MRIなどの形態画像では，前頭葉に限局性で境界明瞭な強い萎縮が認められることが多い．萎縮は扁桃体および海馬前部を含む側頭葉前部にも及び，尾状核の萎縮もみられる．萎縮は左右半球間に著しい差が認められることが多いが，左右差があることが疾患特異的ということではない．機能画像では，萎縮部位に対応した領域の血流・代謝低下が認められる．診断基準では，possible bvFTD患者が，画像所見でbvFTDに特徴的な異常所見を認めれば，probable（臨床的にほぼ確実）と診断してよいことになっている．指定難病[11]やDSM-5の（行動異常型）前頭側頭型神経認知障害の診断基準[2]も，ほぼRascovskyらの診断基準を採用している．

意味性認知症（SD）の新しい診断基準は，Gorono-Tempiniら[12]による原発性進行性失語（primary progressive aphasia: PPA）のサブタイプの一つ，semantic variant PPAとして紹介されている．この診断基準の特徴は，まず初めにPPAかどうかを診断し 表15-6 ，PPAであればサブタイプの言語特徴に基づいて，統語と流暢性の少なくとも一方が障害され単語理解が保たれる失文法/非流暢型PPA（nonfluent/agrammatic variant PPA）〔1998年のNearyら診断基準ではprogressive non-fluent aphasia（PNFA）に相当〕，語理解障害を主体とし，統語と流暢性は保たれる意味型PPA（semantic variant PPA）（SDに相当），語想起障害による発話の流れの中断を特徴とし，統語と聴理解が比較

274

1 認知症の新しい診断基準について

表15-5 Rascovsky らによる bvFTD の臨床診断基準

Ⅰ．神経変性疾患（必須項目）
　Ａ．行動　および/もしくは　認知機能の進行性の悪化が経過観察中や病歴で確認されること

Ⅱ．Possible bvFTD（以下のA～Fの行動面ならびに認知面での症候のうち，少なくとも3項目が，反復性もしくは持続的に認められる）
　Ａ．早期からの脱抑制行動（以下のA1～A3のうち，少なくとも1つが必要）
　　A1．社会的に不適切な行動
　　A2．マナーや礼儀正しさの喪失
　　A3．衝動的，無分別，軽率な行動
　Ｂ．早期からの無為，無気力（以下のB1～B2のうち，少なくとも1つが必要）
　　B1．無為（アパシー）
　　B2．無気力
　Ｃ．早期からの思いやりもしくは共感性の喪失（以下のC1～C2のうち，少なくとも1つが必要）
　　C1．他者の窮状や感情への反応が減弱
　　C2．社会的興味，相互関係性，人としての温かみの減弱
　Ｄ．早期からの保続的，常同的，強迫的/儀式的行動（以下のD1～D3のうち，少なくとも1つが必要）
　　D1．単純な動作の繰り返し
　　D2．複雑な内容の強迫的もしくは儀式的行動
　　D3．常同言語
　Ｅ．過食と食行動変化（以下のE1～E3のうち，少なくとも1つが必要）
　　E1．嗜好の変化
　　E2．暴食，飲酒・喫煙量の増加
　　E3．口唇傾向もしくは異食
　Ｆ．神経心理所見：遂行機能障害/語列挙の障害を認めるが，相対的に記憶と視空間機能の保持される（以下のF1～F3のうち，少なくとも1つが必要）
　　F1．遂行機能の障害
　　F2．エピソード記憶は比較的保たれる
　　F3．視空間機能は比較的保たれる

Ⅲ．Probable bvFTD（以下のA～Cのすべてが必要）
　Ａ．possible bvFTDの診断基準に合致
　Ｂ．明らかな機能低下がある（介護者からの報告，またはClinical Dementia Rating Scaleや Functional Activities Questionnaireで確認される）
　Ｃ．bvFTDに合致した画像所見（以下のC1～C2のうち，少なくとも1つが必要）
　　C1．前頭葉および/もしくは前部側頭葉の萎縮がMRIもしくはCTで示される
　　C2．前頭葉および/もしくは前部側頭葉の血流低下もしくは代謝低下がPETもしくはSPECTで示される

Ⅳ．FTLD病理を伴うDefinite bvFTD（以下のAに加えて，BかCのどちらか一方を満たす）
　Ａ．possible bvFTDもしくはprobable bvFTDの診断基準に合致
　Ｂ．生検もしくは剖検によりFTLDの病理所見を認める
　Ｃ．既知の病的遺伝子変異が確認される

Ⅴ．除外基準（AとBがあるものは除外される．Cはpossible FTDではみられてもよいが，probable bvFTDではみられてはならない）
　Ａ．障害パターンが他の非変性性の神経系もしくは内科的疾患によって説明可能
　Ｂ．行動障害が精神疾患で説明可能
　Ｃ．バイオマーカーがアルツハイマー病もしくは他の神経変性疾患を強く示唆する

注）「早期から」とは発症から3年以内に認められることを意味する
（Rascovsky K, et al. Brain. 2011；134：2456-77）[10]

Ch.15 認知症

表15-6 原発性進行性失語（PPA）の診断基準

　診断は，2段階で行われる．まず，次の基本的なPPAの基準を満たす必要がある．PPAの臨床診断には，病初期には際立った言語の障害のみを呈することが必要である．潜行性に発症し，進行性の言語障害が会話，挨拶，言語の評価でみられる．

・包含基準：1〜3の基準を満たさなければならない
　　1．最も顕著な臨床症状は言語の困難さである
　　2．これらの障害が日常生活における障害の主たる要因である
　　3．発症時および病初期において失語が最も目立つ障害である

・除外基準：PPAの診断のためには1〜4の基準が否定されなければならない
　　1．他の非変性性神経系障害または医学的疾患により障害パターンがよりよく説明される
　　2．精神科的診断により認知障害がよりよく説明される
　　3．顕著な初期のエピソード記憶，視覚性記憶，視知覚性の障害
　　4．顕著な初期の行動障害

(Gorno-Tempini ML, et al. Neurology. 2011; 76: 1006-14) [12]

的保たれる発話減少型PPA（logopenic variant PPA）の3つの臨床サブタイプのいずれかに分類される．そして，ある程度の認知機能障害や行動障害が発症時や病初期に存在しても，PPAから除外されることはなくなった．しかし，右側頭葉優位の萎縮例では，病初期から精神症状や相貌の認知障害が出現してくることが指摘されている[13]．自験例で検討してみると，SDの半数以下の症例しかPPAの範疇で捉えられなかった[14]．背景病理が多様なFTLDの中で，SDに関しては症状の均質性が高く，神経病理学的にも大部分がユビキチン陽性タウ陰性神経細胞内封入体を有する一群（FTLD-U）に属し，その封入体の主要構成成分がTDP-43からなることが判明したことから，あえてPPAの枠組みの中で捉える必要はなく，行動障害や相貌の認知障害を伴っていてもSDとして捉える方が現時点では妥当であろう．指定難病の診断基準においても，直接SDを診断することになっており，1998年のSDの診断基準[9]がそのまま踏襲されている　**表15-7**．必須項目としては，物品呼称障害と単語の理解障害，いわゆる2方向性の障害を挙げ，注として語義失語の特徴である，「これらの障害に一貫性がみられ，異なる検査場面や日常生活でも同じ物品，単語に障害を示すこと」を解説に加えている．

Ⅴ　血管性認知症（VaD）の診断基準

　表15-8にNINDS-AIRENのprobable VaDの診断基準を示す[15]．この診断基準では，認知症と脳血管障害との因果関係が証明されることがVaD診断には最も重要であると明記されている．また，前述したADやDLB，bvFTDなどの神経変性疾患の診断基準とは異なり，VaD診断には具体的な認知機能障害やBPSD，神経症候の内容は規定されていない．これは，どの血管が障害されるかによって臨床症候が異なることに起因するが，その一方でVaDに共通して認められる症候も存在し，診断基準では「probable VaDに矛盾しない所見」として記述されている．この中には，歩行障害，姿勢不安定，排尿障害，仮性球麻痺などの神経症候，精神運動緩慢や遂行機能障害などの認知機能障害，人格と気分の変化，無為，うつ，情動失禁などの精神症状が含まれている．VaDに特徴的とされるこれらの症状は，主として皮質下症状である．

1 認知症の新しい診断基準について

> **表15-7** 意味性認知症

(1) 必須項目[a]: 次の2つの中核症状の両者を満たし, それらにより日常生活が阻害されている.
 A. 物品呼称の障害
 B. 単語理解の障害
(2) 以下の4つのうち少なくとも3つを認める.
 1. 対象物に対する知識の障害[b]（特に低頻度/低親密性のもので顕著）
 2. 表層性失読・失書[c]
 3. 復唱は保たれる. 流暢性の発語を呈する.
 4. 発話（文法や自発語）は保たれる
(3) 高齢で発症する例も存在するが, 70歳以上で発症する例は稀である[注1].
(4) 画像検査: 前方優位の側頭葉にMRI/CTでの萎縮がみられる[注2].
(5) 除外診断: 以下の疾患を鑑別できる.
 1）アルツハイマー病
 2）レビー小体型認知症
 3）血管性認知症
 4）進行性核上性麻痺
 5）大脳皮質基底核変性症
 6）うつ病などの精神疾患
(6) 臨床診断:（1）〜（5）のすべてを満たすもの.

注1）高齢での発症が少ないところから, 発症年齢65歳以下を対象とする.
注2）画像読影レポートまたはそれと同内容の文書の写し（判読医の氏名の記載されたもの）を添付すること.
 なお, 画像検査所見及び除外診断については, 別表を参考に鑑別を行う.

＜参考＞
注3）特徴的な言語の障害に対して, 本人や介護者はしばしば"物忘れ"として訴えることに留意する.
注4）（行動異常型）前頭側頭型認知症と同様の行動障害がしばしばみられることに留意する.
 a）例: これらの障害に一貫性がみられる, つまり, 異なる検査場面や日常生活でも同じ物品, 単語に障害を示す.
 b）例: 富士山や金閣寺の写真を見せても, 山や寺ということは理解できても特定の山や寺と認識できない. 信号機を提示しても「信号機」と呼称ができず,「見たことない」,「青い電気がついとるな」などと答えたりする.
 有名人や友人, たまにしか会わない親戚の顔が認識できない. それらを見ても,「何も思い出せない」,「知らない」と言ったりする.
 c）例: 団子→"だんし", 三日月→"さんかづき"

（公益財団法人 難病医学研究財団/難病情報センター. http://www.nanbyou.or.jp/entry/1360）[11]

　VaDでは画像上の血管病変と認知症との因果関係がしばしば問題となる. すなわち, MRI上明らかな血管病変が存在しても, それが視床や海馬などの認知症発症に関わる部位の病変でなければ, VaDとは断定できないことである. 特に皮質下白質病変については, 同程度の白質病変を有していても個人によって症状に大きな差があり, 認知機能低下を認めるケースもあればそうでないケースもある. この要因として白質病変の範囲, 強さ, 部位などが重視されているが, MRIでは白質病変の範囲や部位を同定することは可能であるがその強さまではわからないという問題がある.

おわりに

　最近では, 上述した4大認知症のうち3変性疾患については, バイオマーカーなども取り込んで, 病態修飾薬の開発も見据えたMCIさらには未発症の段階からの超早期診断を目的とした診断基準

Ch.15 認知症

表15-8 血管性認知症の診断基準（NINDS-AIREN）

Ⅰ．Probable VaD
  以下のすべてを認めること
  1．認知症
    以前のより高い機能水準からの認知機能低下によって定義され，記憶障害と以下の2つ以上の認知機能（見当識，注意，言語，視空間機能，実行機能，運動制御，行為）の障害によって示される．これは，臨床診察によって確立され，神経心理的検査によって立証されることが望ましい．日常生活活動の障害を生じる程度に重度であり，これは脳卒中に基づく身体障害のみにはよらない．
    除外基準：意識障害，せん妄，精神病，重篤な失語，神経心理学的検査を妨げる著明な感覚運動障害を有する症例．記憶や認知の障害を説明しうる身体疾患もしくはアルツハイマー病などの他の脳疾患を有する症例も除外される．
  2．脳血管障害
    神経学的診察で，脳卒中に一致する局所神経症候（片麻痺，下部顔面神経麻痺，バビンスキー徴候，感覚障害，半盲，構音障害）が存在する（脳卒中の既往はあってもなくてもよい）．および，脳画像検査（CT，MRI）による多発性大梗塞，戦略的領域の単発梗塞（角回，視床，前脳基底部，後大脳動脈あるいは前大脳動脈領域），多発性の基底核や白質のラクナ梗塞あるいは広汎な脳室周囲白質病変およびこれらの組み合わせ．
  3．認知症と脳血管障害が時間的に関連する．下記a) b) の少なくとも1つによって示される，もしくは推測される．
    a) 明らかな脳卒中後3カ月以内の認知症の発症．
    b) 突然の認知機能の低下，もしくは動揺性，階段状の認知機能障害の進行．

Ⅱ．臨床的確診に矛盾しない臨床特徴
  a) 早期からの歩行障害（小歩，小刻み歩行，磁性–失行性–失調性歩行，パーキンソン歩行）．
  b) 姿勢不安定，頻回の原因不明の転倒の病歴．
  c) 早期からの頻尿，尿意促迫，他の泌尿器疾患によって説明できない排尿症候．
  d) 仮性球麻痺．
  e) 人格と気分の変化，無為，うつ，情動失禁，あるいは精神運動遅滞や実行機能障害などの他の皮質下障害．

Ⅲ．VaDとは考えにくい特徴
  a) 早期からの記憶ならびに言語（超皮質性感覚失語），行為（失行），認知（失認）などの他の認知機能の進行性の悪化．これらの障害に対応する病変が脳画像検査で認められない．
  b) 認知機能障害以外に局所神経徴候がない．
  c) 頭部CTやMRIで脳血管病変がない．

（Chui HC, et al. Neurology. 1992; 42（3 Pt 1）: 473–80)[15]

が提案されつつある．しかし，DSM–5のAD診断基準に示されているように，日常臨床においては "診断は臨床症状を中心に行い，心理検査や髄液・画像検査などのバイオマーカーは診断をより確実にするものとして補助的に用いる" ことが重要であろう．

📖 **文 献**

1) 「認知症疾患治療ガイドライン」作成合同委員会，編．認知症疾患治療ガイドライン 2010．東京：医学書院；2010．

2) American Psychiatric Association. Diagnostic and statistical manual of mental disorders, 5th ed. American Psychiatric Association; 2013. p.591-643.

3) American Psychiatric Association. Diagnostic and statistical manual of mental disorders, 5th ed. American Psychiatric Association; 2014.（日本精神神経学会，監修．高橋三郎，他訳．DSM–5精神疾患の診断・統計マニュアル．東京：医学書院；2014．p.583-634．）

1 認知症の新しい診断基準について

4) McKhann G, Drachman D, Folstein MF, et al. Clinical diagnosis of Alzheimer's disease: report of the NINCDS-ADRDA Work Group under the auspices of Department of Health and Human Services Task Force on Alzheimer's Disease. Neurology. 1984; 34: 939-44.

5) McKhann GM, Knopman DS, Chertkow H, et al. The diagnosis of dementia due to Alzheimer's disease: recommendations from the National Institute on Aging-Alzheimer's Association workgroups on diagnostic guidelines for Alzheimer's disease. Alzheimers Dement. 2011; 7: 263-9.

6) Alladi S, Xuereb J, Bak T, et al. Focal cortical presentations of Alzheimer's disease. Brain. 2007; 130: 2636-45.

7) Rabinovici GD, Jagust WJ, Furst AJ, et al. Abeta amyloid and glucose metabolism in three variants of primary progressive aphasia. Ann Neurol. 2008; 64: 388-401.

8) McKeith IG, Dickson DW, Lowe J, et al. Consortium on DLB. Diagnosis and management of dementia with Lewy bodies: third report of the DLB Consortium. Neurology. 2005; 65: 1863-72.

9) Neary D, Snowden JS, Gustafson L, et al. Frontotemporal lobar degeneration: a consensus on clinical diagnostic criteria. Neurology. 1998; 51: 1546-54.

10) Rascovsky K, Hodges JR, Knopman D, et al. Sensitivity of revised diagnostic criteria for the behavioural variant of frontotemporal dementia. Brain. 2011; 134: 2456-77.

11) 公益財団法人 難病医学研究財団/難病情報センター. http://www.nanbyou.or.jp/entry/1360

12) Gorno-Tempini ML, Hillis AE, Weintraub S, et al. Classification of primary progressive aphasia and its variants. Neurology. 2011; 76: 1006-14.

13) Kashibayashi T, Ikeda M, Komori K, et al. Transition of distinctive symptoms of semantic dementia during longitudinal clinical observation. Dement Geriatr Cogn Disord. 2010; 29: 224-32.

14) Ichimi N, Hashimoto M, Matsushita M, et al. The relationship between primary progressive aphasia and neurodegenerative dementia. East Asian Arch Psychiatry. 2013; 23: 120-5.

15) Chui HC, Victoroff JI, Margolin D, et al. Criteria for the diagnosis of ischemic vascular dementia proposed by the State of California Alzheimer's Disease Diagnostic and Treatment Centers. Neurology. 1992; 42(3 Pt 1): 473-80.

［橋本　衛，池田　学］

Ch.15 認知症

2 認知症 各論

はじめに

　認知症性疾患には各疾患特有の症候があり，各症候は大きく分けると，①記憶障害や言語障害などの認知機能障害，②幻覚，妄想や行動異常などの精神症状，③パーキンソン症候や歩行障害などの神経症状である．ここでは変性性認知症性疾患のそれぞれの症候を取り上げ，認知機能障害を評価する認知機能検査と画像，精神症状を測る評価尺度について紹介する．精神症状には，幻覚・妄想など知覚・思考障害である狭義の精神症状，興奮・攻撃・徘徊など客観的に観察される行動障害，さらに，うつや多幸などの感情障害が含まれる．近年はこれらの症候は，行動心理学的症候（behavioral and psychological symptoms of dementia: BPSD）と呼ばれるが，ここではこれらを精神症状と総称することにする．

I アルツハイマー病

　アルツハイマー病（Alzheimer's disease: AD）では，認知機能障害と精神症状が中核となる臨床症状である．発症・進行は緩徐で，最終的には失外套症候群と呼ばれる精神活動がすべて失われた状態になる．**表15-9** にADの臨床的変化をまとめる．

1 ADの認知機能障害

　多くのADは記憶障害から始まり，進行すると見当識障害，構成障害，言語障害，遂行機能障害と複数の領域での認知機能障害を出現するようになる．

1）記憶障害

　記憶障害はADにおける中核症状である．記憶障害の中でも前向健忘（新しい事実や事件を覚えることの障害）が中心の障害となる．このため日常生活では，約束の時間や場所などの予定（展望的記憶）が覚えられない，鍵や眼鏡などの日常物品の置き場所を忘れる，薬の飲み忘れなどが増えて服薬管理ができなくなる，周囲に同じことを何度もたずねる，電気のスイッチやガスを消し忘れるなど，記憶に頼る行為の失敗が増え，エピソード記憶（時間や場所が限定される自己の経験などに関する記憶）の障害が目立つようになる．さらに前向健忘が進行すると，数分前の出来事もまったく思い出せなくなる．このようにADでは，最近の出来事（近時記憶）が思い出せないという症状がより強く現れるが，遠い昔の記憶（遠隔記憶）は病初期では比較的保たれているため，本人や家族は「最近のことは忘れているが，昔のことはよく覚えている」と認識している場合が多い．しかし，記憶障害の進行とともに遠隔記憶も障害されてゆく．

2）見当識障害

　記憶障害と関連して，ADでは時間（年月日，曜日，時間など），場所，および人物に関する見当識障害が起こる．時の見当識障害が生じると，昼夜が曖昧になり，自分が起きた時が朝だと思い，夜中で家族が就寝中でも平気で行動する．日付をたずねられても答えられず，「今年は何年か」という質問に対しては，健常者でも1〜2年の誤りが生じる場合があるが，ADでは数十年前の年を答え

280 |　　　　　　　　　　　　　　　　　　　　　　　　　　　　　　　　　　　　**JCOPY** 498-22874

2 認知症 各論

表15-9 アルツハイマー病の臨床的変化

発症前段階（preclinical stage）ステージⅠ：1〜3年	
記憶	新しい情報の学習困難，遠隔記憶の障害（軽度）
視知覚・構成	地誌的見当識障害，構成障害（軽度）
言語	言語生成の障害，失名辞（軽度），会話は空虚で同じ内容の繰り返し
精神症状	無関心，易刺激性，悲哀，妄想
CT/MRI	側頭葉内側面と海馬の萎縮
PET/SPECT	両側後頭頭頂葉後部の代謝/血流の低下
ステージⅡ：2〜10年	
記憶	より重篤な近時記憶・遠隔記憶の障害
視知覚・構成	視空間定位障害，視覚失認，構成障害
言語	流暢性失語，失名辞，錯語，理解障害，会話の成立が困難
他の認知機能	失行，失計算
精神症状	無関心，易刺激性，悲哀，妄想，不穏，徘徊
CT/MRI	脳室は正常もしくは拡大　脳溝の拡大
PET/SPECT	側頭頭頂葉の代謝/血流の低下（一側もしくは両側）
ステージⅢ：8〜12年	
言語	反響言語，反復言語，語間代，構音障害，最終的には緘黙
他の認知機能	重篤な障害
神経症状	四肢の固縮，屈曲姿勢，排尿・排便障害
CT/MRI	脳室の拡大　脳溝の拡大
PET/SPECT	両側側頭頭頂葉および前頭葉の代謝/血流の低下

(Mendez MF, Cummings JL. Dementia: a clinical approach. 3rd ed. Philadelphia: Butterworth-Heinemann; 2003 より一部改変)[35]

ることもある．場所の見当識障害が生じると，自分の部屋やトイレの場所がわからなくなる．また，自分が今いる場所が自宅であることがわからず，夕方になると帰り支度をして外出しようとすることもある．これは夕暮れ，あるいは黄昏症候群と呼ばれている．

人物の見当識障害では，自身の息子を亡くなった夫と間違えるなど，身近な家族が認識できなくなることもある．また，自己の見当識障害では，早期から自分自身の年齢も曖昧になる一方で，生年月日については比較的記憶が保たれている場合が多い．

3) 視覚認知・構成障害

視空間における定位や配置は構成行為といわれるが，一般的に頭頂葉病変を持つADでは比較的早期から構成行為の障害（構成障害）が生じる．特に，後部皮質萎縮が先行するADの視覚亜型と呼ばれるタイプは，視覚失認，失読，バリント症状群などの視覚認知に関連する症状を早期から呈する．視覚認知障害のうち，既知人物の顔が認識できなくなるものを相貌失認という．相貌失認では上述の人物の見当識障害とは異なり，視覚以外の情報（声やにおいなど）や顔以外の視覚情報（髪

Ch.15 認知症

型や服装など）で人物を認識することができる.

4) 遂行機能障害

　我々は日常生活では多くの目標を設定し，さまざまな計画を立てて，現実場面と検証しながら目標を遂行してゆく．この能力は遂行機能と呼ばれ，前頭葉機能が関連すると考えられており，仕事の計画・実行から毎日の食事の用意に至るまで毎日の生活で重要な役割を果たしている．ADでは病初期から遂行機能障害を生じ，日常生活場面では物事を計画的に効率よく進められなくなる．例えば，以前のように料理ができなくなったという症状は，記憶障害に加えて遂行機能障害も関与していることが多い.

5) 言語障害

　ADでは語想起の障害，いわゆる喚語困難が病初期からみられる．人名などの固有名詞は早期から想起できないが，進行すると一般名詞も思い出せず，会話中に「あれ」「それ」という代名詞を頻繁に用いるようになり，迂遠的表現が目立つようになる．文字言語では，漢字を中心とした読み書きの障害が認められる．一方，早期には聴覚的理解は比較的保たれ，発話や復唱も良好である．進行すると発話量が減少し，最終的に緘黙状態になる.

2 ADの精神症状

　ADでは気分や感情障害，無為，易刺激性，幻覚，妄想，興奮などの精神症状が生じる．うつ，無関心，および意欲低下は病初期から認められ，進行に伴い，感情の統制困難，興奮および攻撃性が目立つようになる．妄想はADの約半数に認められ，その内容は被害妄想，特に物盗られ妄想が多い．誤った認識に基づく誤認妄想がその次に多いが，後述するレビー小体型認知症（dementia with Lewy bodies：DLB）にも誤認妄想は高頻度に出現するため，鑑別には注意を要する．身近な介護者や家族が妄想の対象となることが多く，介護者に多大な負担を与える．最終的には活動性が低下し，無為や緘黙状態になる.

　また，徘徊，荷作り行動，確認行動などの異常行動も生じる．徘徊は無目的であるものや，外出願望などの合目的なもの，地誌的見当能力の低下など，その機序はさまざまである．道順障害を伴う場合は，帰り道がわからなくなる可能性も高いため，対応に注意する必要がある．荷作り行動，確認行動はタンスの引き出しや鞄や財布の中身の確認を繰り返し，一つにまとめたりする行動である．その他の症状として，ADでは鏡に映る自分の顔を認識できず，自分の像に向かって話しかけ，鏡の裏に人がいるのではないかと確認するような行動をとることもある（鏡現象）.

II レビー小体型認知症

　レビー小体型認知症（DLB）は，ADと血管性認知症とともに三大認知症といわれており，ADに続き2番目に頻度が高い変性性認知症である．DLBでは，進行性の認知機能障害が必須症状であり，それに加えて認知機能変動，幻視，およびパーキンソン症候が中核症状として挙げられている[1].

1 DLBの認知機能障害

　DLBの認知機能障害は，記憶障害，言語障害，視覚認知障害，構成障害，遂行機能障害，注意障害などが含まれる．ADと類似しているため，臨床的に鑑別が困難な場合も多い．しかし詳細に検査すると，後述のような異なる認知機能障害のプロフィールがみられる．以下にDLBに特徴的な認

282

知機能障害を述べる．

1）記憶障害

病初期には記憶障害の程度は，ADと比較して軽い場合が多い．記憶内容の想起を自ら求められる自由再生（先ほど覚えたものを言う・描くなど）の能力は低下しても，問われたものが学習や経験した内容であるかどうかの判断，すなわち以前に「あった」か「なかった」かの選択を求められる再認は比較的保たれる．また，ヒントを与えると内容を思い出せることもある（手がかり再生，またはヒント再生）．このような記憶の再生と再認の成績の乖離は，記憶の把持よりもむしろ記憶内容の検索過程に障害があるためと考えられる．この理由として，DLBは側頭葉内側面の萎縮がADに比べて軽度であるため記憶の把持が保たれ，検索過程の障害は前頭葉-線条体システムの機能低下に関連するといわれている[2]．また記憶障害の内容においては，見て覚えたこと（視覚性記憶）が聴いて覚えたこと（言語性記憶）よりも重篤に障害される．

2）視覚認知障害・構成障害

視覚認知障害および構成障害（視覚構成障害）は病初期から認められる．模写などの描写課題では，処理速度が遅延し，線や角の位置などの誤りが目立つ．病初期から重篤な視覚認知機能障害を示す患者は幻覚を発症する傾向が高いという報告もある[3]．多くの研究より，DLBにおける内側面を含む後頭葉から側頭葉，頭頂葉にかけての血流・代謝の低下と視覚認知障害との関連が指摘されている．

3）注意障害・遂行機能障害

日常場面だけでなく種々の神経心理学的検査場面においても，総合得点が同程度のADと比較すると，DLBでは注意障害および，遂行機能障害の低下を示す傾向が高い．注意の選択・分断注意・注意持続の低下，すなわち注意機能は全般的に低下しており，課題の処理速度も遅くなる．特に，遂行機能や視空間認知能力を要求される課題において，選択注意の障害が顕著に認められる．しかし，注意機能は幻視や認知機能変動の影響を受けるため，複数のテストバッテリーを組み，丁寧に評価する必要がある．

2 幻視

実際には存在しない視覚対象が知覚されることを幻視という．DLBでは数日，ときには数週間以上にわたって，意識清明時に非常に鮮明な幻視が繰り返し出現する．多くの場合は，色彩を伴い，生々しいものであり，その内容は「部屋に子供が座っている」「風呂場の浴槽の中に魚がいる」など，人，動物，虫に関する報告が多い．

また，錯視とは視覚対象が誤って知覚されることであり，DLBでは錯視も高頻度に出現する．「壁のシミが人の顔に見える」「ゴミが動いて虫のように見える」など，影やシミなどから誘発される錯視も多い．自身の幻視に対する病識や情動反応はさまざまであり，幻視が非現実であることが認識できない場合もあれば，無関心な反応や，さらには非現実であることを認識できているだけでなく，幻視体験を楽しむ例もある．せん妄により幻視が出現することは他の認知症性疾患でもみられるが，DLBの幻視は比較的持続することが特徴的であり，その幻視の出現は視覚認知障害だけでなく注意障害も関与すると考えられている．

知能検査の下位項目の積木検査において出現する構成障害の多寡を調べることにより，DLBの

Ch.15 認知症

幻視の発症をある程度予測することができることが報告されている[4]．また近年，錯視を検出するパレイドリア検査が開発され，ADとDLBの鑑別の有用性が報告されている[5]．パレイドリアとは錯視の一種であり，雲の形や壁の染みなど不明瞭あるいは意味のない視覚対象から，人の顔など明瞭で具体的な錯視像が作り出される体験である．

3 認知機能変動

DLBの特徴として，注意とその他の認知機能，および生活能力は変動する．ADの黄昏症候群にみられるような規則的な日内変動ではなく，DLBでは変動の程度は著しく，その周期は数時間，数日，あるいは数カ月を要する場合もある．認知機能状態がよいときには記憶や了解もよく，見当識も正常であった患者が，状態が悪くなると，まったく話が通じず，重度の見当識障害が出現して周辺状況の理解もできなくなることがある．また，注意障害のために行動や思考の一貫性がなくなり，せん妄，もしくはconfusional stateといわざるを得ない状態となる．周囲に対する妄想様の誤認が強くなるため，「別の世界で生活している」ような印象を与える患者も存在する[6]．認知機能変動を正しく把握するためには適切な評価方法が必要であり，近年，臨床的認知機能変動評価尺度が開発され，日本語版の標準化も試みられている[7]．

Ⅲ 前頭側頭葉変性症

前頭側頭葉変性症（frontotemporal lobar degeneration：FTLD）は，前頭葉・側頭葉の萎縮を共通の基盤とし，行動障害から言語や運動障害にわたる症状を呈し，前頭葉変性症型・ピック型・運動神経疾患型の3つの病理型を有する変性性認知症である．その中に，前頭側頭型認知症型（fronto-temporal dementia：FTD），意味性認知症型（semantic dementia：SD），および進行性非流暢失語型（progressive non-fluent aphasia：PNFA）の3つの臨床症候群が含まれる[8]．最近では特にFTDに対してbehavioral variant frontotemporal dementia（bvFTD）を用い，新しい診断基準を提唱する立場もある[9]．

FTDは典型的には行動障害や人格変化から始まり，認知機能障害が進行とともに問題となる場合が多い．ここではFTD，SD，およびPNFAにみられる認知機能障害と精神症状を中心に述べる．

1 FTDの認知機能障害

後述のように，記憶障害や遂行機能障害については，ADや他の認知症性疾患とFTDとのプロフィールの違いが数多く報告されている．しかしADやDLBと比べると，FTDの特徴的な認知機能障害は研究者により異なり，特徴的とされる前頭葉機能障害も他の変性性認知症性疾患にも認められるため，臨床場面での鑑別には認知機能検査よりもむしろ，行動検査指標を重視する立場もある．FTDの認知機能を評価する場合には，検査の総合点数のみに注目するのではなく，課題の誤り方の特徴などについて質的に検討する必要がある．

1）記憶障害

FTDはADと比べると，早期にはエピソード記憶は比較的保たれている．一方で前頭葉機能低下に伴う記憶の障害が特徴的であり，学習や検索の方略が障害されやすい．すなわち，記憶情報を適切に整理して登録すること（記憶の体制化）ができず，ソースモニタリングも曖昧で，記憶情報の大まかな属性などに反応する傾向があるため，正確に記憶することが困難である．例えば，再認課

題（例；「先ほど覚えた項目の中にこの単語はありましたか」を問われる）の成績が低下するのは，この特徴のためである．

2) 遂行機能障害

作業記憶，抑制コントロール，プランニング，言語生成や語流暢性，セットの転換，抽象概念形成など，さまざまな遂行機能課題においてFTDでは低下を示す．語流暢性課題の中でも前頭葉機能により関連があるといわれている文字流暢性（letter fluency）課題が，意味流暢性（semantic fluency）課題に比べて，FTDでは相対的に成績が低下しており，意味流暢性課題の成績が文字流暢性課題よりも悪いADとは異なる特徴を示す[10]．

3) 言語障害

病初期には比較的保たれているが，特徴として動詞の呼称が名詞に比べて不良である．進行とともにSDやPNFAの言語症状との重複がみられるようになる．

2 FTDの精神症状（人格・行動の変化）

早期から，社会的対人行動が低下し，情動の鈍麻を特徴とする人格変化が起こる．脱抑制行動，常同的・保続的行動，環境依存症候群，情動の鈍麻，病識の欠如などの多彩な症状が認められる．

1) 脱抑制行動

礼儀や周囲へ配慮を欠く社会的対人行動の低下，もしくは暴力行為や万引きなど反社会的で脱抑制的行動が早期からみられる．診察や検査場面では立ち去り行動や，考え無精が出現する．性別，人格の個人差，もしくは状況からの影響などの要因で，脱抑制行動を客観的に評価することは容易ではない．客観的行動評価の一例として，FTDが1時間程度の認知機能検査に取り組む際の自発的な行動を調べ，考え無精や保続，または規範の逸脱行為などに対して量的評価が試みられているが[11]，日常生活上での行動異常が反映されていない可能性も否定できない．家族からの情報提供を参考に，病前性格や習慣的行動などを基に，丁寧に評価する必要がある．

2) 常同的・保続的行動

特徴的な常同行動には，周遊，時刻表的生活，常同的食行動異常がある．周遊とは，毎日同じ時間に同じコースを同じパターンで，天候など状況にかかわらず繰り返し歩くことである．時刻表的生活とは，時刻表のように一日のスケジュールが固定しており，毎日決まった時刻に同じ行動を繰り返すことであり，スケジュールが狂うと怒ったり不機嫌になったりする．常同的食行動異常はADと比べてFTDで頻度が高く，食欲の亢進と，甘いものを大量に食べるといった嗜好の変化も早期から認められる[12]．進行すると保続的行動が増え，言語面では同語反復や常同言語のような保続的行動もみられる．

3) 環境依存症候群

他者の動作の模倣を制止しても続ける（反響行為），他者の言葉をそのままおうむ返しに繰り返す（反響言語），視界に入った文字を片端から読み上げる（強迫的音読）などがある．FTDでみられる上記のような環境依存症候群，もしくは被影響性の亢進は，ADではほとんど認められない．

4) 情動の鈍麻・病識の欠如

多幸状態の頻度が高く，うつ気分は少ない．進行に伴い無表情になり，情動の鈍麻と他者への共感性の欠如も見受けられる．前頭葉機能低下による無為や発動性低下は，うつ症状と捉えられやす

Ch.15 認知症

いので注意を要する．また，前頭葉機能低下による病識の欠如は早期からみられ，病感の訴えもほとんどみられない．

3 SDの認知機能障害

　近年では，SDは原発性進行性失語症（primary progressive aphasia: PPA）の下位に属すsemantic variant（意味型）[13]や，流暢型原発性進行性失語症（fluent PPA）[14]と位置づける立場もある．SDは進行性の意味の障害が中核症状であり，進行とともにFTDで認められる人格・行動変化も生じることが多い．

1）言語障害

　語を思い出せないという語想起の障害，いわゆる喚語困難が早期からみられ，語彙の減少が認められる．やがて，語の意味の理解障害（語義失語）が出現し，物品の指示もできなくなり，二方向性の呼称障害（two way anomia）と呼ばれる語義の障害が特徴的症状となる．言語検査場面では，語の最初の音（語頭音）を呈示しても正答に結びつかず，正答を呈示されても既知感がない．単語レベルでの呼称と理解の障害が典型的であるが，いったん単語の意味が理解できれば，文レベルでの聴覚的指示に対してはよく理解できることも多い．発話自体は流暢で，日常会話ではあまり問題がみられず，復唱も良好である．語流暢性課題では，意味流暢性の低下が目立つ．文字言語については，仮名よりも漢字において類音的な錯読・錯書が出現する．

　進行すると，同じ文章を繰り返す滞続言語や，比較的長いまとまりのある話を繰り返すオルゴール時計症候群がみられることもある．

2）意味記憶障害

　進行すると言語性意味だけでなく，意味ネットワークそのものが障害され，意味記憶の障害が生じる．すなわち，ある対象の名前を聞いても，見ても，触っても，その対象が何かわからない状態になる．また，右半球の萎縮が強いSDでは，相貌認知障害が病初期から認められる．

4 PNFAの認知機能障害

　進行性の表出言語の障害が中核症状であり，進行とともにFTDで認められる人格・行動変化も生じることが多い．

1）言語障害

　近年では，原発性進行性失語症の非流暢/失文法型（non-fluent/agrammatic variant）と呼ばれることもある．少なくとも失文法か失構音・発語失行のどちらか一つを伴う．失構音・発語失行の場合は，構音の一貫しない誤りや歪みがあり，発話は努力性で非流暢である．失文法では助詞が脱落し，名詞のみがポツリポツリと発語され，文が単純化することが多い．

　FTDやSDと比べると発話場面では発語数が少なく，文法的に平易な発話が多い．理解については，早期には単語や簡単な文レベルで保たれているが，文法構造が複雑化すると理解が低下する．進行すると語彙が減少し，最終的に緘黙状態になる．

2）遂行機能障害

　ストループ課題やTrail Making Testなど，後述する種々の前頭葉機能検査において低下を示す．語流暢性課題では文字流暢性，および意味流暢性のどちらも低下する．

2 認知症 各論

Ⅳ 皮質基底核変性症

皮質基底核変性症（corticobasal degeneration：CBD）は，筋強剛やジストニアなどの運動障害，皮質性感覚障害，多彩な認知機能障害を示す．その特徴は，中心前後回を含む前頭葉および頭頂葉に左右差を持った限局性の萎縮と病初期の症状の左右差である．ジストニアとは，異常な筋の緊張状態であり，四肢が不自然な形にこわばったようにみえ，進行すると関節の拘縮を伴う．

1 CBD の神経症状

初発症状としては，典型的には一側性の動作のぎこちなさ（運動拙劣症），こわばり（筋強剛），皮質性感覚障害である．進行すると，無動，四肢のジストニア，ミオクローヌス，把握反射などが出現し，さらに姿勢時振戦，歩行障害，核上性眼球運動障害，錐体路症候など多彩な神経症状が出現する．

2 CBD の認知機能障害

初発症状として記憶障害や書字困難を訴える場合もある．その他，失語，失行，他人の手徴候を中心としたさまざまな神経心理学的症状が生じる．右半球の萎縮が強い CBD では視空間性注意障害が見られる場合もある．初期には左右差がみられるが，運動障害を伴わず認知機能障害のみを呈する CBD では，他の認知症性疾患と鑑別が困難な場合もある．

1) 言語障害

CBD では言語障害が高頻度に出現する．典型的な臨床症状としては，言語表出の障害を中心とした進行性非流暢性失語症状が認められる．

2) 行為の障害

肢節運動失行，観念失行，観念運動失行，さらに，他人の手徴候がみられる．他人の手徴候とは，上肢がまるで別に意志を持ったように自然に動いてしまう不随意運動である．

Ⅴ 進行性核上性麻痺

進行性核上性麻痺（progressive supranuclear palsy：PSP）は，姿勢反射障害，歩行障害，眼球運動障害，筋緊張異常とジストニア，仮性球麻痺，発動性の低下・脱抑制・易刺激性・多幸などの精神症状，睡眠障害，さらに皮質下性認知症の特徴を有する認知症を呈する．皮質下性認知症の特徴的症状として，認知活動速度の低下，記憶の検索過程での障害，認知の要素的機能の統合障害，無為やうつなどの感情障害などが挙げられる[6]．歩行障害などの運動障害から発症することが多いが，認知機能障害が初発症状となることもある．

1 PSP の神経症状

眼球運動障害は垂直性の核上性麻痺であり，下方視の障害が特徴的である．早期には頭位変換眼球反射は保たれている．筋緊張異常は頸部体幹に強く現れるが，四肢は軽度である．また，振戦，特に安静時振戦の出現は稀である．仮性球麻痺のため，仮面用顔貌，嚥下困難，構音障害が生じる，ときに強迫泣きもみられる．

歩行障害は最初の第一歩が踏み出しにくく，すり足様で小刻みな歩幅が特徴的である．パーキンソン病と比較すると，脊柱が前屈せずに直立するか，または若干後方に傾く特徴がある．姿勢反射

Ch.15 認知症

障害が顕著で，進行すると転倒の危険性が高くなるため注意を要する．

2 PSPの認知機能障害

認知活動速度の遅延，要素的機能の統合障害と遂行機能障害に代表される前頭葉症状，および記憶障害がみられる．PSPのこのような特徴はFTDの認知・行動障害との重複が指摘されている[15]．PSPの記憶障害はADのような学習過程全般の障害ではなく，記憶内容の検索過程に問題があるため，再認課題や手がかり再生は比較的良好である．

VI 認知症で用いられる認知機能検査

認知症の認知機能障害の有無を調べる神経心理学的検査は認知機能検査とも呼ばれ，その施行と評価には以下の3つの目的がある．①認知症の診断・鑑別の補助的手段として認知機能障害を検出する，②認知機能障害のパターンや重症度を把握する，そして③認知機能障害の進行度の縦断的評価である．これらの目的に沿った検査を選び，専門家が適切に実施する必要がある．また，疾患の鑑別で用いる際には，認知症の有無を判断する点数となるカットオフ値が重要である．またカットオフ値の感度（認知症患者を「認知症あり」と診断する確率）と特異度（健常者を「認知症なし」と診断する確率）にも注意する必要がある．

1 スクリーニング検査

認知症の診断・鑑別の補助的手段として認知機能障害を検出するためには，まず最初にスクリーニング検査が適用される．スクリーニング検査の長所として，総得点により認知機能障害のおおよその重症度がわかるだけでなく，下位項目をみることによってその疾患の症状のプロフィールの把握が可能となる．一般的に，スクリーニング検査において失点や何らかの成績低下が認められた場合は，ディープテスト（掘り下げテスト）を行い，より詳細に精査する．臨床場面でのスクリーニングテストとして，改訂長谷川式簡易知能スケール（HDS-R）と日本語版 Mini-Mental State Examination（MMSE）が一般的によく利用されており，アルツハイマー病に特徴的な認知機能評価を目的に開発された日本語版ADAS（Alzheimer's Disease Assessment Scale：ADAS）や，軽度認知機能低下の検出に有用な日本語版 Montreal Cognitive Assessment（MoCA-J）なども汎用されている．ここでは，MMSEとADASを紹介する．

1）MMSE

MMSEは[16]によって，簡便でありかつ標準化された尺度として考案された．その後，認知症の診断目的のスクリーニング検査としても注目され，1985年に森らによって日本語版が作成された 表15-10 ．施行時間は15～20分程度であり，総合得点は30点満点である．総合得点が低いほど，認知機能障害の存在が推定できる．認知症の診断の有用性としては，日本語版のMMSEのカットオフ値は23/24で，感度83％，特異度93％で鑑別できる[17]．また，わが国の臨床現場で用いられる頻度が高いHDS-Rとも総合得点における相関が高い．MMSEの特徴として，口頭言語の反応をみる項目が中心のHDS-Rに比べると描画や書字の課題も含まれていること，国内だけでなく世界的に利用されていることが挙げられる．

実施する際の留意点は，被検者である患者の教育歴と年齢である．MMSEの点数は教育歴の影響が大きく，高学歴になるほどMMSEの感度が低くなる．すなわち教育歴の高い患者では認知症患者

2 認知症 各論

が正常と診断され，逆に教育歴が低い患者は正常であっても認知症と診断される可能性がある．また，年齢の影響も大きく，高齢であるほど得点が低い傾向がみられる．さらに，MMSEは再テスト信頼性（MMSEを繰り返し実施しても前と同じ結果が得られること）が低いという一部の指摘もあり，他の認知機能検査とバッテリーを組み，複数の検査結果から評価することが推奨される．

MMSEの下位項目のプロフィールに注目すると，各認知症性疾患の特徴的な認知機能障害を把握することが可能である．例えば，ADとDLBはどちらも記憶障害のため，3分後の単語再生と見当識の課題では答えられないことが多いが，再生の手がかり（例；「犬」がターゲット語の場合はカテゴリー名の「動物」）を与えると，DLBでは正答が導き出されることがADよりも多い．図形模写については，ADやCBDは見本に重ねて描画するクロージングインと呼ばれる現象がみられる．五角形模写課題の場合DLBは他の認知症性疾患と比べて角の数の誤りが頻出する[18]．また，FTD，SD，PNFA，CBDでは，言語を介する課題（呼称，理解，復唱，書字など）の誤りが目立つ．

表15-10 MMSEの下位項目と得点範囲

	下位項目	得点範囲
1	時間の見当識	0〜5
2	場所の見当識	0〜5
3	記銘	0〜3
4	注意	0〜5
5	再生	0〜3
6	呼称	0〜2
7	復唱	0〜1
8	理解	0〜3
9	読字	0〜1
10	書字	0〜1
11	描画	0〜1
	合計	30

2) ADAS

ADASはAD患者に特徴的な認知および非認知機能の障害を評価することを目的にして，Mohsらにより1983年に開発された[19]．ADASを構成する下位尺度は，認知機能下位尺度（ADAS-cog）と非認知機能下位尺度（ADAS-non cog）の2種類であり，通常認知機能のスクリーニング検査としては，前者のADAS-cogのみを使用することが多い．ADAS-cogは抗認知症薬剤の効果判定にも，標準的な認知機能検査として欧米において広く普及している．日本版のADAS-Jcogは本間らによって1992年に導入されて以来，認知機能変化の評価に使用されている[20]．

ADASの下位項目は単語再生課題，言語の聴覚的理解，口頭言語能力，自発話における喚語困難，口頭命令に従う，手指および物品呼称，構成行為，観念運動，見当識，単語再認，およびテスト教示の再生能力の計11項目から構成されており，特に記憶障害の評価に重点がおかれている．成績は失点の合計で評価され，合計点は0〜70点に分布し，高得点になるほど，認知機能障害は強い　**表15-11**．施行時間は約40分程度であり，ADASにおけるAD患者と健常者とのカットオフ値は9/10で高い感度と特異度で鑑別できる[21]．認知機能障害の特徴をADASで把握するためには，単に総合失点数をみるのではなく，MMSE同様に下位項目の失点の偏りにも注目すべきである．例えば，ADASの平均合計失点数が25点程度のADとFTDを比較した場合，ADでは見当識障害を反映する「見当識」とエピソー

表15-11 ADAS-Jcog. の下位項目と得点範囲

	下位項目	得点範囲
1	単語再生	0〜10
2	口語言語能力	0〜5
3	言語の聴覚的理解	0〜5
4	自発話における喚語困難	0〜5
5	口頭命令に従う	0〜5
6	手指および物品呼称	0〜5
7	構成行為	0〜5
8	観念運動	0〜5
9	見当識	0〜8
10	単語再認	0〜12
11	テスト教示の再生能力	0〜5
	合計	70

Ch.15 認知症

ド記憶障害を反映する「テスト教示の再生能力」の失点がFTDよりも高いが，言語機能を反映する「口頭命令に従う」ではADの失点数がFTDよりも低くなる[22]．

2 記憶障害に関する検査

　記憶の概念が非常に複雑であるという理由で，記憶検査は神経心理学的検査の中でも非常に幅広い記憶機能を評価している．認知症患者に用いられる記憶機能の検査は数多くあるが，その中でも記憶のさまざまな側面を評価できる記憶検査バッテリーが有用である[23]．Lezak（2004）によれば，理想的な記憶バッテリーとは，ほぼ1時間以内に施行可能で，十分に標準化されており，広範囲の記憶機能を概観的に評価できるものでなければならない[23]．ここでは，代表的な記憶検査バッテリーである日本版ウェクスラー記憶検査（Wechsler Memory Scale-Revised：WMS-R）と日本版リバーミード行動記憶検査（The Rivermead Behavioral Memory Test：RBMT）を紹介する 表15-12 ．

　しかし，評価としては優れていても，被検者である患者への負担度が高く，検査に対する意欲や動機づけが下がるような記憶検査は好ましくない．最近標準化された標準言語性対連合学習検査（Standard Verbal Paired-Associate Learning Test：S-PA）は，実施時間が10分程度で言語性記憶を把握できる簡便な記憶検査であり，84歳までの指標が利用可能である．ADの病初期の記憶障害を検出する記憶課題として，無意味語の対連合学習能力の低下が指摘されており，臨床場面でのスクリーニング記憶検査としての利用が期待される．

1）ウェクスラー記憶検査（WMS-R）

　米国版WMS-Rが1987年に開発された後，基本的にはこの米国版WMS-Rに忠実に基づいて日本版のWMS-Rが作成された[24]．日本版WMS-Rは，臨床場面でよく用いられる標準化された記憶検査であり，統計学的次元を持ったMQ（Memory Quotient）を算出することができる．この検査は，8つの即時記憶課題（精神統制，図形の記憶，論理的記憶，視覚性対連合，言語性対連合，視覚再生，数唱，視覚性記憶範囲）と30分後の遅延再生のための4つの下位項目（論理的記憶，視覚性対連合，言語性対連合，視覚再生），そして一般的な精神状態を把握するための1課題（情報と見当識）という，計13の下位項目で構成されている．8つの即時記憶課題のうち，3つの下位項目（精神統制，数唱，視覚性記憶範囲）は「注意・集中力」を測定する課題で，残りの5課題は言語聴覚刺激による「言語性記憶」（論理記憶，言語性対連合）と，視覚呈示による「視覚性記憶」（図形の

表15-12 WMS-RとRMBTの特徴

	WMS-R	RMBT
指標	MQ	標準プロフィール点，スクリーニング点
下位項目数	13	11
測定される記憶，その他の認知機能の特徴	視覚性記憶，言語性記憶，30分後の遅延再生能力，注意	展望的記憶，人名・相貌の記憶，見当識，道順の記憶など
実施時間	1時間程度	30分程度
特徴	MQについて，同年齢群の平均や標準偏差と比較できる 遅延再生時と即時再生時のMQを比較できる	実際に日常生活で直面する記憶の問題の特徴を捉えられる

290

記憶，視覚性対連合，視覚再生）を測定する課題である．それぞれの下位項目の粗点は，検査の信頼性と妥当性を増加させるために，標準誤差に逆比例して重みづけられた得点に変換される．これらの得点を複数の下位項目で合計し，その合計得点が記憶指標得点（MQ）に換算される．指標は16〜74歳までの6つの年齢群に分類されており，この記憶指標を基に指標得点が導きだされる．指標得点は平均と標準偏差がそれぞれ，100と15に設定されている．

　認知症を評価する上でのWMS-Rの重要な特徴は，認知症の前向健忘を把握できる遅延再生のMQを即時再生のMQと比較できる点である．遅延再生の障害を検出する神経心理学的検査は，ADに移行するMCIの鑑別に有用であると言われている[25]．また，視覚・言語記憶に分類してMQが算出され，それらを比較することもできるため，言語性記憶と比べて視覚性記憶が顕著に低下するDLBの特徴なども捉えることができる．

　一方で，ADに代表されるような記憶障害が重篤な認知症患者にとってはWMS-Rは非常に難易度が高く，MQが50以下になることも多い．また，1時間程度の検査時間を要するため，被検者の疲労も考慮しながら，慎重に実施する必要がある．

2) リバーミード行動記憶検査（RBMT）

　RBMTは日常記憶の障害を測定するために作成された記憶検査バッテリーであり，2002年に日本版が標準化された[26]．検査の内容は，絵，顔写真，物語，約束，用件，人名，持ち物，道順，見当識の課題があり，直後再生と遅延再生を含めて合計11の下位項目から構成されている．検査結果は，各項目の難易度に応じて重みづけされた標準プロフィール点（24点満点），項目の正誤に応じたスクリーニング点の2種類（12点満点）の点数が算出できるようになっている．実施時間は約30分程度であるため，前述のWMS-Rに比べると被検者の負担は少なく，認知症患者が実際に日常生活で直面する問題（ものの置き忘れ，人の名前が想起できない，約束を忘れるなど）の特徴を捉える上で有用な検査である．認知症の記憶障害における評価の有用性としては，スクリーニング点のカットオフ値は13/14で，軽度ADと健常高齢者を高い感度と特異度で鑑別できる[27]．

3 遂行機能障害に関する検査

　元来は前頭葉損傷患者を対象とした神経心理症状を把握するために開発された前頭葉機能検査が，臨床現場では認知症患者の遂行機能評価として幅広く利用されている．遂行機能は高度で複雑な能力であり，数多くの検査が臨床現場では用いられているものの，信頼性・妥当性が検証されていないものもあるため，検査結果の解釈には注意が必要である．よく使用される検査としては，Trail Making Test（TMT），ウィスコンシンカード分類検査（Wisconsin Card Sorting Test：WCST），ストループ課題（Stroop Test）などが代表的である．複数の検査を組み合わせる検査バッテリーとしては，短時間で施行可能なスクリーニング検査であるFrontal Assessment Battery（FAB）と，1時間程度を有する掘り下げ検査の日本版遂行機能障害症候群の行動評価（Behavioural Assessment of the Dysexecutive Syndrome：BADS)がある．ここでは，特別な検査用具を必要としないFABとTMTについて紹介する．

1) FAB

　FABは前頭葉機能障害のスクリーニング検査として，Duboisらによって2002年に開発された[28]．類似性（概念化），語の流暢性（柔軟性），運動系列（運動プログラミング），葛藤指示，Go/

No-Go（抑制コントロール），把握行動（環境に対する被影響性）の6項目から構成されており，各項目は0〜3点で評価され，合計18点満点である 表15-13．実施時間は約10分程度の簡便な検査であり，認知症の鑑別診断としては，MMSEなど他の認知症スクリーニング検査において重症度が同程度のFDとADをFABの合計点数で比較すると，高い感度と特異性で両疾患を鑑別できるといわれている．しかし，類似した前頭葉症状を呈するFTDとPSPとの鑑別には適していない．

表15-13 FABの下位項目と得点範囲

	下位項目	得点範囲
1	類似性（概念化）	0〜3
2	語の流暢性（柔軟性）	0〜3
3	運動系列（運動プログラミング）	0〜3
4	葛藤指示（干渉刺激に対する敏感さ）	0〜3
5	GO/NO-GO課題（抑制コントロール）	0〜3
6	把握行動（環境に対する被影響性）	0〜3
	合計	18

2) TMT

TMTは比較的短時間で施行可能であり，特殊な検査用具も必要がないという簡易性のため臨床場面で汎用されている．この検査は最初，数字や文字の処理能力と視覚刺激の探索能力や処理スピードと処理効率の評価として，The Halsted-Reitan Neuropsychological Test Batteryの中で紹介された[29]．現在，TMTによる評価指標は視知覚機能（視覚探索，スキャンニング），認知-運動機能（処理スピード，視覚と運動の協調性），注意機能（方向性注意，注意持続，選択性注意），作動記憶，さらに遂行機能（選択と抑制機能，セットの変換）と考えられており，ストループ課題やWCSTなどの他の遂行機能検査とともに，前頭葉機能検査バッテリーに組み込まれることが多い．

TMTはA4サイズ縦書きで，Part AとPart Bの2種類の検査から構成されており，それぞれ例題（sample）を先行提示する 図15-1, 2．実施方法は，Part A検査，Part B検査それぞれについて要したエラー数と反応時間（秒）を計測する．認知症性疾患の評価方法としては，運動による影響を取

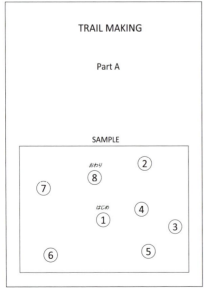
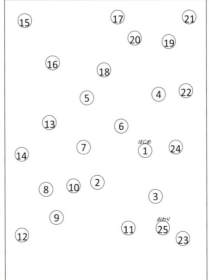

図15-1 Trail Making Test（TMT）Part A

り除いた認知機能の値としてPart B―Part Aが，課題の変化に対する遂行機能の指標としてPart B/Part Aが，前頭前野皮質機能の指標として（Part B―Part A）/Part Aがそれぞれ提唱されている．遂行機能障害が重篤でない場合は数分で実施できる簡便な検査であるが，認知症患者で行う場合は，注意，視覚認知，運筆の問題などが成績に影響することを考慮する必要がある．

4 視覚認知に関する検査

認知症患者によく使用され，現在標準化されている視覚認知機能に関する検査には，レイ複雑図形検査（Rey-Osterrieth Complex Figure Test：ROCFT）の模写，日本版レーヴン色彩マトリックス検査（Raven's Coloured Progressive Matrices：RCPM），標準高次視知覚検査（Visual Perception Test for Agnosia：VPTA），時計描画検査（Clock Drawing Test：CDT）など多くの検査があり，ここでは一例としてRCPMを紹介する．また，知能検査バッテリーであるウェクスラー成人知能検査（Wechsler Adult Intelligence Scale-Third Edition：WAIS-Ⅲ）やウェクスラー知能検査（WISC-Ⅳ知能検査；Wechsler Intelligence Scale for Children-Fourth Edition：WISC-Ⅳ）における一部の下位項目（絵画完成，積木など）も，視覚認知課題や構成行為の課題として施行可能である．視覚認知に関する検査として取り上げたが，レイ複雑図形検査は模写後の再生を含めた視覚性記憶検査として，RCPMは非言語性の知能検査としても利用されている．

RCPMは視覚を介した推理能力を測定する検査として，1947年にRavenによって開発され[30]，日本版は1993年に作成された[31]．この検査は失語症患者など言語を介して検査を実施することが困難な患者や，認知症患者，または児童などに利用されている．課題はセットA，AB，およびBの3系列からなる数枚のカードが描かれた絵を見せて，補充すべき適切なカードを選択させる．セットが進むにつれ，視覚認知能力に加えて，より複雑な推論機能や論理的な思考が求められる．実施時間は約10分程度であり，MMSEやHDS-Rなどの言語を介する検査では評価できない視覚認知

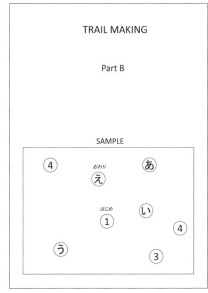
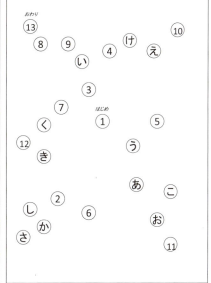

図15-2 Trail Making Test（TMT）Part B

Ch.15 認知症

機能や視覚性の推理能力を測るスクリーニング検査として適している．ADやDLBの視知覚認知機能と視空間認知機能障害の検出に優れている．

5 言語に関する検査

脳血管性障害などによる失語症の評価目的で用いるWAB失語症検査（Western Aphasia Battery：WAB）日本語版や標準失語症検査（Standard Language Test of Aphasia：SLTA）などの検査バッテリーがよく使われているが，変性性認知症では言語症状がより複雑であり，古典的失語症分類の枠組みに整理できない症状も多くみられる．また，言語機能障害が失語性のものか，記憶障害や注意障害，あるいは視覚認知障害などの別の理由で生じているのかを見極めることは，変性性認知症の言語症状に精通していない検査者にとっては容易ではない．このため，下位項目を単独で実施するなど，むしろ要素的な言語症状に注目して評価することが望ましい．

Ⅶ 各疾患の画像 図15-3, 4 表15-14

認知症性疾患の鑑別診断には神経画像検査が必要であり，神経画像検査にはCTおよびMRIの形態画像検査とPETおよびSPECTの機能画像検査がある．形態画像検査においてアルツハイマー病は，海馬と扁桃体を含む内側側頭葉構造や側頭頭頂後頭移行部の萎縮を特徴とする広範な大脳の萎縮がみられる．レビー小体型認知症でも内側側頭葉構造や側頭頭頂後頭移行部の萎縮を特徴とする広範な大脳の萎縮はみられるが，アルツハイマー病より海馬萎縮は軽度であることが多い．前側頭葉変性症では前頭葉，前部側頭葉の限局性萎縮，皮質下白質の変化がみられ，皮質基底核変性症では，前頭葉と頭頂葉，特に中心前後回，前頭葉内側面の左右差の強い大脳の萎縮を特徴とする．また，進行性核上性麻痺では，脳幹，特に中脳被蓋の萎縮，時に前頭葉の萎縮がみられる．機能画像検査において，アルツハイマー病では，後部帯状回，頭頂葉，側頭葉の血流・代謝の低下が特徴的であるが，小脳，後頭葉，基底核，視床，一次感覚運動野は相対的に保たれる．レビー小体型認知症ではアルツハイマー病の変化に加え，後頭葉の血流・代謝の低下がみられる．前頭側頭葉変性症では，前頭葉，前部側頭葉の血流・代謝の低下を認め，皮質基底核変性症はアルツハイマー病の変化に加え，左右差が強いことが特徴的である．また，中心前後回，基底核，視床の血流・代謝の低下もみられる．進行性核上性麻痺では，前頭葉の血流・代謝の低下が特徴的である．

Ⅷ 精神症状と介護負担度の評価

認知症患者に対する家族や周囲の負担の原因の多くは，認知機能障害よりもむしろ精神症状であるといわれている．精神症状を正確に把握し，適切な治療を行うことは，患者本人だけでなく家族や周囲にとっても重要である．ここでは，精神症状を評価する尺度の中でも標準化されているNeuropsychiatric Inventory（NPI）について述べる．また，認知症患者の介護から派生する影響は負担（burden）という概念で捉えられている．介護者の負担の種々の側面について客観的に評価し，必要な介入や支援を行うことは，認知症を取り巻く社会的問題の解決という観点からも非常に重要である．ここでは，介護者に対するインタヴュー評価であるZarit Caregiver Burden Interview（ZBI）を紹介する．

2 認知症 各論

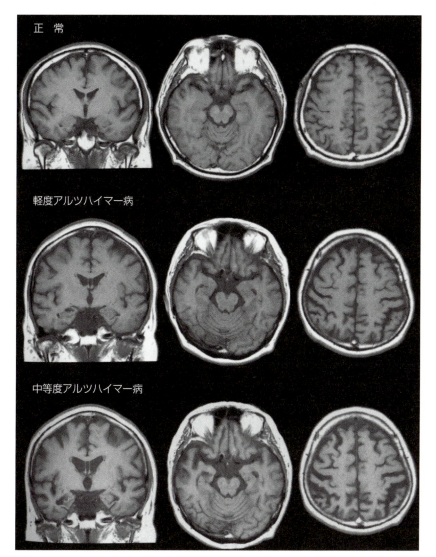

図15-3 正常者とアルツハイマー病患者のMRI
(博野信次. 臨床認知症学入門 正しい診療・正しいリハビリテーションとケア 改訂2版.
京都: 金芳堂; 2007. p.59, 図2-2)

1 NPI

　NPIは構造化面接に基づく症状評価法であり，妄想，幻覚，興奮，うつ，不安，多幸，無為，脱抑制，易刺激性・不安定性，異常行動の計10項目から構成されている．1994年にCummingsらによって作成され[32]，1997年に日本版が作成された[33]．各下位項目に，主質問と下位質問が用意されており，主質問により精神症状の存在が疑われる場合には，下位質問によりその有無を確認するようになっている．精神症状が存在する場合は，重症度（0～3）と頻度（0～4）を判定し，点数が高いほど頻度と重症度が大きい．この重症度と頻度の評価がNPIの特徴となっている．また，精神症状の全般的重症度としてNPIスコア（重症度と頻度の積を計算し，それを全項目で合計したもの）も算出することができる．その後，インタヴュー対象者が施設職員のものや，アンケートで回答で

Ch.15 認知症

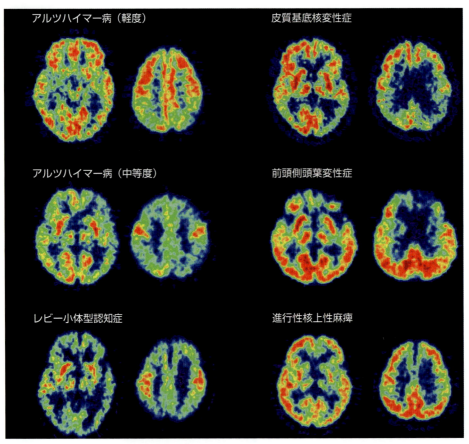

図15-4 変性性認知症疾患患者のPET
(博野信次．臨床認知症学入門 正しい診療・正しいリハビリテーションとケア 改訂2版．京都：金芳堂；2007. p.60, 図2-3)

表15-14 変性性認知症疾患の特徴的MRI/CT所見およびPET/SPECT所見

	疾患名					
	アルツハイマー病	レビー小体型認知症	前頭側頭葉変性症	皮質基底核変性症	進行性核上性麻痺
MRI/CT所見	海馬・扁桃体を含む内側側頭葉構造や側頭頭頂後頭移行部の萎縮を特徴とする広範な大脳の萎縮	内側側頭葉構造や側頭頭頂後頭移行部の萎縮を特徴とする広範な大脳の萎縮，アルツハイマー病より海馬萎縮は軽度	前頭葉，前部側頭葉の限局性萎縮，皮質下白質の変化	前頭葉と頭頂葉，特に中心前後回，前頭葉内側面の左右差の強い大脳の萎縮	脳幹，特に中脳被蓋の萎縮，時に前頭葉の萎縮
PET/SPECT所見	後部帯状回，頭頂葉，側頭葉の血流・代謝の低下，小脳，後頭葉，基底核，視床，一次感覚運動野は相対的に保存	アルツハイマー病の変化に加え，後頭葉の血流・代謝の低下	前頭葉，前部側頭葉の血流・代謝の低下	アルツハイマー病の変化に加え，左右差が強い．中心前後回，基底核，視床の血流・代謝の低下	前頭葉の血流・代謝の低下

2 認知症 各論

表15-15 ZBIの各項目

1.p　患者さんは必要以上の介護を求めてくるように思いますか．
　　　　　　0．なし　　1．まれに　　2．ときどき　　3．しばしば　　4．ほとんど常に

2.r　患者さんと一緒にいる時間が多すぎて，あなた自身の時間がないと思いますか．
　　　　　　0．なし　　1．まれに　　2．ときどき　　3．しばしば　　4．ほとんど常に

3.r　患者さんの介護と他の家族や仕事のこととの間でストレスを感じますか．
　　　　　　0．なし　　1．まれに　　2．ときどき　　3．しばしば　　4．ほとんど常に

4.p　患者さんの行動に困ってしまうと思いますか．
　　　　　　0．なし　　1．まれに　　2．ときどき　　3．しばしば　　4．ほとんど常に

5.p　患者さんと一緒にいるときに腹が立つことがありますか．
　　　　　　0．なし　　1．まれに　　2．ときどき　　3．しばしば　　4．ほとんど常に

6.r　患者さんがいるために，他の家族や友達との関係が悪くなっていると思いますか．
　　　　　　0．なし　　1．まれに　　2．ときどき　　3．しばしば　　4．ほとんど常に

7.　患者さんが将来どうなるか心配に思いますか．
　　　　　　0．なし　　1．まれに　　2．ときどき　　3．しばしば　　4．ほとんど常に

8.p　患者さんはあなたに依存していると思いますか．
　　　　　　0．なし　　1．まれに　　2．ときどき　　3．しばしば　　4．ほとんど常に

9.p　患者さんと一緒にいるときに緊張することがありますか．
　　　　　　0．なし　　1．まれに　　2．ときどき　　3．しばしば　　4．ほとんど常に

10.　患者さんのせいで，あなたの健康状態が悪くなっていると思いますか．
　　　　　　0．なし　　1．まれに　　2．ときどき　　3．しばしば　　4．ほとんど常に

11.r　患者さんのせいで，十分なプライバシーが保てないと思いますか．
　　　　　　0．なし　　1．まれに　　2．ときどき　　3．しばしば　　4．ほとんど常に

12.r　患者さんを介護しているために，あなたの社会生活が損なわれているように思いますか．
　　　　　　0．なし　　1．まれに　　2．ときどき　　3．しばしば　　4．ほとんど常に

13.r　患者さんのせいで，気楽に他の人に家に来てもらうことができないと思いますか．
　　　　　　0．なし　　1．まれに　　2．ときどき　　3．しばしば　　4．ほとんど常に

14.p　患者さんは，あなたしか頼る人がいないかのように介護してもらうことを望んでいるように思いますか．
　　　　　　0．なし　　1．まれに　　2．ときどき　　3．しばしば　　4．ほとんど常に

15.　患者さんを介護するための十分なお金がないと思いますか．
　　　　　　0．なし　　1．まれに　　2．ときどき　　3．しばしば　　4．ほとんど常に

16.p　これ以上介護し続けることは不可能であると思いますか．
　　　　　　0．なし　　1．まれに　　2．ときどき　　3．しばしば　　4．ほとんど常に

17.p　患者さんが病気になったせいで，あなたの人生が狂わされていると思いますか．
　　　　　　0．なし　　1．まれに　　2．ときどき　　3．しばしば　　4．ほとんど常に

18.p　誰か他の人に患者さんの介護を委ねることができたらなあと思いますか．
　　　　　　0．なし　　1．まれに　　2．ときどき　　3．しばしば　　4．ほとんど常に

19.p　患者さんのために何をしてあげればいいのかわからなくなることがありますか．
　　　　　　0．なし　　1．まれに　　2．ときどき　　3．しばしば　　4．ほとんど常に

20.p　患者さんのためにもっとしてあげなくてはいけないと思いますか．
　　　　　　0．なし　　1．まれに　　2．ときどき　　3．しばしば　　4．ほとんど常に

21.p　患者さんの介護をもっと上手くできたらなあと思いますか．
　　　　　　0．なし　　1．まれに　　2．ときどき　　3．しばしば　　4．ほとんど常に

22.　全体的に患者さんの介護をどの程度重荷に思われますか．
　　　　　　0．なし　　1．少し　　2．中程度　　3．かなり　　4．非常に

p：「個人負担」因子，r：「役割負担」因子
（博野信次，他．脳と神経．1998; 50: 561-7より引用）[34]

Ch.15 認知症

きるものなど，数種類の改訂版が開発されている．

2 ZBI

ZBI では，認知症患者の介護者に対して，インタヴューにより介護負担を評価する．介護者は計22項目の質問を0〜4で評価を行い，介護がどの程度負担であるかについての質問である第22問目を除いて，計21問目の点数を合計する．合計点は0〜84点の間に分布し，点数が高いほど介護負担が高いことを示している．ZBI は，因子分析により「介護を行うことの主観的な辛さ」である個人負担と「介護者の役割を果たすことによる制限」の役割負担に分けられる[34] 表15-15 ．

文献

1) McKeith IG, Dickson DW, Lowe J, et al. Diagnosis and management of dementia with Lewy bodies: third report of the DLB Consortium. Neurology. 2005; 65: 1863-72.

2) Salmon DP, Bondi MW. Neuropsychological assessment of dementia. Annu Rev Psychol. 2009; 60: 257-82.

3) Hamilton JM, Salmon DP, Galasko D, et al. Visuospatial deficits predict rate of cognitive decline in autopsy-verified dementia with Lewy bodies. Neuropsychol. 2008; 22: 729-37.

4) Hamilton JM, Landy KM, Salmon DP, et al. Early visuospatial deficits predict the occurrence of visual hallucinations in autopsy-confirmed dementia with Lewy bodies. Am J Geriatr Psychiatry. 2012; 20: 773-81.

5) Uchiyama M, Nishio Y, Yokoi K, et al. Pareidolias: complex visual illusions in dementia with Lewy bodies. Brain. 2012; 135: 2458-69.

6) 博野信次．臨床認知症学入門　正しい診療・正しいリハビリテーションとケア．2版．東京：金芳堂；2007．

7) 市野千恵, 小栗涼子, 佐藤 厚, 他．レビー小体を伴う痴呆（Dementia with Lewy bodies: DLB）患者の認知機能変動の検討；Mayo Fluctuations Questionnaire（MFQ）日本語版改訂試案を用いて．神経心理学．2007; 23: 182-90.

8) Neary D, Snowden JS, Gustafson L, et al. Frontotemporal lobar degeneration: a consensus on clinical diagnostic criteria. Neurology. 1998; 51: 1546-54.

9) Rascovsky K, Hodges JR, Knopman D, et al. Sensitivity of revised diagnostic criteria for the behavioural variant of frontotemporal dementia. Brain. 2011; 134: 2456-77.

10) Rascovsky K, Salmon DP, Hansen LA, et al. Disparate letter and semantic category fluency deficits in autopsy-confirmed frontotemporal dementia and Alzheimer's disease. Neuropsychol. 2007; 21: 20-30.

11) Rankin KP, Santos-Modesitt W, Kramer JH, et al. Spontaneous social behaviors discriminate behavioral dementias from psychiatric disorders and other dementias. J Clin Psychiatry. 2008; 69: 60-73.

12) Ikeda M, Brown J, Holland AJ, et al. Changes in appetite, food preference, and eating habits in frontotemporal dementia and Alzheimer's disease. J Neurol Neurosurg Psychiatry. 2002; 73: 371-6.

13) Gorno-Tempini ML, Hillis AE, Weintraub S, et al. Classification of primary progressive aphasia and its variants. Neurology. 2011; 76: 1006-14.

14) Clark DG, Charuvastra A, Miller BL, et al. Fluent versus nonfluent primary progressive aphasia: a comparison of clinical and functional neuroimaging features. Brain Lang. 2005; 94: 54-60.

2 認知症 各論

15) Kobylecki C, Jones M, Thompson JC, et al. Cognitive-behavioural features of progressive supranuclear palsy syndrome overlap with frontotemporal dementia. J Neurol. 2015; 262: 916-22.

16) Folstein MF, Folstein SE, McHugh PR, et al. "Mini-Mental State." A practical method for grading the cognitive state of patients for the clinician. J Psychiatr Res. 1975; 12: 189-98.

17) 森 悦朗, 三谷洋子, 山鳥 重. 神経疾患患者における日本語版 Mini-Mental State テストの有用性. 神経心理学. 1988; 1: 82-90.

18) Cagnin A, Bussè C, Gardini S. et al. Clinical and cognitive phenotype of mild cognitive impairment evolving to dementia with Lewy bodies. Dement Geriatr Cogn Dis Extra. 2015; 24: 442-9.

19) Mohs RC, Rosen WG, Davis KL. The Alzheimer's disease assessment scale; an instrument for assessing treatment efficacy. Psychopharmacol Bull. 1983; 19: 448-50.

20) 本間 昭, 福沢一吉, 塚田良雄, 他. Alzheimer's Disease Assessment Scale（ADAS）日本版の作成. 老年精神医学雑誌. 1992; 3: 647-55.

21) 山下 光. Alzheimer's disease Assessment Scale 日本語版（ADAS-Jcog）の有用性の検討. 老年精神医学雑誌. 1998; 9: 187-94.

22) 長谷川千洋. 虚記憶に関する神経心理学的研究. 東京: 風間書房; 2009.

23) Lezak MD, Howieson DB, Loring DW, et al. Neuropsychological assessment. 4th ed. Oxford: Oxford University Press; 2004.

24) 杉下守弘. 日本版ウエクスラー記憶検査法（WMS-R）. 東京: 日本文化科学社; 2001.

25) Gainotti G, Quaranta D, Vita MG, et al. Neuropsychological predictors of conversion from mild cognitive impairment to Alzheimer's disease. J Alzheimers Dis. 2014; 38: 481-95.

26) 数井裕光, 綿森淑子, 本多留実, 他. 日本版リバーミード行動記憶検査（RBMT）の有用性の検討. 神経研究の進歩. 2002; 46: 307-18.

27) 松田明美, 数井裕光, 博野信次, 他. 軽症アルツハイマー病患者におけるリバーミード行動記憶検査の有用性. 脳と神経. 2002; 54: 673-78.

28) Dubois B, Slachevsky A, Litvan I, et al. The FAB: a Frontal Assessment Battery at bedside. Neurology. 2000; 55: 1621-6.

29) Reitan RM, Wolfson D. The Halsted-Reitan Neuropsychological Test Battery. Tucson: Neuropsychology Press; 1985.

30) Raven JC. Coloured Progressive Matrices Sets A, Ab, B. Oxford: Psychologists Press; 1947.

31) 杉下守弘, 山崎久美子. 日本版レーヴン色彩マトリックス検査. 東京: 日本文化科学社; 1993.

32) Cummings JL, Mega M, Gray K, et al. The Neuropsychiatric Inventory: comprehensive assessment of psychopathology in dementia. Neurology. 1994; 44: 2308-14.

33) 博野信次, 森 悦朗, 池尻義隆, 他. 日本語版 Neuropsychiatric Inventory―痴呆の精神症状評価法の有用性の検討―. 脳と神経. 1997; 49: 266-71.

34) 博野信次, 小林広子, 森 悦朗. 痴呆症患者の介護者の負担 日本語版 Zarit Caregiver Burden Interview による検討. 脳と神経. 1998; 50: 561-7.

35) Mendez MF, Cummings JL. Dementia: a clinical approach. 3rd ed. Philadelphia: Butterworth-Heinemann; 2003.

［長谷川千洋, 博野信次］

索　引

■あ

アナルトリー	100
アパシー	63, 92, 242
誤りをさせない学習法	62
アルツハイマー病	
	49, 270, 280

■い

異書性失書	135
一過性てんかん性健忘	51
遺伝子検査	271
意図の抗争	237
易疲労性	262
意味カテゴリー	120, 121
意味記憶	44
意味記憶障害	286
意味性認知症	
	107, 120, 274, 284
意味役割の付与	127
インタープリター	239

■う

ウィスコンシンカード	
分類検査	15, 83, 291
ウェクスラー記憶検査	
	13, 56, 290
ウェルニッケ失語	103
ウェルニッケ領域	120
迂言	109
運動覚促通	132
運動視の障害	188
運動無視	151, 197

■え

エピソード記憶	44
エピソディック・バッファー	
	73
遠隔記憶	45
縁上回	117

■お

音の分離	175

音の連結不良	113
音韻性錯語	116
音韻性失書	138
音韻性失読	138
音韻の選択・配列	116
音韻ループ	73

■か

外傷後健忘	258
外的補助具	60
灰白隆起動脈	53
海馬体	48
可逆文	127, 128
角回	120
角回性失読失書	135
拡散強調	22
覚醒度	71, 75
カクテルパーティー効果	69
重ね合わせ法	111
下前頭回	121
画像診断	22
画像ソフト	34
下側頭回	120
価値	245
下頭頂小葉	198
仮名の失書	138
カロリック刺激	212
感覚性失音楽	177
眼窩前頭皮質	244
眼窩前頭皮質損傷	256
環境依存症候群	285
環境音失認	177, 179
環境調整	261
間欠性運動開始困難	152
喚語障害	120
漢字の失書	137
漢字の想起障害	123
観念運動失行	151
観念失行	151

■き

記憶障害	44, 280
リハビリテーション	59

基音	174
拮抗失行	152, 237
基本周波数	174
逆転視	188
逆向性健忘	46
狭義の聴覚失認	177
協調運動障害	152
強迫性障害	264
強迫性症状	265
局在論	230
近時記憶	45
近赤外線スペクトロスコピー	
	26

■く

空間性失書	140
グループ化	175

■け

慶應版ウィスコンシン	
カード分類検査	15, 92
軽度認知障害	10, 269, 270
血管障害	23
血管性認知症	276
楔前部	193
言語障害	282
言語性短期記憶	101, 127
言語野	34
言語野孤立症候群	108
幻視	273, 283
原始反射	152
減弱型反響言語	106
見当識障害	280
原発性進行性失語	223, 274
健忘	223
健忘失語	109, 123

■こ

語彙性失書	135, 136, 139
構音の歪み	113
広義の聴覚失認	177
後頚部の筋への振動刺激	212
交叉触点定位	235

索 引

交叉性視覚性運動失調　236
高次脳機能障害　9
構成障害　281
口舌顔面失行　224
行動異常型前頭側頭型
　認知症　274
行動性無視検査　14, 207
行動評価尺度　258
行動療法　261
ゴールマネジメント訓練
　　　93, 95
語音の弁別障害　118
語義失語　107, 120
心の理論　263
固執　264
こだわり傾向　265
語長効果　132
古典的失語症候群　100
語の喚起（回収）　120
語流暢性（語想起）課題　15
コリンエステラーゼ阻害薬
　　　251
語列挙障害　124
混合型超皮質性失語　107
コンピュータゲーム　77
コンピュータに基づいた
　認知訓練　62

■さ

再帰性発話　104
詐病　16, 17

■し

視運動性刺激　212
視覚性運動失調　147, 148, 189
視覚性形態失認　164
視覚性語形領域　133
視覚性呼称障害　120
視覚性失見当　190
視覚性失調　147
視覚性失認　160, 223
視覚性走査法　213
視覚性注意障害　189
視覚認知障害　281
視空間スケッチパッド　73
視空間知覚障害　187
視空間認知障害　187
自己中心座標系　192

視床　30
視床前核　52
視床背内側核　52
持続性注意　92, 94
持続性注意システム　96
失音楽症　181
失語　100, 223
　　画像診断　111
失行　145, 150
失構音　113
失行性失書　138
失語症検査　14
失読失書　131
失認　160
失認性失読　168
失名辞　137
失名詞失語　109
指定難病　276
自閉症スペクトラム障害　10
社会機能　261
社会経験　264
社会的行動障害　255
社会認知　259
社会脳　259
ジャルゴン　103, 116
術後認知機能障害　10
受容性失音楽　177, 181
純粋語唖　100
純粋語聾　103, 177
純粋失構音　100, 115
純粋失書　131, 139
純粋失読　123, 131, 132
純粋発語失行　100
消去現象　198
使用失行　151
上側頭回　117, 119
衝動性　256
情動性記憶　46
常同的・保続的行動　285
神経心理学　1, 4
神経心理学的評価　9
進行性核上性麻痺　287
進行性非流暢失語　284
新造語　103
心理社会的因子　260
心理的防御反応説　221

■す

遂行機能　81, 245
遂行機能障害　62, 81, 282
　リハビリテーション　92
遂行機能障害症候群の行動
　評価　15, 84, 291
ストループ課題　15, 84, 291
ストループ効果　72
スペクトル　174

■せ

生活指導　263
正常データベース　42
精神性注視麻痺　188
生態学的妥当性　87
接近行為　116
拙劣化　148
前向性健忘　46
全失語　104
全失読　132
線条体　114
全体論　230
選択的注意　70, 74
前頭側頭型認知症　284
前頭側頭葉変性症
　　　120, 274, 284
前頭葉　92
前頭葉基底核視床回路　54
前頭葉内側面　125
前脳基底部　55
全般性聴覚失認　177
前部帯状回　244
線分傾斜の知覚異常　187
線分二等分試験（検査）
　　　197, 208
線分抹消検査　197
せん妄　258

■そ

相貌失認　169
即時記憶　45
側頭葉後下部型失読失書　136
側頭葉後部　120

■た

大小，長短の知覚障害　187
大脳性の拙劣症　149

索引

大脳皮質-線条体-視床-
　　大脳皮質回路　　247
他者中心座標系　　192
脱抑制　　256, 285
他人の手徴候　　152, 236
単語指示課題障害　　120
淡蒼球内節　　246

■ち

知覚型視覚(性)失認　　163, 174
逐字読み　　132
知能　　1
注意　　69, 204
注意監視システム　　72
注意欠如多動性障害　　10
注意障害　　69, 74
　　リハビリテーション　　77
注意の維持　　71, 74
注意のコントロール　　72, 75
注意の転換　　72
注意の配分　　72
中央実行系　　73, 87
中心後回　　117
中心前回　　113
中前頭葉回　　120
聴覚失認　　174, 177
聴覚性情緒的失認　　177
聴性脳幹反応　　177
超皮質性運動失語　　105, 126
超皮質性感覚失語　　106
超皮質性失語　　104
地理的障害　　191
陳述記憶　　44

■て

伝導失語　　101, 118
展望記憶　　62, 92

■と

動機づけ　　242
道具の強迫的使用　　152, 237
統計学的画像解析　　36
統合型視覚性物体失認　　165
統語構造の解析　　127
同名性半盲　　222
特異的学習障害　　10
読字書字障害　　131
"どこ"経路　　174

■な

内的ストラテジー　　60
"何"経路　　174
ナビゲーション　　194

■に

二元論　　4
二重乖離の原理　　112
二重貯蔵モデル　　73
二重ベースライン法　　16
日常記憶チェックリスト　　56
入力モダリティー　　121
認知機能変動　　273, 284
認知症　　269, 280
認知補助テクノロジー　　61
認知リハビリテーション　　11

■の

脳震盪後症候群　　259
脳梁　　228
脳梁性失行　　234
脳梁膨大後域　　193
脳梁離断術　　230
脳梁離断症候群　　228, 232

■は

パーキンソニズム　　273
バーチャルリアリティ　　18
バイオマーカー　　271
倍音　　174
背外側(面)前頭前野　　92, 244
背側経路　　174
白質　　27
発語失行　　113
バッテリー・アプローチ　　9
バリント症候群　　188
半球離断症候群　　224
半身パラフレニー
　　　　220, 221, 225
半側空間無視　　196, 207, 221
　　リハビリテーション　　207
パントマイム失行　　151
反復性経頭蓋磁気刺激　　97
半盲　　204

■ひ

皮質　　27

皮質基底核変性症　　287
皮質性聴覚障害　　175
皮質性難聴　　176
皮質部位同定　　31
皮質盲　　222, 224
皮質聾　　175
非侵襲的脳刺激　　65, 212
左視野の失読・呼称障害　　232
左手の交叉性逃避反応　　235
左手の失行　　234
左手の失書　　234
左手の触覚性呼称障害　　233
左手の触覚性失読　　233
左手の能動的使用　　213
左耳刺激の言語音消去現象
　　　　233
非陳述記憶　　44
びまん性軸索損傷　　9, 264
描画試験　　210
病識　　251
表出性失音楽　　181
標準高次視知覚検査　　14
標準高次動作性検査　　14
標準失語症検査　　14
標準注意検査法　　14, 74
表象障害説　　203
病態失認　　219

■ふ

フィルター制御　　70
複合音　　174
腹側経路　　161, 174
不随意運動　　152
物品呼称障害　　120
プリズム順応課題　　214
ブレイン・イメージング　　9
ブローカ失語　　102
ブローカ領域失語　　124
プロトン画像　　22
文の理解　　126
分離脳　　228

■へ

ヘルペス脳炎　　50
変性疾患　　24
片麻痺　　219
片麻痺否認　　219, 220, 221
片麻痺無関心　　219

303

索 引

片麻痺無認知	219	

■ほ

報酬	245
傍正中動脈	54
補完現象	222
補足運動野	125
補足運動野失語	126

■ま

街並失認	170, 192
抹消試験	207
麻痺	149
麻痺のない全失語	104

■み

右視野の形態認知や 相貌認知障害	235
右手の構成障害	235
右手の半側空間無視	235
見せかけの消去現象	234
道順障害	192

■む

無言無動症	249

■め

目から心を読むテスト	262
メタ認知	93
メラニン画像	22

■も

文字数効果	132
模写試験	197, 208
モニタリング	260
問題解決訓練	93, 95
問題行動	255

■や

薬物療法	261

■よ

要素的言語機能障害	111

■り

理解なき音読	106
離断症候群	132

リバーミード行動記憶検査	13, 56, 62, 291
利用行動	237
両耳分離聴検査	231
理論負荷性	6
臨床神経心理学	9

■れ

レイ聴覚性言語学習検査	13
レイ複雑図形検査	13
レーヴン色彩マトリックス 検査	293
レビー小体型認知症	273, 282
連合型視覚失認	174
連合型視覚性物体失認	167
練習効果	11

■わ

ワーキングメモリー	72, 76, 87, 92, 94, 127

■A

abulia	248
akinesia	249
akinetic mutism	249
alexithymia	249
alien hand sign	236
alien hand syndrome	98
allocentric representation	192
allographic agraphia	135
Alzheimer's disease（AD）	280
Alzheimer's Disease Assessment Scale（ADAS）	289
amnestic aphasia	109
amusia	181
anarthrie	113
anhedonia	248
anomic aphasia	109
anosodiaphoria	219
anosognosia	219
Anton症候群	222, 225
Apathy Evaluation Scale	246
Apathy Scale	246
apparent diffusion coefficient（ADC）	22
apparent extinction	234
apraxia of speech	113
arterial spin labeling（ASL）	22

ataxie optique	148, 189
athymhormia	249
attention process training	93
attention-deficit/hyperactivity disorder（ADHD）	10
auditory affective agnosia	177
auditory agnosia	177
auditory brainstem response（ABR）	177

■B

Bálint-Holmes症候群	190
Behavioural Assessment of the Dysexecutive Syndrome（BADS）	15, 84, 291
Behavioural Inattention Test（BIT）	14, 207
behavioural variant of fronto-temporal dementia（bvFTD）	274
Broca	2, 111
Broca's aphasia	102

■C

CA-CP Line	27
callosal apraxia	234
callosal disconnection syndrome	232
Catherine Bergego Scale	210
Clinical Assessment for Attention（CAT）	14, 74
compulsive manipulation of tools	237
computer-based cognitive retraing（CBCR）	62, 63
conduction aphasia	101
conflict of intensions	237
Continuous Performance Test（Task）（CPT）	14, 74
cortical auditory disorder	176
cortical deafness	175
cortical hearing loss	176
corticobasal degeneration（CBD）	287
cross-replication of hand postures	235
crossed avoiding reaction of the left hand	235

索 引

crossed-point localization 235
CT 22

■ D

DaTscan 26
dementia 249, 269
dementia with Lewy bodies
(DLB) 273, 282
depression 250
diagonistic apraxia 237
diaschisis 24
dichotic listening 231
diffeomorphic anatomical
registration using exponenti-
ated Lie algebra (DARTEL)
36
digital subtraction angiography
(DSA) 26
dorsal pathway 174
DSM-5 250, 269, 270
dysexecutive questionnaire
(DEX) 85

■ E

E.V.R. 257
easy Z-score imaging system
(eZIS) 40
egocentric representation 192
environmental sound agnosia
177, 179
errorless learning (EL) 62
executive function 81
expressive amusia 181

■ F

Feedforward/Feedback 説 220
fluid attenuated inversion
recovery (FLAIR) 22
Frontal Assessment Battery
(FAB) 291
Frontal Systems Behavior Scale
(FrSBe) 247
frontotemporal dementia
(FTD) 284
frontotemporal lobar
degeneration (FTLD)
120, 274, 284
functional MRI (fMRI) 26

■ G

Gall 2
generalized auditory agnosia
177
global alexia 132
global aphasia 104
goal management training
(GMT) 95

■ H

Hanson 5
hemianopic misinterpretation
222
HIV associated neurocognitive
disorders (HAND) 10
HM 3

■ I

information and communi-
cation technology (ICT) 17
isolation of speech
areasyndrome 108

■ K

kinesthetic facilitation 132
KWCST 15, 92

■ L

letter-by-letter reading 132
Lille Apathy Rating Scale
(LARS) 247

■ M

magnetic resonance
angiography (MRA) 26
magnetic resonance
spectrometry (MRS) 25
mild cognitive impairment
(MCI) 10, 270
mild neurocognitive disorder
269
Mini-Mental State
Examination (MMSE)
12, 288
mixed transcortical aphasia
(MTCA) 107
MRI 22, 36

■ N

Nagel 4
near-infrared spectroscopy
(NIRS) 26
negative capability 7
neurocognitive disorder 250
neuromodulation 97
Neuropsychiatric Inventory
(NPI) 244, 246, 294
NIA-AA 基準 272
NINCDS-ADRDA 基準 271
NINDS-AIREN 276
non-invasive brain stimulation
(NBS) 65

■ O

optische Ataxie 147, 189
orbitofrontal cortex (OFC)
損傷 256
orbitomeatal line (OML) 27

■ P

Paced Auditory Serial Addition
Tasks (PASAT) 14
Papez の回路 48
Penfield 4
PET 25
Phineas Gage 2, 257
phonemic paraphasia 116
phonological agraphia 138
phonological dyslexia 138
Pittsburgh Compound B
PET (PibPET) 25
post-concussive syndrome 259
post-stroke depression
(PSD) 250
postoperative cognitive
dysfunction (POCD) 10
preclinical AD 272
primary progressive aphasia
(PPA) 274
probable AD 270
problem solving training
(PST) 95
progressive non-fluent aphasia
(PNFA) 284, 286

305

索 引

progressive supranuclear palsy
　(PSP)　　　　　　　287
pure anarthria　　　　　100
pure apraxia of speech　100
pure word deafness　103, 177
pure word dumbness　　100

■ R

Raven's Coloured Progressive
　Matrices（RCPM）　293
receptive amusia　177, 181
REM sleep behavior disorder
　(RBD)　　　　　　　273
repetitive trans-cranial
　stimulation（rTMS）　97
Rey Auditory Verbal Learning
　Test（RAVLT）　　　13
Rey Complex Figure Test
　(RCFT)　　　　　　　13
Rivermead Behavioral Memory
　Test（RBMT）
　　　　　13, 56, 62, 291

■ S

semantic dementia（SD）
　　　　107, 274, 284, 286
sensory amusia　　　　177
short term memory　　101
Sophia Analysis of Language
　in Aphasia（SALA）　14
SPECT　　　　　　25, 40
split brain　　　　　228
Standard Language Test of
　Aphasia（SLTA）　　14
Standard Performance Test for
　Apraxia（SPTA）　　14

Statistical Parametric Mapping
　(SPM)　　　　　　　36
surface anatomy scanning
　(SAS)　　　　　　　31
susceptibility weighted
　imaging（SWI）　　22

■ T

T-P-O junction　　　198
T1 強調　　　　　　22
T2*　　　　　　　　22
T2 強調　　　　　　22
T2 star weighted MR
　angiography（SWAN）　22
Tan 氏　　　　　　　2
tensor diffusion MRI　24
three-dimensional stereotactic
　surface projection
　(3D-SSP)　　　　　40
tractography　　　　24
Trail Making Test（TMT）
　　　　　　　　15, 291
transcortical aphasia　104
transcortical motor aphasia
　(TCMA)　　　　　105
transcortical sensory aphasia
　(TCSA)　　　　　106

■ U

utilization behavior　237

■ V

VaD　　　　　　　276
vascular depression（VDep）
　　　　　　　　　250
ventral pathway　　　174
Verbal Fluency Test　84

Visual Perception Test for
　Agnosia（VPTA）　14
visual word form area　133
voxel-based morphometry
　(VBM)　　　　　　36
Voxel-based Specific Regional
　analysis system for
　Alzheimer's Disease
　(VSRAD)　　　　24, 37

■ W

Wechsler Adult Intelligence
　Scale-Third Edition
　(WAIS-Ⅲ)　　　　12
Wechsler Inteligence Scale for
　Children-Fourth Edition
　(WISC-Ⅳ)　　　　12
Wechsler Memory Scale-
　Revised（WMS-R）
　　　　　　13, 56, 290
Wernicke's aphasia　103
Western Aphasia Battery
　(WAB)　　　　　　14
Wisconsin Card Sorting
　Test（WCST）　15, 83, 291
word deafness　　　118
word fluency　　　　15
word length effect　132

■ Y

Yakovlev の回路　　48

■ Z

Z スコア　　　　　42
Zarit Caregiver Burden
　Interview（ZBI）　294

306

高次脳機能障害の考えかたと画像診断 ⓒ

発 行	2016 年 11 月 15 日	初版 1 刷
	2018 年 9 月 30 日	初版 2 刷

編著者　武田克彦

　　　　村井俊哉

発行者　株式会社　中外医学社

　　　　代表取締役　青木　滋

　　　　〒162-0805　東京都新宿区矢来町 62

　　　　電　話　03-3268-2701(代)

　　　　振替口座　00190-1-98814 番

印刷・製本/三報社印刷（株）　　　　　　　　〈RM・KN〉
ISBN978-4-498-22874-0　　　　　　　　　Printed in Japan

JCOPY ＜(社)出版者著作権管理機構 委託出版物＞

本書の無断複写は著作権法上での例外を除き禁じられています．
複写される場合は，そのつど事前に，(社)出版者著作権管理機構
（電話 03-3513-6969，FAX 03-3513-6979，e-mail: info@jcopy.
or.jp）の許諾を得てください．